肌骨超声
物理与康复医学临床实践指南

〔土〕莱文特·厄兹恰克尔（LEVENT ÖZÇAKAR） 主编
〔比〕马内丁·德米恩克（MARTINE DE MUYNCK） 主编

张志杰　刘春龙　朱毅　主译

河南科学技术出版社

·郑州·

Translated from LEVENT ÖZÇAKAR and MARTINE DE MUYNCK, MUSCULOSKELETAL ULTRASOUND in Physical and Rehabilitation Medicine.

This edition is published by arrangement with Edi. Ermes Milan.

Translated by Henan Science and Technology Press from the original English language version.

Responsibility of the accuracy of the translation rests solely with the Henan Science and Technology Press and is not the responsibility of Edi. Ermes.

意大利Edi. Ermes 授权河南科学技术出版社

在全球独家发行本书中文简体字版本。

备案号：豫著许可备字-2020-A-0178

图书在版编目（CIP）数据

肌骨超声：物理与康复医学临床实践指南／（土）莱文特·厄兹恰克尔，（比）马内丁·德米恩克主编；张志杰，刘春龙，朱毅主译. —郑州：河南科学技术出版社，2021.11

ISBN 978-7-5725-0390-0

Ⅰ.①肌… Ⅱ.①莱… ②马… ③张… ④刘… ⑤朱… Ⅲ.①肌肉骨骼系统—超声波诊断—指南②肌肉骨骼系统—康复医学—指南 Ⅳ.① R68-62

中国版本图书馆 CIP 数据核字（2021）第 107968 号

出版发行：河南科学技术出版社
　　　　　地址：郑州市郑东新区祥盛街27号　邮编：450016
　　　　　电话：（0371）65788890　　65788629
　　　　　网址：www.hnstp.cn
策划编辑：李　林
责任编辑：李　林
责任校对：邓　为
封面设计：张　伟
责任印制：朱　飞
印　　刷：河南瑞之光印刷股份有限公司
经　　销：全国新华书店
开　　本：787 mm×1092 mm　1/16　印张：17　字数：347千字
版　　次：2021年11月第1版　　2021年11月第1次印刷
定　　价：128.00元

如发现印、装质量问题，影响阅读，请与出版社联系调换。

序

 欧洲物理与康复医学委员会

我很高兴代表欧洲物理与康复医学委员会写这篇序。《肌骨超声——物理与康复医学临床实践指南》是委员会赞助的第一本书，旨在促进医学专业知识和技能的发展。委员会计划将来定期赞助此类书籍，并及时提供有关专业实践重要问题的学习材料。我们也非常感谢欧洲物理与康复医学学会与我们共同赞助这本书，这标志着我们两个专业机构之间将会为提高整个欧洲医学的高水平专业能力进行长期的合作。

超声成像用于探索肌肉骨骼系统已有近50年的历史。这50年的技术进步使超声成像成为软组织病变的便捷诊断工具。关节、肌肉、肌腱、韧带、血管和周围的软组织都可以很容易地通过超声进行探查，而且是动态的，没有辐射的，还可以根据需要多次重复检查。高分辨率的超声诊断现在可以探索大型周围神经的解剖细节。在病史采集和体格检查后立即探索结构和功能的可能性，或在超声引导下进行治疗干预的可能性，使这一工具在物理和康复医学的各个领域都极为宝贵。

在不久的将来，肌骨超声诊断技术很可能会成为所有物理和康复医学专家必须掌握的技术。我们面临的挑战是培训专家以提高实践水平，并使他们能够例行且准确地使用该工具。欧洲肌肉骨骼超声检查研究组"欧洲肌骨超声研究会"已经为这一未来做好了准备，该小组成立于2010年，考虑了物理和康复医学专家的特殊需求，由欧洲物理和康复医学专家组成，目的是促进高标准的肌肉骨骼超声诊断教学和实践。该小组的教学在全球范围内取得了巨大的成功，并可能在不久的将来扩展到世界肌肉骨骼超声检查研究组。

欧洲物理与康复医学委员会非常感谢欧洲肌骨超声研究会的两位领导人Martine De Muynck教授和Levent Özçakar教授同意担任本书的主编。我们感谢Franco Franchignoni教授和Mauro Zampolini教授为本书所做的统筹工作。最后，我们对所有作者为本书所做的贡献表示感谢。

Rolf Frischknecht

主席

　　我非常荣幸能够代表欧洲物理与康复医学学会为这本优秀的《肌骨超声——物理与康复医学临床实践指南》写序。编写这本书是一个巨大的和独特的贡献，旨在发展肌骨超声领域，其灵感来自欧洲肌骨超声研究会（成立于2010年）的两位主要领导人：Martine De Muynck教授和Levent Özçakar教授，他们均在各自的领域享有国际声誉。

　　在过去的5年里，他们花了很多时间在肌骨超声教学研讨会上授课，并组织了国际肌骨超声课程Euro-Musculus（I~V），他们拥有卓越的专业知识，在相关学术研究上也有许多杰出贡献。欧洲肌骨超声研究会是一个由欧洲学术型物理治疗师（物理和康复医学医生）组成的研究小组，他们在临床实践中积极使用肌骨超声检查，在学术研究中积极探索肌骨超声检查。

　　这个卓越团队的目标是提高人们对肌骨超声检查在物理和康复医学领域中应用的认识，加快欧洲范围内的教育进程，使其教育和应用标准化，并组织多国研究，以促进肌肉骨骼系统几个组成部分数据库的形成。

　　随着超声技术的进步，将其用于临床诊断和指导治疗肌肉骨骼疾病（通过超声引导技术）是一项不断发展的医疗技能，可为患者提供诊断和治疗益处，但它仍然是一种基于办公室的技术。近年来，肌骨超声检查因其众多优点而得到越来越多的应用。

　　本书可以让大家更好地了解如何更高效、更安全地解释和执行所介绍的操作。因此，我相信它将对物理与康复医学专家、住院医师和研究人员，以及所有致力于肌肉骨骼疾病诊断和治疗的医生产生深远的影响。我们非常感谢所有作者的宝贵贡献，感谢Martine De Muynck教授和Levent Özçakar教授作为主编承担本书的工作，也感谢Franco Franchignoni教授和Mauro Zampolini教授为本书的统筹工作所做的重要贡献。

Xanthi Michail
主席

国际物理与康复医学学会

我们很高兴代表国际物理与康复医学学会（ISPRM）为《肌骨超声——物理与康复医学临床实践指南》一书撰写这篇序言。ISPRM也很荣幸能与欧洲物理与康复医学学会和欧洲物理与康复医学委员会共同赞助此书的出版。

物理与康复医学专家负责对各年龄段的致残性疾病和并发症患者进行预防、诊断、治疗和康复[1]。作为临床活动的一部分，物理与康复医学专家经常处理肌肉骨骼系统的急性、亚急性和慢性疾病。超声检查正在成为物理治疗师用于处理肌肉骨骼系统的听诊器。技术的进步促进了超声图像质量的提高，使肌骨超声检查成为诊断软组织和关节损伤的真正选择。此外，实时超声检查还可用于肌肉骨骼疾病的治疗，引导各种药物的注射。该项技术结合全面的临床病史和体格检查，以及物理治疗师的解剖学和生物力学知识，可提高临床服务质量。然而，必须认识到，超声检查在探索肌肉骨骼系统方面的作用取决于检查者的专业知识和经验。因此，物理与康复医学专家必须学习肌骨超声检查的相关理论和实践知识。

ISPRM的两个重要目标鼓励我们支持这个项目。ISPRM有兴趣帮助活跃在物理和康复医学领域的医生和研究人员开发和应用最佳治疗方案[2]。此外，ISPRM必须促进培训的专家和住院医师之间的联系，传播从基础研究到临床应用的新知识[3]。

我们祝贺并感谢Levent Özçakar教授和Martine De Muynck教授，以及Franco Franchignoni教授和Mauro Zampolini教授对物理与康复医学专业，尤其是肌肉骨骼疾病领域的卓越贡献。

励建安　　Jorge Lains　　Walter Frontera
主席　　　候任主席　　　副主席

［1］White Book on physical and rehabilitation medicine in Europe. Eur Medicophys. 2006; 42: 292–332.

［2］ISPRM – The International Society of Physical Medicine and Rehabilitation. Mission& Goals. http://www.isprm.org/discover/mission–goals/Acceded August, 2014.

［3］Stucki G, Grimby G. Organizing human functioning and rehabilitation research into distinct scientific fields.Part I: Developing a comprehensive structure from the cell to society. J Rehabil Med. 2007; 39: 293–8.

自20世纪80年代问世以来，磁共振成像已彻底改变了肌肉骨骼系统的成像方式，并成为临床常见的成像方式，而另一种成像技术则是悄然兴起的超声（US）。US取得优势的原因有很多：①几乎每个患者都可以接受US检查；②可以进行实时动态检查；③可以准确检查疼痛位置，并可进行双侧对比；④在指导各种肌肉骨骼介入治疗方面有优势，而且价格相对便宜。不管怎么说，我认为处理肌肉骨骼问题的专家应该把US作为他们的第六根手指来使用。虽然US对检查者的技术有很大的依赖性，但现在已经有了一本全面的指导书，我们都可以参考这本书来进行US的检查和解释结果。

《肌骨超声——物理与康复医学临床实践指南》由该领域的两位领军人物Özçakar博士和De Muynck博士主编，Franchignoni博士和Zampolini博士是项目负责人，相信此书必将带领我们进行一次广泛的人体旅行。本书特别强调了最常见的成人和儿童问题。编者将本书的读者目标锁定在从业的物理治疗师身上，包括经验丰富的物理治疗师和新手治疗师。因此，对于那些多年来一直忽视US的人，以及那些想提高自己在这一领域专业知识的人，我强烈推荐这本书作为起点和参考工具。

再次祝贺Özçakar和De Muynck博士以及Franchignoni和Zampolini博士共同完成了这本优秀的著作，最后感谢他们给我机会让我写这篇序，我很荣幸。我坚信，这一宝贵书籍在一个重要的、不断扩展的领域中将成为人们的最爱。

Ayşen Akıncı Tan

主席

前言

在过去的20年里，超声成像在肌肉骨骼医学领域得到了重点关注，不仅限于人类，也包括兽医学。在世界范围内，以前很少有物理和康复医学中心做超声检查，而物理治疗师、医生对超声越来越感兴趣主要是在最近10年出现的。从这个意义上讲，超声成像的优势无疑发挥了作用。然而，除了其在技术上的优势外，它还具有价格低廉、方便、对患者友好和不含辐射的特点。因此，它有可能成为物理治疗师的"听诊器""伸出的手""第六指"或"笔"。

另外，由于超声检查对使用者的依赖性，要求使用者接受过长时间的教育和指导。因此，除了一些研讨会或在线培训外，超声科新手们无疑需要相关的资源。为了将我们积累的经验转化为具体的产品，我们决定出版这本超声检查书籍。

事实上，我们非常高兴和荣幸能够将所有作者的专业知识集结在本书中，本书是欧洲物理与康复医学委员会（EBPRM）、欧洲物理与康复医学学会（ESPRM）和国际物理与康复医学学会（ISPRM）为物理治疗师提供的第一本也是官方的肌骨超声参考书。我们也非常感谢这些国际机构的支持和赞助。

本书与其他同类书籍相比有一些额外的内容。除了常见的风格（从物理治疗师的角度看问题），第三部分还包含了一些特别的主题，真正涉及物理和康复医学的临床实践。因此，我们坚信，我们的书很快就会在那些对肌骨超声成像感兴趣的物理治疗师的书架上占据一席之地。最后，我们也相信，这将是一个很好的（另一个）理由来强调我们的专业在一般健康/学术领域的作用。

Levent Özçakar 于土耳其安卡拉
Martine De Muynck 于比利时根特
2014年12月

主　审　邢更彦　郭瑞君　沈素红
主　译　张志杰　刘春龙　朱　毅
副主译　李　培　席占国　葛俊胜　罗　军

译　者（按姓氏笔画排序）
朱　毅　郑州大学第五附属医院
刘　辉　四川省骨科医院
刘春龙　广州中医药大学
祁　奇　上海市养志康复医院
许　焯　吉林大学中日联谊医院南湖院区
孙鹏涛　广东省中医院
李　培　沈阳医学院附属中心医院
肖文军　赣南医学院第一附属医院
张　娟　北京莱佛士医院
张可盈　清华大学
张志杰　河南省洛阳正骨医院（河南省骨科医院）
张恩铭　北京体育大学
张新涛　北京大学深圳医院
陈　灿　武汉同济医院光谷院区
罗　军　广东省工伤康复医院
周吉平　深圳大鹏新区南澳人民医院
郑逸逸　中山大学附属第一医院
赵陈宁　广东省工伤康复医院
高呈飞　青岛大学附属医院
席占国　河南省洛阳正骨医院（河南省骨科医院）
席建明　河南中医药大学第一附属医院
葛俊胜　深圳大鹏新区南澳人民医院
韩忠宇　宜昌市中心人民医院
曾　波　山西白求恩医院
廖麟荣　宜兴九如城康复医院

秘　书
李亚鹏　河南省洛阳正骨医院（河南省骨科医院）

参编人员名单

Özgür AKGÜL, MD, Associate Professor
Erciyes University Medical School
Department of Physical
and Rehabilitation Medicine,
Division of Rheumatology,
Kayseri, Turkey

Nuray AKKAYA, MD, Associate Professor
Pamukkale University Medical School
Department of Physical
and Rehabilitation Medicine,
Denizli, Turkey

Nikolaos BAROTSIS, MD
Physiatrist, Fellow of the European PRM Board,
Private practice,
Naxos, Greece

İbrahim BATMAZ, MD, Assistant Professor
Dicle University Medical School
Department of Physical
and Rehabilitation Medicine,
Diyarbakır, Turkey

Erhan ÇAPKIN, MD, Associate Professor
Karadeniz Technical University Medical School
Department of Physical
and Rehabilitation Medicine,
Trabzon, Turkey

Alparslan Bayram ÇARLI, MD
Gölcük Military Hospital
Department of Physical
and Rehabilitation Medicine,
Kocaeli, Turkey

Ke-Vin CHANG, MD
National Taiwan University Hospital
Department of Physical
and Rehabilitation Medicine,
Taiwan, China

Wen-Shiang CHEN, MD, PhD, Professor
National Taiwan University Hospital
Department of Physical
and Rehabilitation Medicine,
Taiwan, China

Kevin DE COCK, MD
Ghent University Hospital
Section Physical Medicine,
Department of Physical
and Rehabilitation Medicine,
Ghent, Belgium

Martine DE MUYNCK, MD, Professor
Ghent University Hospital
Department of Physical
and Rehabilitation Medicine,
Ghent, Belgium

Mileen DE VLEESCHHOUWER, MD
Ghent University Hospital
Department of Physical
and Rehabilitation Medicine,
Ghent, Belgium

Erkan DEMİRKAYA, MD, Associate Professor
Gülhane Military Medical Academy
Department of Pediatrics,
Division of Pediatric Rheumatology,
Ankara, Turkey

Franco FRANCHIGNONI, MD
Senior Fellow of the European PRM Board
Member of the European Academy
of Rehabilitation Medicine
Novara, Italy

Willem GOETHALS, MD
Ghent University Hospital
Department of Physical
and Rehabilitation Medicine,
Ghent, Belgium

Murat KARA, MD, Associate Professor
Ankara Physical Medicine
and Rehabilitation Training
and Research Hospital
Ankara, Turkey

Murat KARKUCAK, MD, Associate Professor
Karadeniz Technical University Medical School
Department of Physical
and Rehabilitation Medicine,
Trabzon, Turkey

Bayram KAYMAK, MD, Professor
Hacettepe University Medical School
Department of Physical
and Rehabilitation Medicine,
Ankara, Turkey

Erkan KILIÇ, MD
Erciyes University Medical School
Department of Physical
and Rehabilitation Medicine,
Division of Rheumatology,
Kayseri, Turkey

Gamze KILIÇ, MD
Erciyes University Medical School
Department of Physical
and Rehabilitation Medicine,
Division of Rheumatology,
Kayseri, Turkey

Anne OOMEN, MD
Ghent University Hospital
Department of Physical
and Rehabilitation Medicine,
Ghent, Belgium

Levent ÖZÇAKAR, MD, Professor
Hacettepe University Medical School
Department of Physical
and Rehabilitation Medicine,
Ankara, Turkey

Salih ÖZGÖÇMEN, MD, Professor
Erciyes University Medical School
Department of Physical
and Rehabilitation Medicine,
Division of Rheumatology,
Kayseri, Turkey

Thierry PARLEVLIET, MD
Ghent University Hospital
Department of Physical
and Rehabilitation Medicine,
Ghent, Belgium

Wouter SABBE, MD
Ghent University Hospital
Department of Physical
and Rehabilitation Medicine,
Ghent, Belgium

**Abdullah Ruhi SOYLU, MD, PhD,
Associate Professor**
Hacettepe University Medical School
Department of Biophysics,
Ankara, Turkey

Adelheid STEYAERT, MD, PhD, Professor
Ghent University Hospital
Center of Sports Medicine,
Department of Physical
and Rehabilitation Medicine,
Ghent, Belgium

Levent TEKÌN, MD, Associate Professor
Gülhane Military Medical Academy
Haydarpaşa Training Hospital
Department of Physical
and Rehabilitation Medicine,
Istanbul, Turkey

Fatih TOK, MD, Associate Professor
Gülhane Military Medical Academy
Department of Physical
and Rehabilitation Medicine,
Ankara, Turkey

Alper Murat ULAŞLI, MD, Associate Professor
Afyon Kocatepe University Medical School
Department of Physical and Rehabilitation,
Afyon, Turkey

Fevziye ÜNSAL MALAS, MD
Ankara Physical and Rehabilitation Medicine
Training and Research Hospital
Ankara, Turkey

Luc VANDEN BOSSCHE, MD, PhD, Professor
Ghent University Hospital
Department of Physical
and Rehabilitation Medicine,
Ghent, Belgium

Guy VANDERSTRAETEN, MD, Professor
Ghent University Hospital
Department of Physical
and Rehabilitation Medicine,
Ghent, Belgium

Tyng-Guey WANG, MD, Professor
National Taiwan University Hospital
Department of Physical
and Rehabilitation Medicine,
Taiwan, China

Chueh-Hung WU, MD
National Taiwan University Hospital
Department of Physical
and Rehabilitation Medicine,
Taiwan, China

目录

第一部分

肌骨超声简介

第一章 肌骨超声在物理与康复医学中的应用历史

Martine DE MUYNCK, Guy VANDERSTRAETEN

1.1 肌骨超声历史

1972年，有人报道了使用超声B模式扫描来鉴别腘窝囊肿（又称贝克囊肿，Baker cyst）和血栓性静脉炎，这是将超声波（ultrasound，US）技术应用于肌肉骨骼系统最早的报道（B模式扫描：亮度扫描，用来产生一组二维图像数据；A模式扫描：振幅扫描，产生一组一维数据，用来呈现被反射的声波信号[1, 2]）。20世纪70年代，报道了第一例肌骨超声（musculoskeletal ultrasound，MSUS）的研究，在这个研究中，肌骨超声主要用于肩关节的检查[3]。最初，由于分辨率低，且不具备实时成像的能力，超声技术在临床诊断上的应用受到诸多限制[2]。但能够观察到关节间隙或关节囊内的液体情况，这种技术在当时也是革命性的，"关节超声检查（arthrosonography）"一词随之诞生[3-5]。

1978年，奥地利骨科医生Graf开始应用超声技术检查新生儿的髋关节。他提出一种精确的、可重复且无创的方法，能够评估先天性髋关节发育不良及脱位[6-8]。这为新生儿筛查提供了一种新的评估手段，具有广泛应用的潜力。从20世纪80年代末开始，

第一本超声图谱及应用手册以法语版和德语版相继问世（由Sattler[5]，Fornage[9, 10]和Katthagen[11]编写）。

比利时放射科医生van Holsbeeck和Peetrons在20世纪80年代及90年代成为世界级的权威人士，时至今日，他们手册上的内容仍是超声医生诊断的金标准[12-15]。一些研究肌骨超声的国际学会组织的成立、首次举办会议、开展实践操作课程和研讨班，这在当时也是具有革命性意义的。在美国，van Holsbeeck，DiPietro和Bouffard于1991年成立了肌骨超声学会（Musculoskeletal Ultrasound Society，MUSOC）。在法国、比利时、瑞士及加拿大，肌骨超声组织"Le Groupement des Echographistes de l'appareil Locomoteur（GEL）"从1997年开始活跃起来[16, 17]。随后，GEL和另外一个肌骨超声组织"Groupe d'Etude et de Recherche Ostéo-Articulaire（GETROA）"合并为一个组织，命名为"Société d'Imagerie Musculo-Squelettiqu（SIMS，肌骨成像学会）"[17]。

1999年，首个关于超声医生肌肉骨骼方面主诉的研究出现。研究发现，在一天的工作后，超声医生颈部及下背部出现疼痛，腕关节和手部持续紧张造成损伤（腕管综合征）。研究者建议换用舒适的、可调

节的椅子，以及纠正身体姿态[18-20]。

从一开始，肌骨超声专家专注于为每个关节制定严格的检查方案。早期，超声医生探索了哪些解剖和病理结构能够被可视化。检测报告通常是描述性的，侧重于病理条件下的超声信号。此外，还起草了关于软组织［如肩袖、跟腱和髌韧带（临床常称为髌腱）］病理学诊断的标准[21-25]。

随着技术的改进，超声可以看到越来越小的结构（韧带、神经）[26, 27]。从20世纪90年代末起，Martinoli开始关注神经的超声评估[27-29]，而彩色多普勒和能量多普勒的应用也为其研究软组织血管提供了机会[30-32]。

如同X线及磁共振检查，超声检查也能在患者没有临床症状时发现组织异常，尤其是在老年人当中。这样一来就有两个问题：哪些异常是疼痛的原因？异常组织在什么情况下引发疼痛（临床症状）？最近，众多学者对超声图像与临床症状之间的相关性愈发感兴趣[33-36]。欧洲肌骨放射学会（European Society of Musculoskeletal Radiology，ESSR）制定了手/腕、肘、肩、髋、膝，以及踝/足的超声成像技术指南，并提出了一个全面的、循证的、专家共识的框架，以促进该成像技术的推广[37, 38]。

1.2 肌骨超声发展现状

通过使用不同形状和大小的探头（如小的倒"V"形探针），以及采用更高的图像采集频率和采集方法（如光束控制技术），超声医生能够观察到更表浅和更细微的结构，以及以前很难观察到的结构（如韧带、神经）。全景成像（扩展视野）、超声和计算机断层扫描技术的组合（超声CT）

也成为可能。

实时超声弹性成像是一种基于超声的技术，能够确定组织的黏弹性，将软组织和硬的包块区分开来。在肌肉骨骼领域，超声弹性成像能够评估肌腱硬度，其敏感度可能比B型超声更高[39]。欧洲超声医学及生物学联合会（European Federation of Societies for Ultrasound in Medicine and Biology，EFSUMB）发布了关于超声弹性成像临床应用的指南和建议[40-42]。应变式弹性成像可用来描述先天性肌肉痉挛的硬度变化[41, 42]。

超声引导介入治疗（如活检）称为介入超声，是超声技术一个非常重要的发展。物理治疗师越来越关注使用超声引导抽取活检和药物注射（如皮质类固醇、肉毒杆菌毒素），对钙化性肌腱炎进行针刺/灌洗，以及进行冲击波治疗和神经阻滞[43]。对于物理治疗师来说，这往往是他们开始使用超声诊断软组织病理改变的直接原因。

对超声测量的量化需求日益增长。OMERACT是一项由对风湿病学的测量指征感兴趣的国际健康从业人员发起的独立倡议[44]。它促进了类风湿性关节炎、骨关节炎、银屑病关节炎及其他风湿性疾病预后指标的发展和验证。有几种半定量的超声测量指标可用于关节（包括骨侵蚀、积液及滑膜炎、充血）、肌腱及其嵌顿物的评估[45-51]。

此外，为了量化肌肉形态，超声可以对肌纤维夹角、肌纤维长度、回声和压缩性进行测量[52]。最近，运动条件下的量化评估成为巨大的挑战。应变地图或应变追踪允许记录不同拉伸区间的形变量（应变）或压缩载荷（压力），这在评估跟腱特征时显得相当有用[53]。在实验室条件下，通过斑点追踪量化肌腱及神经的运动成为一个颇有前景的研究领域[54-58]。

1.3 肌骨超声在物理与康复医学中的应用

不久，人们开始用超声技术研究一些特定的康复主题，如残肢成像（早在1989年就已有报道）和异位骨化的诊断[59, 60]。1998年，实时超声成像作为反馈手段开始应用于康复领域[61]。

目前，超声在康复医学领域主要应用于偏瘫患者肩痛、轮椅使用者过度使用损伤、疑似异位骨化、植入材料/假肢/泵周围问题、评估截肢残端（寻找积液及神经瘤）、缝合或移植肌腱术后功能丧失（断裂或粘连）[2, 62]。如前文所述，超声引导下进行抽取活检和药物注射及神经阻滞和肉毒杆菌毒素的注射变得越来越重要[2, 62]。

物理治疗师出版的肌骨超声著作越来越多，治疗师对肌骨超声在物理与康复医学（Physical and Rehabilitation Medicine，PRM）诊所中常规使用的兴趣也在提高。Ulasli等认为，2004年之后，出版物大幅增加，其中土耳其、韩国和美国的治疗师走在前沿，他们对肌骨超声进行了科学研究并发表了论文[63]。Ulasli等在另一篇论文中提出了这样一个事实，即大约一半的论文是有关超声定量或半定量评估的[64]。为了广泛地理解和比较超声结果，应该以更标准化的方式去定义它们。在这方面，借助评估者内部及评估者之间的信度检验，超声检查可以不再那么依赖检测者本人。

虽然许多物理治疗师更关注干预和指导，但超声检查是评估神经肌肉骨骼结构的

一种非常合适且经济的成像方式[65]。肌骨超声已经成为一种重要的补充检查手段，而且在某些情况下，它可以代替对几种肌肉骨骼疾病进行诊断的磁共振成像[38]。

物理治疗师坚定地认为，他们应该亲自操作肌骨超声。但其缺乏相关知识和相关设备的操作技能似乎成了重要问题。实践证明，即使是为期一天的课程也能够显著改变物理治疗师对肌骨超声的理解和认识[66]。

由于超声对操作者具有高度依赖性，除了繁杂的培训之外，还需要推出一套针对能力评估和临床应用的标准化体系[67]。

欧洲肌骨超声研究会（European Musculoskeletal Ultrasound Study Group，EURO-MUSCULUS）成立于2010年[68, 69]。UEMS-PRM专业实践委员会的论文中提到了PRM医生在肌肉骨骼疾病和损伤中的作用[70]。物理和康复医学超声研究小组（Ultrasound Study Group in Physical and Rehabilitation Medicine，USPRM）是另一个在国际物理与康复医学学会（ISPRM）机构内成立的工作组，这两个组织最近发布了他们的首篇推文，主要内容是物理治疗师应当进行肌骨超声检查的19个原因[71]。此外，在欧洲物理与康复医学学会（European Society of Physical and Rehabilitation Medicine，ESPRM）（布鲁日，2008；威尼斯，2010；塞萨洛尼基，2012；马赛，2014）和ISPRM（伊斯坦布尔，2009；波多黎各，2011；北京，2013；坎昆，2014）上一次会议期间，以及其他国际会议上（巴西、法国、希腊、意大利、巴基斯坦、菲律宾、葡萄牙、罗马尼亚、斯洛文尼亚及土耳其），两个国际组织的成员和讲师也组织了若干的研讨班[67, 72]。

1.4 培训

Smith建议自我导向学习的方法：①学习一门或多门课程；②使用在线教育资源；③有规律地练习[73]。

Finnoff等人[74]详细描述了他们是如何组织肌骨超声课程的，并强调在课程中加入临床经验指导的重要性：在经验丰富的超声医生的监督下学习和操作肌骨超声诊断与介入技术。在Ozçakar等人[75]发起的一项国际调查中发现，大多数PRM专家跟经验丰富的导师或者在会议课程中学习了肌骨超声的技术，但是只有22%的受访者接受了专业的肌骨超声教育[75]。

在将来，正如Smith所说[73]，物理治疗师必须做到以下几点：①研发提供肌骨超声教育的基础设施；②编写实践操作指南；③建立数据库；④探索肌骨超声在物理治疗中的成本和收益。

1.5 课程及线上教育资源

正如前文所述，在ESPRM和ISPRM的上次会议期间，组织了只针对肌骨超声初学者的研讨班。除此之外，EURO-MUSCULUS组织了一年一度的初学者课程[68]，SIMS[17]组织了初学者课程、高级课程和年会（年会针对肌骨超声的某一特定问题进行多学科的探讨）。每年SIMS都会向参会者提供一份大会报告[17]。同样，在MUSOC大会期间，也会组织包含实操内容的研讨班[16]。

掌握超声介入技术需要具备一定的肌骨超声基础知识，应针对手眼协调能力进行训练——练习手持探针或探头即时解释图像。可以在人体尸体、动物模型（如火鸡胸、猪肉或牛肉）及其他模型（市售或自制）上练习超声介入技术。

在线教育资源方面，ESSR（仅对活跃成员提供）[37]、EFSUMB[40]和美国超声医学研究所（American Institute of Ultrasound in Medicine，AIUM）的网站上提供教育资料[76, 77]（表1.1）。

Arend最近发表了一篇文章，讲述了进行肌骨超声操作时应避免的误区，其中包括"投资设备而非教育"[78]。他表示，"使用普通设备的高级操作者比使用高端设备的普通操作者表现更好"，因此，应该优先投资教育。

表1.1 科研组织及培训资源

欧洲肌骨超声研究会（EURO-MUSCULUS）	www.euro-musculus.org
土耳其肌骨超声研究会（TURK-MUSCULUS）	www.turk-musculus.org
物理医学和康复医学超声研究小组（USPRM）	www.isprm.org
肌骨超声学会（MUSOC）	www.musoc.com
肌骨成像学会（SIMS）	www.sims-asso.org
欧洲肌骨放射学会（ESSR）	www.essr.org
美国超声医学研究所（AIUM）	www.aium.org
欧洲超声医学及生物学联合会（EFSUMB）	www.efsumb.org
世界超声医学及生物学联合会（WFUMB）	www.wfumb.org
风湿病测试结果（OMERACT）	www.omeract.org
超声关节（SIMS推荐）	www.echographie-articulaire.fr
SonoWorld（一个私人网站，提供肌肉骨骼相关资料）	www.sonoworld.com

参考文献

[1] McDonald DG, Leopold GR. Ultrasound B-scanning in the differentiation of Baker's cyst and thrombophlebitis. Br J Radiol. 1972; 45: 729–32.

[2] Ozçakar L, Tok F, De Muynck M, Vanderstraeten G. Musculoskeletal ultrasonography in physical and rehabilitation medicine. J Rehabil Med. 2012; 44: 310–8.

[3] Seltzer SE, Finberg HJ, Weissman BN, Kido DK, Collier BD. Arthrosonography: gray scale evaluation of the shoulder. Radiology. 1979; 132: 467–8.

[4] Seltzer SE, Finberg HJ, Weissman BN. Arthrosonography – technique, sonographic anatomy and pathology. Invest Radiol. 1980; 15: 19–28.

[5] Sattler H, Harland U. Arthro-sonographie. Berlin: Springer; 1988.

[6] Graf R. The diagnosis of congenital hip-joint dislocation by the ultrasonic Combound treatment. Arch Orthop Trauma Surg. 1980; 97: 117–33.

[7] Graf R. Fundamentals of sonographic diagnosis of infant hip dysplasia. J Pediatr Orthop. 1984; 4: 735–40.

[8] Graf R. Guide to sonography of the infant hip. Stuttgart: Thieme; 1987.

[9] Fornage B. Echographie du système musculo-tendineux des membres. Paris: Vigot; 1987.

[10] Fornage B. Echographie des membres. Paris: Vigot; 1991.

[11] Katthagen BD. Schultersonografie: Technik-Anatomie-Pathologie. Stuttgart, New York: Thieme; 1988.

[12] Van Holsbeeck M, Introcaso JH. Musculoskeletal ultrasound. 1st ed. St Louis: Mosby Year Book, 1991.

[13] Van Holsbeeck M, Introcaso JH. Musculoskeletal ultrasound. 2nd ed. St Louis: Mosby, 2001.

[14] Peetrons P, Chem R. Atlas d'échographie du système locomoteur, tome I et II. 1st ed. Montpellier: Sauramps Médical, 2000.

[15] Peetrons P. Atlas d'échographie du système locomoteur, tome I et II. 2nd ed. Montpellier: Sauramps Médical, 2006.

[16] Musculoskeletal Ultrasound Society (MUSOC) [Internet]. Available from: www.musoc.com.

[17] Société d'Imagerie Musculo-Squelettique (SIMS) [Internet]. © 2014. Available from: www.sims-asso.org.

[18] Mirk P, Magnavita N, Masini L, Bazzocchi M, Fileni A. Frequency of musculoskeletal symptoms in diagnostic medical sonographers. Results of a pilot survey. Radiol Med. 1999; 98:

236–41.

[19] Magnavita N, Bevilacqua L, Mirk P, Fileni A, Castellino N. Work-related musculoskeletal complaints in sonologists. J Occup Environ Med. 1999; 41: 981–8.

[20] Schoenfeld A, Goverman J, Weiss DM, Meizner I. Transducer user syndrome: an occupational hazard of the ultrasonographer. Eur J Ultrasound. 1999; 10: 41–5.

[21] Middleton WD, Reinus WR, Totty WG, Melson GL, Murphy WA. US of the biceps tendon apparatus. Radiology. 1985; 157: 211–5.

[22] Crass JR, Craig EV, Bretzke CA, Feinberg SB. Ultrasonography of the rotator cuff. Radiographics. 1985; 5: 941–53.

[23] Middleton WD, Edelstein G, Reinus WR, et al. Sonographic detection of rotator cuff tears. Am J Roentgenol. 1985; 144: 349–53.

[24] Mack LA, Matsen FA, Kilcoyne RF, Davies PK, Sickler ME. US evaluation of the rotator cuff. Radiology. 1985; 157: 205–9.

[25] Bouffard JA, Eyler WA, Introcaso JH, van Holsbeeck M. Sonography of tendons. Ultrasound Q. 1993; 11: 259–86.

[26] Brasseur JL. Ligament pathology of the ankle joint. JBR-BTR. 2003; 86: 96–101.

[27] Martinoli C, Serafini G, Bianchi S, Bertolotto M, Gandolfo N, Derchi LE. Ultrasonography of peripheral nerves. J Peripher Nerv Syst. 1996; 1: 169–78.

[28] Martinoli C, Bianchi S, Derchi LE. Tendon and nerve sonography. Radiol Clin North Am. 1999; 37: 691–711.

[29] Martinoli C, Bianchi S, Cohen M, Graif M. Ultrasound of peripheral nerves. J Radiol. 2005; 86: 1869–78.

[30] Weinberg EP, Adams MJ, Hollenberg GM. Colour Doppler sonography of the patellar tendinosis. Am J Roentgenol. 1998; 171: 743–4.

[31] Terslev L, Qvistgaard E, Torp-Pedersen S, et al. Ultrasound and power Doppler findings in jumper's knee – preliminary observations. Eur J Ultrasound. 2001; 13: 183–9.

[32] Richards PJ, Dheer AK, Mccall IM. Achilles tendon (TA) size and power Doppler (PD) changes compared to MRI: a preliminary observational study. Clin Radiol. 2001; 56: 843–50.

[33] Peers KH, Brys PP, Lysens RJ. Correlation between power Doppler ultrasonography and clinical severity in Achilles tendinopathy. Int Orthop. 2003; 27: 180–3.

[34] Cook JL, Malliaras P, De Luca J, Ptasznik R, Morris ME, Goldie P. Neovascularization and

pain in abnormal patellar tendons of active jumping athletes. Clin J Sports Med. 2004; 14: 296-9.

[35] Zeitoun-Eiss D, Brasseur JL, Goldmard JL. Corrélation entre la sémiologie échographique et la douleur dans les ruptures transfixiantes de la coiffe des rotateurs. In: Blum A, Tavernier T, Brasseur JL, Noël E, Walch G, Cotten A, Bard H, editors. L'épaule, une approche pluridisciplinaire. Montpellier: Sauramps Médical, 2005: 287-93.

[36] Courthaliac C, Tixier H, Chatenet T, Peronne E, Weilbacher H. Comment savoir si une calcification est responsable des douleurs et peut-on en prévoir la consistance? In: Blum A, Tavernier T, Brasseur JL, Noël E, Walch G, Cotten A, Bard H, editors. L'épaule, une approche pluridisciplinaire. Montpellier: Sauramps Médical, 2005: 411-8.

[37] European Society of Musculoskeletal Radiology (ESSR) [Internet]. © ESSR. Available from: www.essr.org.

[38] Klauser AS, Tagliafico A, Allen GM, et al. Clinical indications for musculoskeletal ultrasound: a Delphi-based consensus paper of the European Society of Musculoskeletal Radiology. Eur Radiol. 2012; 22: 1140-8.

[39] Klauser AS, Faschingbauer R, Jaschke WR. Is sonoelastography of value in assessing tendons? Semin Musculoskelet Radiol. 2010; 14: 323-33.

[40] European Federation of Societies for Ultrasound in Medicine and Biology (EFSUMB) [Internet]. © EFSUMB 2013. Available from: www.efsumb.org.

[41] Bamber J, Cosgrove D, Dietrich CF, et al. EFSUMB guidelines and recommendations on the clinical use of ultrasound elastography. Part 1: Basic principles and technology. Ultraschall Med. 2013; 34: 169-84.

[42] Cosgrove D, Piscaglia F, Bamber J, et al. EFSUMB guidelines and recommendations on the clinical use of ultrasound elastography. Part 2: Clinical applications. Ultraschall Med. 2013; 34: 238-53.

[43] De Muynck M, Parlevliet T, De Cock K, et al. Musculoskeletal ultrasound for interventional physiatry. Eur J Phys Rehabil Med. 2012; 48: 675-87.

[44] Outcome Measures in Rheumatology (OMERACT) [Internet]. © OMERACT 2014. Available from: www.omeract.org.

[45] Salaffi F, Filippucci E, Carotti M, et al. Interobserver agreement of standard joint counts in early rheumatoid arthritis: A comparison with grey scale ultrasonography – a preliminary study. Rheumatology. 2008; 47: 54-8.

[46] Keen HI, Lavie F, Wakefield RJ, et al. The development of a preliminary ultrasonographic scoring system for features of hand osteoarthritis. Ann Rheum Dis. 2008; 67: 651-5.

[47] Mandl P, Naredo E, Wakefield RJ, Conaghan PG, D'Agostino MA; OMERACT Ultrasound Task Force. A systematic literature review analysis of ultrasound joint count and scoring systems to assess synovitis in rheumatoid arthritis according to OMERACT filter. J Rheumatol. 2011; 38: 2055-62.

[48] Døhn UM, Terslev L, Szkudlarek M, et al. Detection, scoring and volume assessment of bone erosions by ultrasonography in rheumatoid arthritis: comparison with CT. Ann Rheum Dis. 2013; 72: 530-4.

[49] Naredo E, D'Agostino MA, Wakefield RJ, et al. OMERACT Ultrasound Task Force. Reliability of a consensus-based ultrasound score for tenosynovitis in rheumatoid arthritis. Ann Rheum Dis. 2013; 72: 1328-34.

[50] Filippucci E, Aydin SZ, Karadag O, et al. Reliability of high-resolution ultrasonography in the assessment of Achilles tendon enthesopathy in seronegative spondyloarthropathies. Ann Rheum Dis. 2009; 68: 1850-5.

[51] Gandjbakhch F, Terslev L, Joshua F, et al; OMERACT Ultrasound Task Force. Ultrasound in the evaluation of enthesitis: status and perspectives. Arthritis Res Ther. 2011; 13: R188.

[52] Tok F, Özçakar L, Safaz I, Alaca R. Effects of botulinum toxin-A on the muscle architecture of stroke patients: the first ultrasonographic study. J Rehabil Med. 2011; 43: 1016-9.

[53] Mahieu N, McNair P, De Muynck M, et al. Effect of static and ballistic stretching on the muscle-tendon tissue properties. Med Sci Sports Exerc. 2007; 39: 494-501.

[54] Oh S, Belohlavek M, Zhao C, et al. Detection of differential gliding characteristics of the flexor digitorum superficialis tendon and subsynovial connective tissue using color Doppler sonographic imaging. J Ultrasound Med. 2007; 26: 149-55.

[55] Korstanje JW, Selles RW, Stam HJ, Hovius SE, Bosch JG. Development and validation of ultrasound speckle tracking to quantify tendon displacement. J Biomech. 2010; 43: 1373-9.

[56] Yoshii Y, Villarraga HR, Henderson J, Zhao C, An KN, Amadio PC. Speckle tracking ultrasound for assessment of the relative motion of flexor tendon and subsynovial connective tissue in the human carpal tunnel. Ultrasound Med Biol. 2009; 35: 1973-81.

[57] Korstanje JW, Scheltens-De Boer M, Blok JH, et al. Ultrasonographic assessment of longitudi-

nal median nerve and hand flexor tendon dynamics in carpal tunnel syndrome. Muscle Nerve. 2012; 45: 721–9.

[58] Wang Y, Zhao C, Passe SM, et al. Transverse ultrasound assessment of median nerve deformation and displacement in the human carpal tunnel during wrist movements. Ultrasound Med Biol. 2014; 40: 53–61.

[59] Hurvitz EA, Ellenberg M, Lerner AM, Pope S, Wirthlin L. Ultrasound imaging of residual limbs: new use for an old technique. Arch Phys Med Rehabil. 1989; 70: 556–8.

[60] Snoecx M, De Muynck M, Van Laere M. Association between muscle trauma and heterotopic ossification in spinal cord injured patients: reflections on their causal relationship and the diagnostic value of ultrasonography. Paraplegia. 1995; 33: 464–8.

[61] Hides JA, Richardson CA, Jull GA. Use of real-time ultrasound imaging for feedback in rehabilitation. Man Ther. 1998; 3: 125–31.

[62] Ozçakar L, Carl AB, Tok F, et al. The utility of musculoskeletal ultrasound in rehabilitation settings. Am J Phys Med Rehabil. 2013; 92: 805–17.

[63] Ulasli AM, Kara M, Ozçakar L. Publications of physical and rehabilitation medicine physicians concerning musculoskeletal ultrasonography: an overview. J Rehabil Med. 2011; 43: 681–3.

[64] Akkaya N, Ulasli AM, Ozçakar L. Use of musculoskeletal ultrasound in clinical studies in physiatry: the "stethoscope" is also becoming the "pen". J Rehabil Med. 2013; 45: 701–2.

[65] Ozçakar L, Malas FU, Kara G, Kaymak B, Hasçelik Z. Musculoskeletal sonography use in physiatry: a single–center one–year analysis. Am J Phys Med Rehabil. 2010; 89: 385–9.

[66] Ozçakar L, Tok F, Kesikburun S, et al. Musculoskeletal sonography in physical and rehabilitation medicine: results of the first worldwide survey study. Arch Phys Med Rehabil. 2010; 91: 326–31.

[67] Özçakar L, De Muynck M, Imamura M, Vanderstraeten G. Musculoskeletal ultrasound in PRM. From EURO–MUSCULUS towards WORLD-MUSCULUS. Eur J Phys Rehabil Med. 2012; 48: 649–50.

[68] EURO–MUSCULUS (European Musculoskeletal Ultrasound Study Group) [Internet]. © Euro-Musculus 2011. Available from: www.euro-musculus.org.

[69] Ozçakar L, De Muynck M, Vanderstraeten G. EURO–MUSCULUS–I and –II behind and EURO–MUSCULUS–III ahead. J Rehabil Med. 2011; 43: 736.

[70] Oral A, Ilieva EM, Küçükdeveci AA, et al. Local soft tissue musculoskeletal disorders and injuries. The role of physical and rehabilitation medicine physicians. The European perspective based on the best evidence. Eur J Phys Rehabil Med. 2013; 49: 727–42.

[71] Özçakar L, Kara M, Chang KV, et al. Nineteen reasons why physiatrists should do musculoskeletal ultrasound: EURO–MUSCULUS/US-PRM recommendations. Am J Phys Med Rehabil. 2014 Oct 8 [Epub ahead of Print].

[72] Foti C, Ozçakar L, Kara M, et al. Changing the awareness of physiatrists on musculoskeletal ultrasound: Italy in EURO–MUSCULUS. Int J Rehabil Res. 2013; 36: 178–81.

[73] Smith J, Finnoff JT. Diagnostic and interventional musculoskeletal ultrasound: part 2. Clinical applications. PM R 2009; 1: 162–77.

[74] Finnoff JT, Smith J, Nutz DJ, Grogg BE. A musculoskeletal ultrasound course for physical and rehabilitation residents. Am J Phys Med Rehabil. 2010; 89: 56–69.

[75] Ozçakar L, Tok F, Murat Ulasli A, et al. What actually changed after the use of musculoskeletal ultrasound? An international survey study in PRM. Eur J Phys Rehabil Med. 2013; 49: 1–3.

[76] American Institute of Ultrasound in Medicine (AIUM) –The Association for Medical Ultrasound [Internet]. © American Institute of Ultrasound in Medicine 2014. Available from: www.aium.org.

[77] AIUM practice guideline for the performance of a musculoskeletal ultrasound examination. J Ultrasound Med 2012; 31: 1473–88.

[78] Arend CF. Top ten pitfalls to avoid when performing musculoskeletal sonography: what you should know before entering the examination room. Eur J Radiol. 2013; 82: 1933–9.

第二章 超声物理学

Abdullah Ruhi Soylu， Bayram Kaymak

2.1 概述

医学超声是对组织实时可视化的一种工具，将超声脉冲的回声直接作用于组织即可得到超声图像。超声是世界上应用最广的成像技术[1, 2]，而且普遍认为是安全的成像技术，因为它利用的是高频率声波而不是电磁波。

一台基本的超声设备至少包括一个产生并探测声波的超声探头（图2.1，图2.2），一台处理数据和控制成像模式的计算机，一

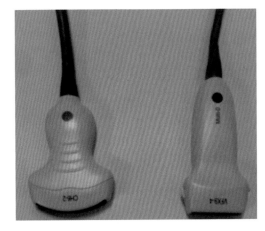

图2.2 凸阵探头和线阵探头

个可视化的显示屏（图2.1）。本章将对超声物理学的复杂概念进行简单介绍，感兴趣的读者可以从参考文献中获得详细信息[3-7]。

2.2 声波物理学

声波是一种纵向的（振动和传播方向一致）机械波，其通过介质传播。它也是一种周期性的压力扰动，由振动源产生并通过高压区域和低压区域辐射传播（图2.3）。在高压区域，分子紧密聚集形成高压；在低压区域，分子远离形成低压（图2.3）。虽然这些区域向前传播，但是分子也仅是沿着传播方向前后振动[4]。

一个周期声波的波长（λ）是两个连续高压区域的长度或两个连续低压区域的

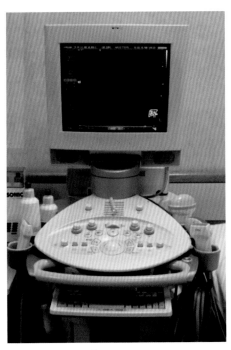

图2.1 配有4个超声探头的超声系统

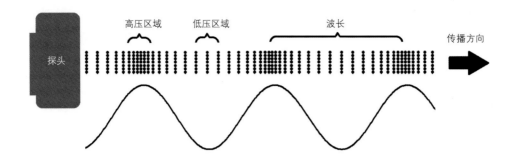

图2.3 声波在介质中的产生（图上部），对应的"压力－长度"曲线图（图下部）

长度。一个周期声波的频率（f）是1s内声源产生的周期个数，或是每秒通过介质某一特定点的周期个数。频率单位为赫兹（Hz）。超声仪器的声波频率范围为1~20 MHz，远高于讲话声波的频率范围[1]。波长与频率之间的相关性如下：

$$v = \lambda f$$

其中，v是声在介质传播中的速度。声速取决于介质的硬度（s）和密度（d），$v = \sqrt{s/d}$。声在硬度大、密度低的介质中传播速度较高，在软组织中的传播速度约为1540 m/s，在空气中的传播速度约为340 m/s，在骨中的传播速度约为4000 m/s。

传播过程中，超声波与组织的相互作用可描述为衰减、吸收、散射、反射、折射及扩散（图2.4）[5]。能量以热的形式转移到组织中而造成的能量损失称为吸收。吸收、扩散、散射、反射可导致衰减。声的能量在介质传播过程中呈指数式衰减，该衰减为长度与频率的函数。例如，传播1 cm，声的强度减少50%（假设组织为同质），深度达20 cm时，将会减少99.999 905%（=100%-0.5²⁰×100%）。如果波频增加，渗透（使深层结构成像的能力）会

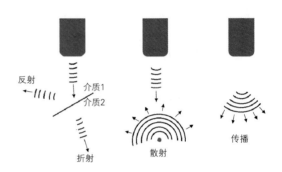

图2.4 超声波与组织的相互作用

减少，反之亦然。20 MHz的声波可探测数厘米，2 MHz可探测到深层结构（约达20 cm）。当两个介质的声阻不同时，在两个介质间界会发生反射。波的反射称为回声，回声的产生或探测是超声成像的基础。声阻抗（Z）由介质的密度（d）和介质中的声速产生（$Z=dv$）[5]，在二维成像中极为重要，因为声阻抗的相对差异会产生声反射。只有反射的回波可以被探测和显示，所以如果没有反射，图像中就没有组织纹理。当超声波于斜角穿过不同组织间界时，会发生反射和折射。如果超声波长小于或等于组织部分，会发生各个方向的散射。散射的声波可被超声探头探测到形成组织纹理，因此对鉴别不同组

织（肌肉、肝脏、脾脏等）是有用的。

声波散射（即分散或扩散）会降低成像质量，是由于散射能引起不需要的回声。这些回声来自需检测区域的外部，从而会产生噪声。

多普勒效应是指波的频率因为波源和观测者的相对运动而产生变化（图2.5）[4]。典型例子为移动的救护车：迎面驶来的时候，听到声音比原来高；而车离去的时候，声音的音高比原来低。超声多普勒模式利用多普勒效应来确定和显示血流速度。

2.3 声波脉冲的产生和探测

2.3.1 B模式或灰度成像（二维模式）

超声探头是产生和探测声波脉冲的装置，可将电子传输脉冲转换为超声波脉冲，将超声波回波脉冲转换为电信号[4, 5]。压电晶体可用来产生声波并探测回声。专用计算机在成像过程中控制探头。声波脉冲一经转换，探头作为接收器探测反射的回声。反射波被重新编码为时间函数。每一个波都对应一条细细的声音传播线，叫作扫描线（图2.6）。二维图像由连续采集的扫描线构成（图2.7）。为了获得较细的扫描线，传输声音脉冲的宽度应足够窄，以避免扫描线外的回声，否则会给图像增加噪声。现代探头通常使用宽带波而不是单一频率，例如，5~10 MHz的探头发送和探测5~10 MHz的声频。使用频率范围的好处是优化渗透深度（5 MHz比10 MHz渗透深）和分辨率（10 MHz的分辨率高于5 MHz）。

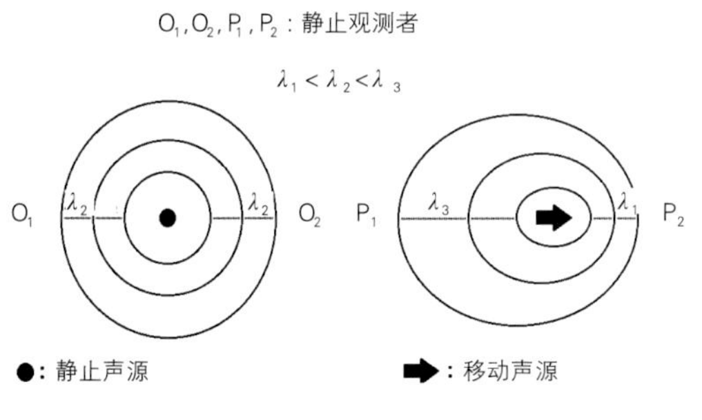

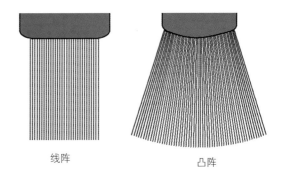

图2.6 线阵探头和凸阵探头扫描线。扫描通常从一侧开始，然后逐步进行

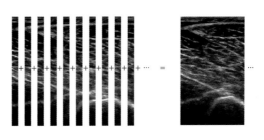

图2.7 线阵探头的扫描线形成图像条带

O₁,O₂,P₁,P₂：静止观测者

$\lambda_1 < \lambda_2 < \lambda_3$

● : 静止声源 ➡ : 移动声源

图2.5 静止声源（左）和移动声源（右）的多普勒效应。相对于O_2，P_2听到音高增强。相似的，相对于O_1，P_1听到音高减弱。备注：图表中仅显示波长（λ_1，λ_2，λ_3），波长与频率是相反关系（$v=\lambda f$）

二维模式在成像平面上显示相对声阻抗差。轴向分辨率和横向分辨率（图2.8）分别是分辨轴向（沿着超声波束）和横向（垂直于轴向）结构的能力[3]。对比度分辨率是区分亮度变化的能力。如前所述，轴向分辨率和穿透率直接受频率的影响。M模式是二维模式的一种变体：同样的扫面线由连续扫描获得并显示在滑动窗口中。这种模式主要用于移动的组织结构。

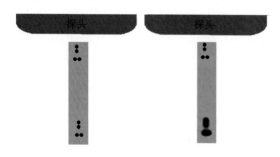

图2.8 轴向分辨率和横向分辨率的举例，用两个探头扫描相同的介质。左图近场和远场轴向分辨率和横向分辨率都很好，但是右图远场轴向分辨率和横向分辨率都很差

2.3.2 脉冲多普勒模式

脉冲（PW）多普勒在一个称为样本窗口或样本门的空间窗口测量血液流速，其位置和大小是用户可调的。PW多普勒计算一个血液样本在样本门的投影速度分布，其中投影轴为透射声波的传播方向（图2.9）。投影速度谱是连续计算获得的并垂直显示在一个灰阶色调的滑动窗口（速度与时间直方图）（图2.10）。垂直轴上的加号和减号通常分别对应血液流向和远离探头的速度。在PW多普勒模式下，回声脉冲沿用户选定的直线以恒定的脉冲重复频率（PRF）通过组织传输，但回声采集和成像过程与二维成像不同[3]。

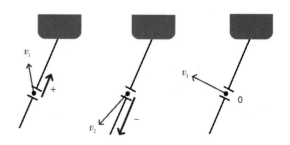

图2.9 三种血液分子示意。PW多普勒只能检测投影速度（蓝色矢量），不能检测实际速度（红色矢量）。左边和中间的投影速度分别为正和负；右边是零，因为v_3垂直于声波传播方向

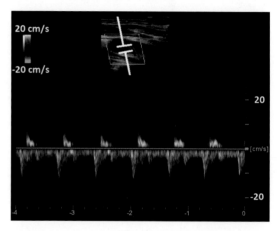

图2.10 典型PW多普勒成像。最下端为速度与时间直方图；样品门绘制在彩色流图和上端二维图像上，左上角为速度的彩色比例尺

PW多普勒的主要缺点是高速时速度检测性能下降。有一个恰当的高速检测极限，其取决于PRF和样本门的深度[3]。连续波（CW）多普勒模式没有高速限制，但有另一个缺点：样本门包括所有扫描线[5]。因此，CW多普勒主要用于心脏病学中的定量高流速血流量。与二维模式相似，多普勒模式中频率的增加增加了灵敏度，但降低了穿透率，反之亦然。

2.3.3 彩色血流模式和能量多普勒

彩色流模式采用多普勒效应决定血流速度[5]，以颜色显示选择区域的血流量。其利用PW多普勒计算血流速度，然后将彩色编码叠加到相应的二维图像上（图2.11）。由于依赖PW多普勒，因此在彩色血流模式

下增加频率可以提高灵敏度，但降低穿透率，反之亦然。

能量多普勒[5]计算并显示的是功率，而不是血流的方向速度[8]，通常认为它比彩色血流模式更敏感（图2.12）。

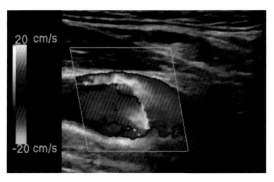

图2.11 彩色血流模式成像。血流量以红色（流向探头）和蓝色（远离探头）表示。彩色比例尺显示血流速度在+20 cm/s和−20 cm/s之间

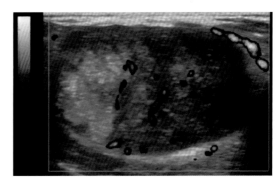

图2.12 一个肿块的能量多普勒成像。注意在色标上没有"＋"或"−"符号，因为这个模式不能检测血液流动的方向

参考文献

[1] Narouze SN, editor. Atlas of ultrasound-guided procedures in interventional pain management. New York: Springer; 2011.

[2] Carson PL, Fenster A. Anniversary paper: evolution of ultrasound physics and the role of medical physicists and the AAPM and its journal in that evolution. Med Phys. 2009; 36: 411–28.

[3] Suetens P. Fundamentals of medical imaging. 2nd ed. Cambridge: Cambridge University Press; 2009.

[4] Hendee WR, Ritenour ER. Medical imaging physics. 4th ed. New York: Wiley-Liss; 2002.

[5] Hoskins P, Martin K, Thrush A, editors. Diagnostic ultrasound: physics and equipment. 2nd ed. Cambridge: Cambridge University Press; 2010.

[6] Bushberg JT, Seibert JA, Leidholdt EM, Boone JM, editors. The essential physics of medical imaging. 3rd ed. Philadelphia: Lippincott Williams & Wilkins; 2012.

[7] O'Brien WD Jr. Ultrasound-biophysics mechanisms. Prog Biophys Mol Biol. 2007; 93: 212–55.

[8] Bandyk DF. Ultrasound instrumentation and physics – a review with test questions. Semin Vasc Surg. 2013; 26: 59–66.

第三章　仪器调节与成像技术

Nikolaos Barotsis

大多数超声仪器都配备了大量的调节控件，使用户能够调整和优化图像。尽管检查人员可以选择预先设置的预设模式，但在整个检查过程中，因为患者个体差异，有时候需要通过手动调节。

3.1 基本设置和调节

本章介绍超声仪器最基本的设置和操作者需要的常见调节。根据Finnoff等人的观点，为了有效地向物理医学与康复从业者教授相关基础及实践技能，肌骨超声（MSU）课程的学习目标应该包括探头选择、深度、聚焦、增益、时间增益补偿和放大等基本调节功能[1]。

3.1.1 探头选择

线阵探头

"线阵"指的是探头由线性排列压电晶体构成。这种阵列产生平行扫描线，垂直传输到探头，形成矩形视场。图像的宽度大约等于探头的长度。线阵探头广泛应用于血管、细小结构和肌肉骨骼[2]。目前适用于肌肉骨骼系统检查频率的线阵探头多种多样，包括大型（＞40 mm）探头、中型（＜40 mm）探头和小视野（曲棍球杆式）探头。最合适探头的选择主要取决于

频率，但也与其他因素有关[3]。小宽度线阵探头，即"曲棍球杆式"探头，为检查体表弧形结构（如指屈肌腱）或在浅表区域做精准超声引导下介入提供了更大的灵活性[4]。

凸阵探头

凸阵探头通常采用低频（2~6 MHz）扫描，多用于深层结构的检查。凸阵探头也可用于体型较胖的患者[4]。

相控阵探头

相控阵探头类似于线阵探头，是一种平面结构的探头，阵元排列成行。相控阵探头与线型探头、曲线型探头的主要区别在于它是用电子方式引导声束产生图像。因此，相控阵探头只需要较小的探头，就可以具有与凸阵探头一样的宽视野。相控阵探头通常用于心脏检查、评估深层结构或实施专门的经颅检查技术[2]。

3.1.2 频率

肌肉骨骼系统检查通常采用6~14 MHz的频率。频率与穿透力成反比关系。频率越高，图像分辨力越好，显示组织结构的图像越清晰，但穿透力越差。因此，检查者应始终选择能在适当深度充分成像目标结构的最高频率。多频探头的出现为检查选择最佳频

率提供了可能性，它可以在整个检查过程中根据需要进行适当的调整，以获得满意的图像。与固定中心频率的单频探头相比，这是多频探头的一个优势。

3.1.3 输出功率

输出功率调节发射超声脉冲的幅度和强度，以及回波信号的大小。增加发射回波的信号强度，可以提高图像的清晰度和细节。但是，出于安全考虑，输出功率值的增加是有所限制。增加输出功率，将患者暴露在更高的超声波能量下，最终可能会增加对敏感组织产生有害影响的风险。另一种选择是使用增益和/或时间增益补偿（TGC）控制放大接收信号[5]。如有需要，建议在增加输出功率前先优化增益。

3.1.4 增益

增益是对接收到的超声信号，无论深度如何，进行整体的调节。增益调节的是整个图像的亮度。增益的功能是补偿超声波在人体内传播时所出现的衰减。操作者可以通过平衡回声对比，使囊性结构和周边组织分别呈现为无回声影像及高回声影像。如果增益设置太低，会导致图像过暗（图3.1A），细节被掩盖。相反，如果增益设置太高，在放大超声信号的同时也会放大噪声，从而降低对比分辨率（图3.1B）。有的超声仪器提供"自动增益"一键优化功能，可自动调节增益，以达到最佳设置（图3.1C）[6]。

3.1.5 时间增益补偿

时间增益补偿（TGC）通过放大回声信号强度，以补偿由人体深部组织引起的衰减。由于超声信号进入人体后存在衰减

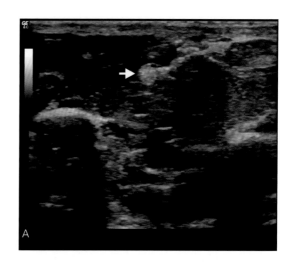

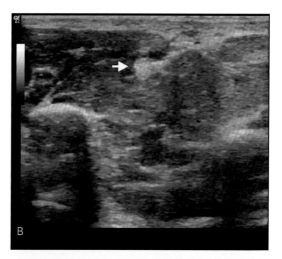

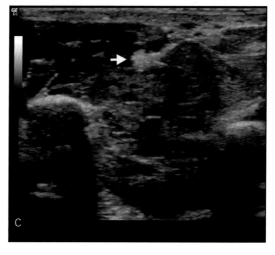

图3.1 鱼际肌水平横断面，观察拇长屈肌腱（箭头）。A.增益过低。B.增益过高。C.增益最佳

效应，因此深部组织的回声信号强度要比浅表部位组织的回声信号弱，而TGC调节特定深度的增益对这种衰减效应进行补偿。该功能的实现是通过对回声信号施加不同的放大增益，使得远距离回声信号的放大增益比近距离回声信号的放大增益高，目的是使扫描平面内不同深度的声阻抗特性相同的组织回声信号振幅相同，在图像上的信号亮度亦相同[5, 6]。

TGC控件是由一系列以垂直方式排列在控制面板上的滑动键组成的，横向移动相应的滑动键即可对图像特定深度回声信号的放大增益进行调节。超声仪器不同，TGC的设置也不同。TGC多数是预先设置的，如果需要，操作者可以进行精细的调节（图3.2）。

3.1.6 深度

深度调节可以改变最大扫查深度。深度影响空间分辨率、脉冲重复频率和帧频。深度过大，图像的帧频和分辨率会降低[5]。

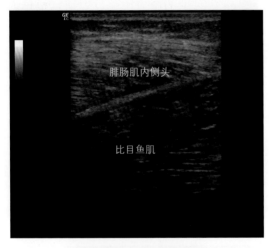
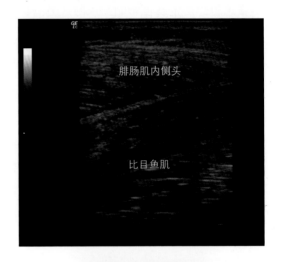
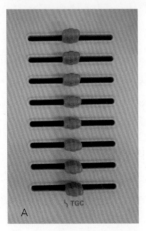
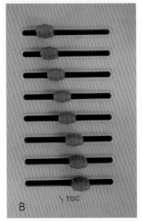

图3.2 小腿三头肌纵断面。A.TGC滑动键在中间。与深部结构相比，浅层结构表现出更高的回声，失去了正常的回声特性。B.调节TGC滑动键，使回声分布均匀

3.1.7 聚焦

聚焦区是横向分辨力最好的区域。超声信号焦点发生于声束宽度最窄处。为了获得最佳的分辨力，超声波应聚焦于相关解剖结构所在的深度[6]。在现代线阵探头中，聚焦不像旧的机械扇形探头是通过固定透镜实现，而是通过电子激发一系列线阵探头晶片并适当延迟，从而使内部元件的触发脉冲相对于外部元件的脉冲延迟。通过这种方式，形成了一个弧形的波阵面，使声束向焦点传播。通过调节触发脉冲的延迟值，可以动态地改变波线阵面的曲率和聚焦深度。聚焦通过提高特定区域的分辨力来优化图像。聚焦区域应定位在感兴趣区域或刚好低于感兴趣区域的水平。对应于聚焦区域位置的图形标记出现在图像的边缘。检查者可以选择一个以上的聚焦区域。然而，随着焦点数目的增加，每秒帧数在减少，导致帧频变慢[5]。在进行动态检查或超声引导介入治疗时，必须考虑这个影响因素。

3.1.8 冻结

"冻结"键的功能允许操作者在显示器上显示静态图像。一般可以保存多帧图像数据，操作者可以通过回放功能选择合适的图像进行回顾、注释、归档或存储[5]。

3.1.9 放大

放大是指对感兴趣的区域进行放大。有两种形式的放大：读取放大和写入放大。读取放大仅简单地放大局部图像，图像质量没有得到提高，其功能类似于现代数码相机的数字放大功能。写入放大（也称为真实放大）增加了超声图像内的信息内容。写入放大可通过增加扫描线密度和单位面积图像像素数量来提高图像质量[5]。

3.1.10 测量

可以用超声设备进行多种测量操作，这是超声扫查判读病理与正常解剖相鉴别的基础。可以用冻结的静态B型模式（灰阶模式）图像测量距离、周长、面积和体积[5]。超声设备也可以根据Graf技术进行角度测量，并在儿童髋关节检查中计算股骨头覆盖度[7]。

3.2 高级设置

本章讨论的图像优化设置通常根据操作者选择的应用模式预先设置为"预设模式"。预先设置适用于大多数情况，不需要调节。不过，操作者应了解这些设置的原理，并可以在需要时进行适当地调节。

3.2.1 动态范围

动态范围控制如何将回声强度转换为灰度，从而增加对比度的可调范围。动态范围越高，黑白对比越不鲜明，图像显示越柔和；动态范围越低，黑白对比越鲜明，图像越粗糙、生硬（图3.3）。动态范围以分贝（dB）表示，表示最大与最小可视信号的比率。动态范围有助于优化不同的解剖结构组织。如果我们不需要区分大范围的灰阶级别，如积液或血管，可以选择一个较低的动态范围。对于肌肉骨骼系统，我们通常需要观察组织内部和组织之间的细微差异，因此需要增加动态范围。然而，在存在大量低噪声的情况下，增加动态范围会影响图像的质量。使最高幅度边缘显示为白色，而最低水平（如血液）是可见的，这是调节动态范围应遵循的原则。

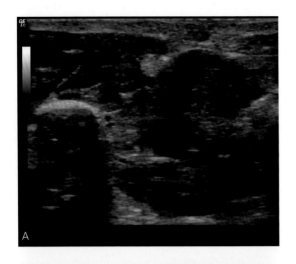

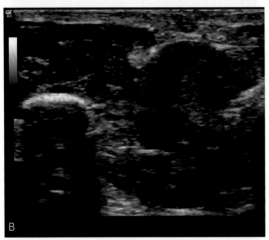

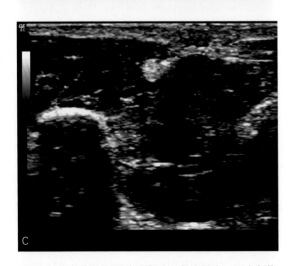

图3.3 动态范围设置对图像对比度的影响。A.动态范围设定为90 dB，这被认为是检查肌肉骨骼系统的合适值。B.动态范围设定在60 dB。C.动态范围设定在30 dB

3.2.2 帧频

帧频是指图像更新频率。帧频决定系统的时间分辨率的潜力，因此在评估动态界面时非常重要。随着聚焦区的增加或成像深度的增加，超声仪器产生完整的、更新的B型图像的速度会降低。检查人员应根据临床情况调整帧频。在检测快速发生的事件中，如髂腰肌腱弹响，或追踪针的运动和超声引导下药物注射，需要更高的帧频（通常超过20帧/s）[8]。如果帧频低于每秒16帧，所显示的图像就会退化，实时能力会严重受损[9]。

3.2.3 扇形宽度

扇形宽度也称为扇形角，在确定一定扫查深度的情况下，对帧频非常重要。减小扇形宽度意味着只需少量的扫描线就能形成图像，这减少了建立图像所需的时间，从而提高了帧频[5]。当需要更快的帧频时，检查者应该减小扇形角；当需要看到更宽的视野时，应该增加扇形角。

3.2.4 抑制

选择一个不放大回声的水平（回声在处理之前必须有一定的最小振幅），适当地调节可以从显示中消除噪声引起的低信号。

3.2.5 宽景成像

实时声像图的视野（FOV）受探头宽度的限制，通常为4~6 cm。宽景成像技术是通过自由扫描实时提供高质量的全景B型图像。当操作者将探头沿感兴趣区域横向匀速缓慢移动时，可编程图像处理器依据探头的运动顺序获取每帧图像并实时重建一幅大的全景复合图像集成到超声扫描仪上。该软件利用来自每帧图像的全局运动信息，以连续的方式平滑地混合各帧图像，生成全景复合图像。在处理中的全景图像有两个部分：实时部分（随着探头的运动向前推进）和静态部分（静态部分来自融合先前探头位置的复合图像）。当扫查过程完成时，实时部分被冻结并与静态部分融合，以生成总的复合图像。该方法允许操作者在扫查期间暂停探头或向后移动探头，以纠正获取的合成图像的一部分[10]。

3.2.6 偏转成像

偏转成像功能用于B型成像，以获得倾斜的侧边平行的平行四边形图像，而不是矩形视野。在肌骨超声中，偏转成像功能用于检查各向异性结构，如肌腱或韧带（如跟腓韧带和膝外侧副韧带），由于使声束自浅至深斜行传播的入射角远小于90°。声束偏转可以在低回声肌腱区域优化显示纤维结构，有助于避免混淆伪像与病变[3]。

3.2.7 谐波成像

谐波成像是为了获得更清晰、更高对比度的图像。在谐波成像中，探头在基波频率上发射超声，在基波频率和二次谐波频率上检测回波，基波频率产生的信号被滤除。这种成像方法的原理是利用和接收包含高振幅回波二次谐波，滤除包含低振幅伪像的基波频率。该技术提高了近场分辨率，改善了浅表小器官的远场穿透力[11]。根据Choudhry等人的说法，谐波成像对图像质量的改善效果在肥胖患者、囊肿或含有高反射物质（如钙、气体或脂肪）的组织病变中最为明显[12]。

3.2.8 弹性成像

弹性成像技术可分为应变弹性成像技术和剪切波弹性成像技术。大多数商业常用的弹性成像技术都是基于应变法的。应变弹性成像是通过外力加压时组织的形变，通过比较成像区内不同组织的形变程度，生成可以反映组织相对硬度的图像。应变弹性成像不能估计组织的硬度，但应变比可以作为硬度的替代指标。需要注意的是，应变弹性成像技术不是定量的，因为它们测量的是应变，而不是弹性模量。剪切波弹性成像提供了关于弹性模量的真实定量信息。剪切波技术，特别是剪切波成像技术的最新发展，被认为在提供弹性模量定量测量方面具有很大的潜力。随着时间的推移，它最终可能会成为行业标准[13]。

应变弹性成像可实时测量由外力引起的组织形变。压力是由操作者用探头在外部施加或由患者自身生理变化施加的，通过持续加压和减压患者的皮肤来施加探头压力，轻轻按压探头就足够了。弹性图像根据加压前后射频信号变化产生。弹性图像以分屏模式显示常规的B模式图像和显示器上的弹性图像。弹性图像显示为B模式图像的彩色叠加。大多数应变弹性成像系统根据组织应变的大小，在从红色到蓝色的色彩范围内显示组织的硬度。然而，目前还没有应变弹性成像的色彩标准。有几种方法可以为临床提供半定量的弹性成像测量[14]。

剪切波弹性成像技术依赖剪切波的产生和检测。从实际应用的角度来看，该技术包括三个步骤：剪切波的产生、剪切波在组织中传播的追踪及利用相关方程估算杨氏模量[13]。

针对肌肉骨骼系统，初步的研究表明，弹性评估有助于分辨灰阶超声图像无法区分的结构（如部分撕裂的肌腱），以及在看似正常的组织中发现隐匿性病变。未来弹性成像将成为在特定临床环境下诊断肌肉骨骼疾病的重要工具[3]。

3.2.9 三维成像

通过常规探头配备位置感应器或特殊的三维容积探头，可获得三维成像。专门的3D探头提供了更高质量的数据采集，但比传统的探头更大，更难操作。适用于肌肉骨骼系统检查频率范围内的三维探头为评估某些特定的肌肉骨骼系统疾病提供了有前景的方法[3]。此外，利用能量多普勒图像三维重建系统和软件，可以获得肌肉骨骼系统的三维血管成像[15]。

3.3 多普勒超声

这里将介绍三种不同类型的多普勒成像：①彩色血流（CF）；②能量多普勒（PD）；③频谱多普勒或脉冲（PW）多普勒。

1. CF成像是一种多普勒模式，旨在为血流的相对速度和方向添加彩色编码的定性信息。CF成像通常与B模式成像结合使用。需要注意的是，任何一种多普勒技术都有角度依赖性。测量血流时，应保持多普勒角度在30°~60°之间，以取得可靠的多普勒频移信号。应避免多普勒角超过60°，当多普勒角为90°，即超声波束与血流运动方向垂直时，无法探测到有效的多普勒频移信号[16]。

2. PD成像是一种彩色血流成像技术，用于绘制来自血流的多普勒信号的强度，而不是信号的频移。利用这一技术，超声系统根据移动的血细胞数绘制彩色血流图，而不管它们的速度如何。因为它不反映速度，所以不受混叠的影响。PD是一种检测低速血流和探索细小血管的敏感技术（图3.4）。PD的显著缺点是对活动极为敏感。因此，调节仪器的相关设置至关重要（表3.1）。

3. 频谱多普勒是将B型和CF成像技术结合起来的一种新的彩色多普勒技术。它通过选择一个样本区域评估血流动力学。本书不对PW技术进行详细介绍。

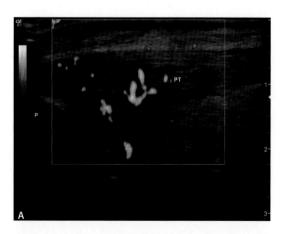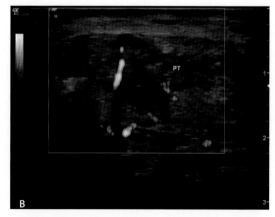

图3.4 PD检查：肌腱病/肌腱炎中肿胀的髌韧带新生血管。A.纵断面扫查。B.横断面扫查。P：髌骨；PT：髌韧带

表3.1　多普勒成像的调节和设置

扫描区域	彩色取样框通过使用轨迹球定位在感兴趣的区域。应该记住，彩色取样框越小，帧频越快，反之亦然
角度偏转	在不移动探头的情况下偏转感兴趣区域。该设置适用于线阵探头
彩色增益	放大在彩色取样框或频谱多普勒时间线上处理回声总强度，并以分贝为单位进行测量
脉冲重复频率	调整采样率，以消除混叠。检测高速血流时需要提高脉冲重复频率，以避免混叠
壁滤波	通过过滤低流速信号来抑制不可用的活动，这有助于避免由呼吸和其他患者活动引起的伪像
彩色数据包	调节收集单向彩色的样本数。减小数据包大小，提高帧频，降低图像质量。增加数据包大小，提高图像质量，降低帧频
彩色阈值	调节静态彩色图像的灰阶水平

参考文献

[1] Finnoff JT, Smith J, Nutz DJ, Crogg BE. A musculoskeletal ultrasound course for physical medicine and rehabilitation residents. Am J Phys Med Rehabil. 2010; 89: 56–69.

[2] Gibbs V, Cole D, Sassano A. Ultrasound physics and technology: how, why and when. 1st ed. Edinburgh: Churchill Livingstone; 2009. Chapter 6, Transducers; p. 27–37.

[3] Derchi EL, Rizzatto G. Technical requirements. In: Bianchi S, Martinoli C, editors. Ultrasound of the musculoskeletal system. Berlin: Springer; 2007. p. 3–16.

[4] Smith J, Finnoff JT. Diagnostic and interventional musculoskeletal ultrasound: part 1. Fundamentals. PM R. 2009; 1: 64–75.

[5] Gibbs V, Cole D, Sassano A. Ultrasound physics and technology: how, why and when. 1st ed. Edinburgh: Churchill Livingstone; 2009. Chapter 10, Instrumentation and controls; p. 63–72.

[6] Karmakar MK, Wing KH. Ultrasound guided regional anesthesia. In: Coté C, Lerman J, Anderson B, editors. Coté' and Lerman's a Practice of anesthesia for infants and children. 5th ed. Philadelphia, PA: Elsevier; 2013. p. 880–908.

[7] Graf R. Guide to sonography of the infant hip. Stuttgart: Georg Thieme Verlag; 1987.

[8] Pelsser V, Cardinal E, Hobden R, Aubin B, Lafortune M. Extra-articular snapping hip: sonographic findings. AJR Am J Roentgenol. 2001; 176: 67–73.

[9] Kremkau F. Diagnostic ultrasound: principles and instruments. 6th ed. Philadelphia, PA: WB Saunders; 2002.

[10] Weng L, Tirumalai A, Lowery C, Nock L, Gustafson D, Von Behren P, et al. US extended-field-of-view imaging technology. Radiology. 1997; 203: 877–80.

[11] Gibbs V, Cole D, Sassano A. Ultrasound physics and technology: how, why and when. Edinburgh: Churchill Livingstone; 1st ed. 2009. Chapter 14, New technology and recent advances in ultrasound imaging; p. 111–9.

[12] Choudhry S, Gorman B, Charboneau WJ, Tradup DJ, Beck RJ, Kofler JJ, et al. Comparison of tissue harmonic imaging with conventional US in abdominal disease. RadioGraphics. 2000; 20: 1127–35.

[13] Hoskins PR. Principles of ultrasound elastography. Ultrasound. 2012; 20: 8–15.

[14] Carlsen J, Ewertsen C, Lönn L, Nielsen M. Strain elastography ultrasound: an overview with emphasis on breast cancer diagnosis. Diagnostics. 2013; 3: 117–25.

[15] Doria AS, Guarniero R, Molnar LJ, Modena M, Cunha FG, de Godoy Jr RM, et al. Three-dimensional （3D） contrast-enhanced power Doppler imaging in Legg-Calve-Perthes disease. Pediatr Radiol. 2000; 30: 871–4.

[16] Gibbs V, Cole D, Sassano A. Ultrasound physics and technology: how, why and when. 1st ed. Edinburgh: Churchill Livingstone; 2009. Chapter 11, Physical principles of Doppler ultrasound; p. 73–89.

第四章 肌骨超声的伪像

Levent TEKİN

所谓"伪像",简单来说,就是影像学上的错误图像。超声波声束在人体组织传播过程中,很多情况都会导致伪像的产生。此外,伪像也可由不准确的检查手法产生[1]。伪像会造成诊断医生错误解读图像从而导致错误的诊断。因此,在临床实践中对伪像的认识十分重要,超声医生检查时可能会注意或者忽视各种伪像。有时候,伪像(各向异性、后方回声增强、声影、彗星尾、振铃伪像、雨滴伪像)可以帮助超声医生更好地发现或显示相应的病理结构[2, 3]。例如,机体内很小(甚至外科开放性手术都很难发现)的外源性物质,通过超声伪像可在超声显示屏上显示异物的强回声反射,所以超声几乎不可能漏诊异物。

4.1 与衰减相关的伪像

4.1.1 各向异性

各向异性是指当声束与检查部位不垂直时(图4.1A)观察到的低回声图像[4]。

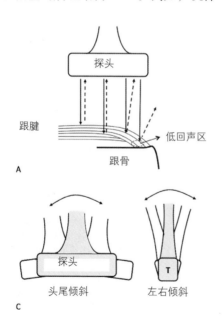

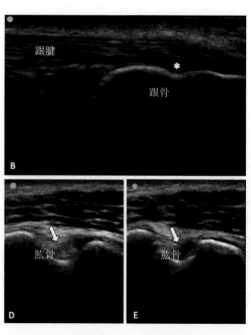

图4.1 A.原理示意。B.跟腱附着点各向异性伪像的超声图像。当声束与跟腱垂直时,跟腱呈高回声;反之,当声束与跟腱(＊)不垂直时,跟腱呈低回声。C.侧动探头示意。D.短轴切面。在结节间沟内观察肱二头肌长头腱(白色箭头)。E.探头一个小的角度改变,肱二头肌长头腱变成低回声

各向异性通常出现在斜行结构（肌腱和韧带），偶尔（一定情况下）在肌肉和神经上也能观察到。当声束垂直于含水分低的肌腱时，通常显示为纤维状高回声[5]。当声束和肌腱的角度变得不垂直时，肌腱的纤维状高回声消失，倾斜角度越大，肌腱回声越低（图4.1B，D）。因此，各向异性伪像很容易被误认为肌腱病变（肌腱病、肌腱炎或肌腱撕裂）[6]。另一方面，在区别肌腱与周围高回声软组织困难时，可以通过探头简单头尾倾斜和左右倾斜动作（图4.1C），利用各向异性伪像来对肌腱进行识别。

4.1.2 后方声影

声影是高吸收或高衰减结构后方观察到的低回声带或无回声带。当声束在传播途径中遇到如大量气体（高吸收）、骨表面（高衰减）或者钙化等这些结构时，相当于超声波遇到障碍物，由于相对较弱的反射，导致出现无回声/低回声带[4]（图4.2）。

目前有三种不同形式的声影。干净声影发生在结石、骨骼和钙化等固体结构后方。由于大部分声波被吸收，干净声影表现为这些结构后方均匀的无回声。部分声影表现为低回声信号，通常发生在高衰减的软组织后方，有时也可能发生在钙化和结石后方。不洁净声影出现在含气的结构后方，由于气体/组织界面处的高反射，表现为低水平的回声。

4.1.3 后方回声增强

与后方声影相反，当声束通过衰减很小的组织结构时，该组织结构后方超声信号能量将比周围同一深度的更强，超声回波强度也更大，在图像中表现为回声增强[4, 7]（图4.3）。

后方回声增强可提示超声医生考虑是否存在含液性病变，如积液、囊肿、浅表低回声病变。如果含液性病变太小或者过大，伪像则不明显。

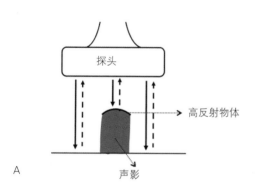

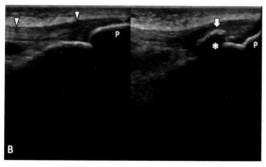

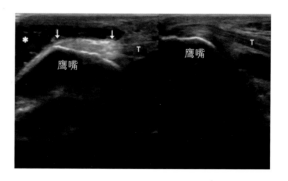

图4.2　A.后方声影产生示意。B.超声显示正常髌韧带（三角），钙化时的髌韧带（箭头），钙化处呈强回声，后方显示很长的声影（*）

图4.3　鹰嘴滑囊炎（*）后方回声增强（箭头）；T：肱三头肌肌腱

4.1.4 衰减伪像

衰减伪像使得深部结构显示不清[4]。衰减系数与超声波的频率是主要决定因素，即衰减系数大的组织（如脂肪）对深部结构的影响大，甚至导致完全衰减[8]。为了克服这种伪像并优化穿透，应选择合适频率的探头。

4.2 与多重反射相关的伪像

4.2.1 混响伪像

在软组织-气体/骨骼/金属界面处，当声束在两个平行相近的高反射表面之间引起多重反射时，会出现这种伪影[9]（图4.4）。

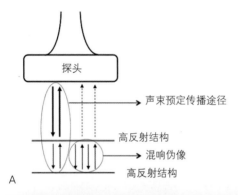

图4.4 A.混响伪像原理。B.多次反射结构（箭头）产生的混响（三角）

简而言之，混响伪像就是多个等距间隔线性反射[4]。

4.2.2 彗星尾伪像

彗星尾伪像实际上是混响伪像的一种（图4.5），它出现在一个物体和周围组织之间存在很大声阻抗差的特定条件下[9-11]。

任何金属、塑料或空气都可能是彗星尾伪像产生的原因。它表现为声束通过强反射结构后方产生的密集的锥形回声轨迹（图4.6）。

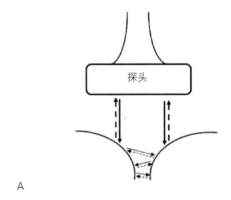

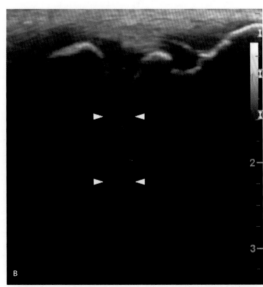

图4.5 A.混响伪像原理。B.轴向超声图像显示在桡骨和肱骨（两个高反射界面）之间反复反射（三角）的声波

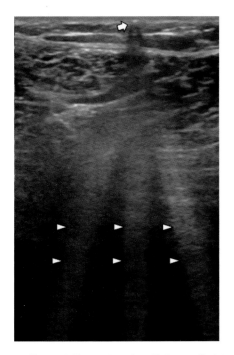

图4.6 彗星尾伪像（三角）由一块金属（箭头）的强反射引起，通常认为彗星尾伪像是混响伪像的一种形式

4.2.3 振铃伪像

振铃伪像是指发生在大量气体后方的一条或一系列平行的带状强回声，尤其是在气泡之间有液体夹杂的情况下[12]。由于振铃伪像表现与彗星尾伪像相似，以前认为它是彗星尾伪像的一个变种。

4.2.4 镜像伪像

镜像伪像是指在高反射表面附近区域扫查时，出现在高反射界面深处的与靶目标等距、完全相同的结构[4]（图4.7）。

4.2.5 雨滴效应

雨滴效应是指在扫查覆盖在积液表面的软组织时出现的平行于探头的低到中等回声伪像。

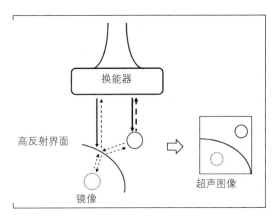

图4.7 当物体位于几乎完全反射的高反射界面前面时产生的镜像伪像

4.3 与超声声束特性相关的伪像

4.3.1 旁瓣伪像

超声声束越靠近声源中心，声束越窄，之后散射。旁瓣是主瓣声束向外辐射的多束低振幅超声能量，一般在使用线阵探头时出现[13]。

当这种低能量声束在传播路径中遇到强反射源时，径向投射产生回声，可由探头检测到。这些回声显示为源自主瓣，呈现为旁瓣伪影（图4.8A）。

旁瓣伪像主要来自于预期无回声的结构（如膀胱、囊肿和充满液体的结构）中出现的外来回声，类似于声束宽度伪像[9]。

4.3.2 声束宽度伪像

声束宽度伪像指在扫查比超声波束还小的结构时，可能会有额外的回声，看起来是在狭窄的声束内，实际上来自宽的声束[10]。例如，在宽声束扫描能产生高反射的物质时可能会探测到这种回声。要克服声束宽度伪像，必须在目标结构的层次上调节聚焦区域，并将探头集中在结构之上（图

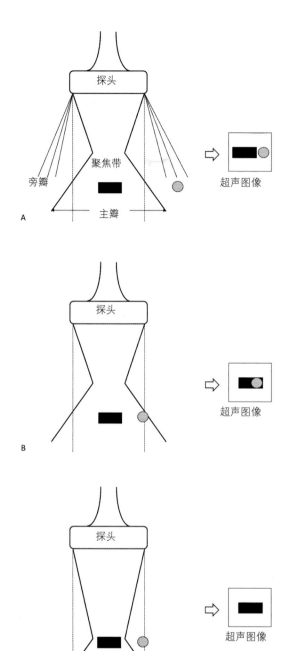

4.8B，C）。

4.4 与速度误差相关的伪像

与速度误差相关的伪像通常称为速度位移伪像，这种特殊的情况发生在超声波检查不同组织密度时。由于结构内部的声速取决于其密度和弹性特性，超声波束在不同的组织中以不同的速度传播（软组织：1 540 m/s；脂肪：1 450 m/s；骨骼：4 080 m/s；空气：330 m/s）[10]。由于组织结构的密度不同，返回的声波到达探头的时间不同，时间或短或长，因此会对评估组织结构的真实解剖深度提供错误的信息。

4.5 多普勒伪像

脉冲重复频率（PRF）是指探头的多普勒采样频率，应高于最大血流速度的两倍，以获得对血流的准确无混叠成像，这种情况称为奈奎斯特频率极限[14]。如果血流速度超过奈奎斯特频率极限（混叠），会出现血流方向倒错表达，这实际上是一种伪像（图4.9）。为了避免这种人为因素，应该相应增加和/或调节PRF。由于PRF也依赖多普勒角度，因此改变多普勒基线位置，也可以消除混叠[14-16]。

在多普勒成像过程中，过度用力加压探头，可能会阻碍小血管内血流的显示，减少大血管内血流的显示（图4.10）。为了避免这种人为的影响，应该注意不要施加太多的压力于探头[15]。

当彩色增益过高时，可以看到背景噪声（图4.11）。为了达到最好的图像质量和避免背景噪声，应该降低彩色增益设置到几

图4.8 主瓣声束缩小和加宽原理示意。A.有时声束不仅仅集中在主瓣声束中，还向侧面辐射。如图所示，这些旁瓣也可能引起伪像。B.声束在接近聚焦区域时变窄，然后变宽。C.这种情况导致外围对象的视图重叠。要最小化或消除此伪像，需要调节聚焦，将感兴趣的对象放在聚焦区域的中心

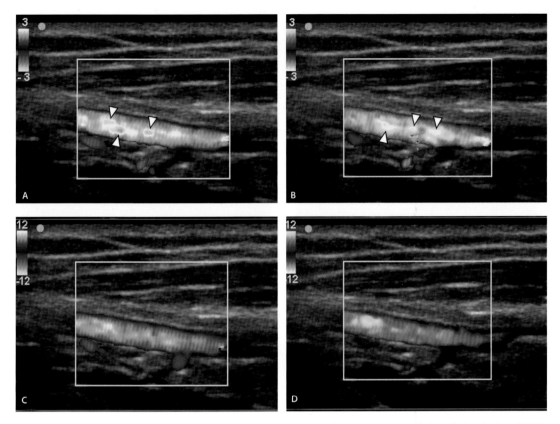

图4.9 手腕桡动脉的长轴彩色多普勒超声图像，表现为蓝色反流信号（混叠血流：白色三角）和红色（非混叠血流）（图A）、黄色反流信号（混叠血流：白色三角）和蓝色（非混淆血流）（图B）。注意：在增加脉冲重复频率后消除了混叠血流（图C，D）

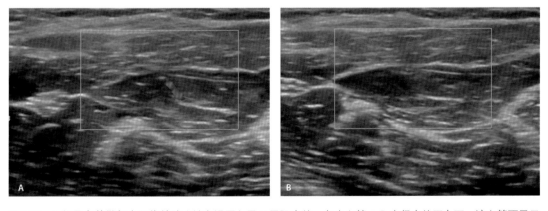

图4.10 A.能量多普勒超声图像前臂（轴向视图）显示屈肌内的一条小血管。B.在很大的压力下，该血管不显示

乎所有的背景噪声刚刚消失为止[14, 15]。

闪烁伪像可以在强反射的界面后面看到，如尿路结石、实质钙化、骨骼或异物。

该伪像以湍流的彩色信号的形式出现，但没有真实的血流流动[15, 17]。

当血管靠近高度反射的骨表面时，就

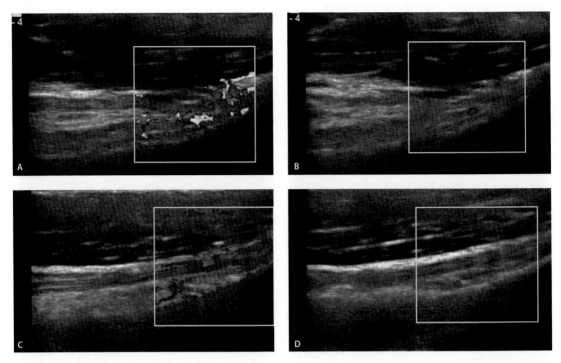

图4.11　A.超声图像（沿肱二头肌肌腱长轴的视图），彩色多普勒增益增加，导致噪声增加，二维图像显示欠清晰。噪声随机频移偏移，引起多普勒取样框内随机的血流方向（反向血流）。B.降低彩色多普勒增益设置，直到仅显示旋肱前动脉，以避免噪声。C.在同一区域增加能量多普勒增益，在多普勒取样框内可产生均匀彩色的背景，同时真实血流信号增强。D.同样，适当降低能量多普勒增益设置可以避免噪声

会发生镜像。多普勒信号可能在骨骼内部产生假的镜像[15, 16]（图4.12）。

溢出伪像是彩色血流溢出血管外，使血管看起来比真实更大（图4.13）。这是由彩色增益设置引起的一个简单的伪影，可以由

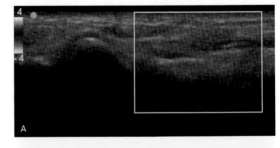

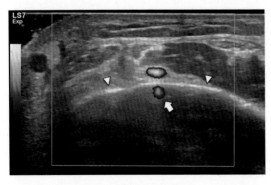

图4.12　假的镜像（箭头）与骨骼等距，但位于骨骼（三角）内部出现的重复结构

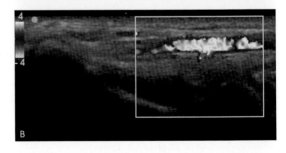

图4.13　A.小血管长轴彩色多普勒图像。B.彩色多普勒增益过高导致相同位置的同一血管看起来比其本身更大

超声医生通过调节彩色增益消除该伪像。

参考文献

[1] Martino F, Silvestri E, Grassi W, Garlaschi G, editors. Musculoskeletal sonography: technique, anatomy, semeiotics and pathological findings in rheumatic diseases. Milan: Springer, 2007. p. 4–6.

[2] Teefey SA, Middleton WD, Yamaguchi K. Shoulder sonography: state of the art. Radiol Clin North Am. 1999; 37: 767–85.

[3] Rumack CM, Wilson SR, Charboneau JW, Johnson J., editors. Diagnostic ultrasound. 3rd ed. St Louis: Mosby; 2004.

[4] Hindi A, Peterson C, Barr RG. Artifacts in diagnostic ultrasound. Rep Med Imaging. 2013; 6: 29–48.

[5] Crass JR, van de Vegte GL, Harkavy LA. Tendon echogenicity: ex vivo study. Radiology. 1988; 167: 499–501.

[6] Jacobson JA. Fundamentals of musculoskeletal ultrasound. 2nd ed. Philadelphia, PA: Elsevier Saunders; 2013.

[7] Scanlan KA. Sonographic artifacts and their origins. AJR Am J Roentgenol. 1991; 156: 1267–72.

[8] Kremkau FW, Taylor KJ. Artifacts in ultrasound imaging. J Ultrasound Med. 1986; 5: 227–37.

[9] Feldman MK, Katyal S, Blackwood MS. US artifacts. Radiographics. 2009; 29: 1179–89.

[10] Middleton WD, Kurtz* AB, Hertzberg BS. Ultrasound: the requisites. 2nd ed. St Louis: Mosby; 2004.

[11] Ziskin MC, Thickman DI, Goldenberg NJ, Lapayowker MS, Becker JM. The comet tail artifact. J Ultrasound Med. 1982; 1: 1–7.

[12] Avruch L, Cooperberg PL. The ring-down artifact. J Ultrasound Med. 1985; 4: 21–8.

[13] Laing FC, Kurtz AB. The importance of ultrasonic side-lobe artifacts. Radiology. 1982; 145: 763–8.

[14] Jansson T, Persson HW, Lindstrom K. Movement artefact suppression in blood perfusion measurements using a multifrequency technique. Ultrasound Med Biol. 2002; 28: 69–79.

[15] Taljanovic MS, Melville DM, Scalcione LR, Gimber LH, Lorenz EJ, Witte RS. Artifacts in musculoskeletal ultrasonography. Semin Musculoskelet Radiol. 2014; 18: 3–11.

[16] Pozniak MA, Zagzebski JA, Scanlan KA. Spectral and color Doppler artifacts. Radiographics. 1992; 12: 35–44.

[17] Rahmouni A, Bargoin R, Herment A, Herment A, Bargoin N, Vasile N. Color Doppler twinkling artifact in hyperechoic regions. Radiology. 1996; 199: 269–71.

第二部分

关节评估与常见疾病

第五章 肩关节超声检查

Martine DE MUYNCK，Wouter SABBE

5.1 概述

1979年，超声作为一种影像学技术，开始应用于肩关节检查，尤其是用于积液的检测[1, 2]。随后，很快制定出一套标准检查流程[3-6]。20世纪80年代便制定出了诊断肩袖（rotator cuff，RC）撕裂的超声标准[4, 7, 8]。超声可通过静态和动态的方式对关节周围软组织做出即时评估，特别是肩部。该技术无创、安全、无痛，并且相对便宜，缺点是可视化和对影像的解读强烈依赖于检查者的解剖学知识和经验。

5.2 检查技术

与所有超声检查一样，骨骼轮廓（后方伴有无回声阴影的高回声线）可用于定位。没有被骨性结构覆盖的软组织是可以观察到的。同其他超声检查一样，操作应尽可能从看到积液最少的地方开始。对于肩部，则是在前侧（在肱二头肌长头腱周围可以看到关节内积液；滑囊中的液体表现为肱二头肌和肩胛下肌前侧的新月形状）。

详细的检查需要进行双侧肩关节的对比，腹侧、头侧和背侧，每个部位均检查两个垂直视图。只有在两个垂直平面中均

为可再生的，才确定为病理变化[9]。由于正常解剖学方面存在重要差异（年龄、性别、体质），并且存在许多无症状的异常（年龄大于65岁），因此主张先检查无症状侧，以对比双侧差异。患者采取坐位，手臂处于中立位，肘关节屈曲90°并且旋后，手放在大腿上。

5.2.1 腹侧水平和垂直视图

肱骨结节间沟和喙突是非常重要的骨性标志，其上方有肱二头肌长头腱和肩胛下肌肌腱。三角肌覆盖这些肌腱。将患者手臂外旋，可以更好地观察肩胛下肌肌腱和肌肉。肩峰下-三角肌下囊位于肱二头肌、肩胛下肌和三角肌之间，年轻人很难观察到；年龄较大的无症状人群中有可能被发现（图5.1，图5.2）。

5.2.2 冠状面和外侧视图

肩峰和大结节可通过其间的冈上肌肌腱来确定。这种经典的冠状面视图（肌腱的长轴视图）显示"鸟喙"的图像，而侧视图（肌腱的短轴视图）类似"轮胎"的图像。应用Crass和Middleton技术，肌腱也可在手臂后伸和内旋、外旋的位置被观察到[10, 11]。没有被覆盖的肩峰下肌腱可以通过更宽的表面检查（肌腱中间部分内旋，

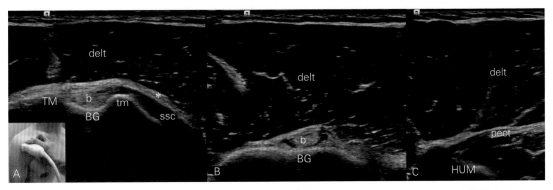

图5.1 右肩，腹侧水平视图。A.BG：结节间沟；TM：大结节（tuberculum majus）；tm：小结节（tuberculum minus）；b：肱二头肌长头腱；ssc：肩胛下肌；delt：三角肌；*：肩峰下－三角肌下滑囊。B.较远端，在肩胛下肌和肌腱下。BG：结节间沟；b：肱二头肌长头腱；delt：三角肌。C.更远端，在胸大肌肌腱（pect）水平。HUM：肱骨；delt：三角肌

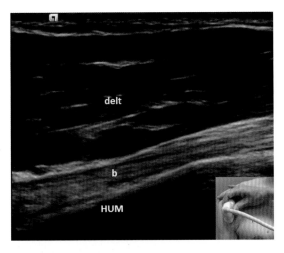

图5.2 右肩，腹侧垂直视角。HUM：肱骨；b：肱二头肌长头腱；delt：三角肌

前部外旋）。探头应前后移动，以完整检查肌腱（图5.3，图5.4）。

在"现代"方案中，不再使用经典的冠状面图像，但它仍然能提供肩峰下间隙的情况（在冈上肌完全撕裂时变窄，在腋神经损伤的情况下变宽，在偏瘫患者肩关节半脱位时变宽）。

检查肌腱的可压缩性很重要（肌肉是可压缩的，而肌腱是不能压缩；如果可以压缩，则提示是撕裂的体征）。

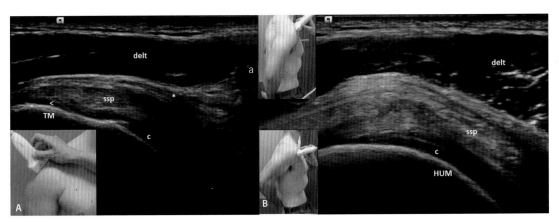

图5.3 A.右肩，冠状视图。a：肩峰；TM：大结节；ssp：冈上肌肌腱；delt：三角肌；软骨（c）覆盖肱骨头（皮质略微不规则）；<：冈上肌止点正常低回声；*：肩峰下－三角肌下囊。B.为了更好地观察冈上肌肌腱（ssp），可以请患者手臂后倾/内收，软骨（c）覆盖于肱骨（HUM）之上。delt：三角肌。当手掌放在髂骨翼上时，如小图所示，冈上肌腱的前侧和肱二头肌肌腱更易见（没有显示相应的超声图像）

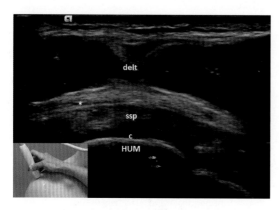

图5.4 右肩，外侧视图，紧邻肩峰外侧面。"轮胎图像"。HUM：肱骨；c：软骨；ssp：冈上肌肌腱；delt：三角肌；*：滑囊

5.2.3 背侧水平和垂直视图

确定了肱骨头、具有三角形高回声盂唇的关节盂边缘和肩峰，可以观察到被三角肌覆盖的冈下肌、小圆肌及其肌腱（图5.5，图5.6），也可以观察到肩胛上切迹和肩胛切迹（图5.7），并且可以进行冈上窝和冈下窝的肌肉检查〔主要检查冈上肌，以寻找肌腱

断裂后或神经病变时的萎缩（脂肪变性）〕。

5.2.4 喙突−肩峰视图

探头呈斜位；可见喙突、喙肩韧带和肩峰。然后探头向后侧倾斜并继续观察冈上肌、肱二头肌长头腱和肩胛下肌（图5.8）。

使用高质量的探头，可以看到喙肱韧带（在肱二头肌上方）和盂肱上韧带（与肱二头肌肌腱平行，偏内侧）（"肩袖间隙"）。后者在冻结肩研究中很有意义。

5.2.5 肩锁关节

在肩部的顶点，探头于冠状位置探查肩锁关节（图5.9）。此外，可以评估胸锁关节（腹侧水平位）。

进行超声检查时通常建议遵循"3个3原则"。

第一个3：①确定患者体位；②选择探头；③检查设备（深度、焦点等）。

第二个3：将探头放至选定的平面

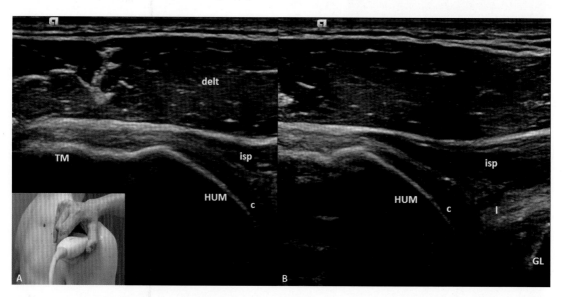

图5.5 右肩，背侧水平视图。A.HUM：肱骨头；TM：大结节；c：软骨；isp：冈下肌；delt：三角肌。B.更内侧。可以看到关节盂（GL）和纤维软骨的盂唇（I）。HUM：肱骨头；c：软骨；isp：冈下肌

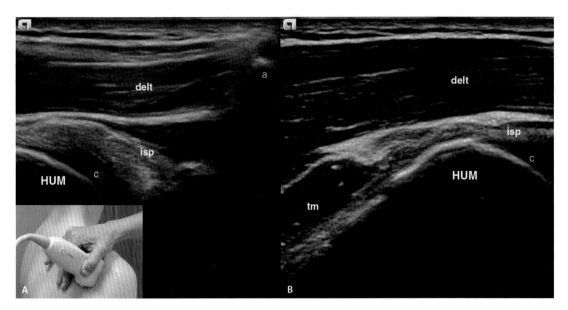

图5.6 右肩，背侧垂直视图。A.a：肩峰；HUM：肱骨；c：软骨；isp：冈下肌；delt：三角肌。B.更远端。小圆肌（tm）变得可见。HUM：肱骨；c：软骨；isp：冈下肌；delt：三角肌

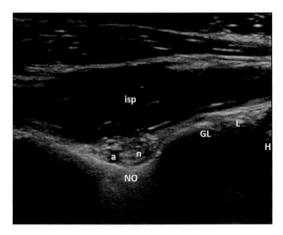

图5.7 左肩，背侧水平视图，具有肩胛切迹（NO）、肩胛上神经（n）、动脉（a）的细节。GL：关节盂；H：肱骨；L：盂唇；isp：冈下肌

后：①观察骨骼边缘是否规则（外伤、退变、炎症可引起皮质不规则）；②观察积液；③观察软组织。

第三个3：检查所选肌腱。①肌腱是否可见？②肌腱的形状如何（是否存在肿胀及全部或局灶性变薄）？对于初学者而言，形

状变化比回声变化更易于评估；③肌腱的回声是怎样的（是低回声还是高回声）？

一般而言，根据主诉和临床症状，可以对关节进行完整的超声评估，或者可以将重点放在特定的结构上（如果怀疑患者有肌腱病，应检查髌韧带或跟腱）。对于肩关节，由于积液会因重力而下移，并且由于存在许多间接的病理体征，我们每次都倾向于进行全面检查。

5.2.6 附加动态检查

1. 改变肩关节的运动状态以便更好地观察：

- 为了在背侧水平视图中更好地观察肱骨头的骨骼：内旋肩关节。

- 为了在背侧水平视图中有更好的积液成像：做外旋动作。

- 为了有更好的肌腱成像：在外旋位观察肩胛下肌和胸大肌；使用Crass和

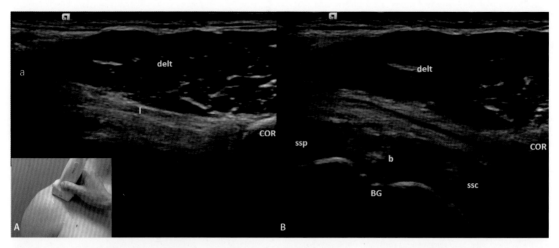

图5.8 喙突–肩峰视图。A. COR：喙突；a：肩峰；l：喙肩韧带；delt：三角肌。B.倾斜探头使肩胛下肌（ssc）和冈上肌（ssp）之间的肱二头肌肌腱（b）变得可见。COR：喙突；BG：结节间沟；delt：三角肌

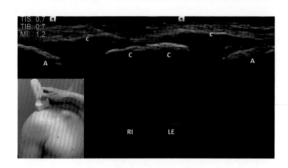

图5.9 右侧（RI）和左侧（LE）肩锁关节的比较。A：肩峰；C：锁骨；c：关节囊

Middleton技巧观察冈上肌。

2.加压以寻找积液并检查肌腱的质量。

3.针对撞击，要求患者主动上抬和外展肩关节。

4.进行被动测试来检查肩关节的不稳定性：

- 肱二头肌肌腱：突然被动外旋，观察肌腱是否向内侧脱位（半脱位）？

- 如果存在希尔–萨克斯损伤（Hill-Sachs injury）：外旋肩关节，观察关节窝的凹陷是否消失了。

- 给予向下的压力并测量肩峰下间隙，或给予前后向压力并测量肱骨头相对于关节盂的位置。

- 如果患者肩锁关节脱位（半脱位），给患者患侧手施压并测量其肩锁关节的间隙。

5.2.7 进一步应用彩色多普勒/能量多普勒

寻找充血（在肱二头肌凹陷的滑膜中、在滑膜囊中、在肌腱钙化灶周围、在肩袖间隙中）。

5.2.8 测量

双侧对比，重点测量：

- 滑膜囊的厚度（小于2 mm）[12]。

- 肱二头肌肌腱的厚度（平均4.3 mm）和冈上肌肌腱的厚度（平均6 mm）[3, 4]。

- 撕裂的宽度。

- 肩峰下间隙[13]。

优选使用国际科学学会（如欧洲肌骨放射学会和美国超声医学研究所）的方案和指南[14-16]。

5.3 肩关节病理学

5.3.1 积液

通常，超声可用于检测和定位积液：在关节和/或滑膜囊、腱鞘中。液体是无回声或低回声的。超声不能区分液体的类型（非炎症、炎症、有没有晶体、感染或血液）。必须抽出积液并送到实验室进行分析（细胞计数、晶体存在、培养），才能区分液体类型。超声可以帮助区分滑膜肿胀和液体，并使组织中的隔膜可视化，从而有助于在抽吸时避免出错。探头加压/减压及使用彩色/能量多普勒成像可以帮助区分滑膜肿胀和液体。

超声可用于识别肩部的三个间隙（如果包括胸锁关节，是四个间隙）是否存在积液。创伤后积液需要进行细致的检查才能发现，在94%的肩部积液中发现了相关的病变。如果创伤后有两个间隙（关节内和滑膜囊）存在液体，表明肩袖全层撕裂[3, 11]。

由于肱二头肌长头腱的滑膜鞘与肩关节连续，关节内液体会在肱二头肌肌腱周围积聚（或者呈现为肌腱后方的新月形，或者是水平视图上肌腱周围的晕环）（图5.10）。由于重力原因，液体会在下端积聚，因此向下（朝向胸大肌肌腱）移动探头非常重要。与往常一样，重要的是不能过于用力挤压探头，以免推开液体。如果液体较多，也可以在背侧视图上看到（最好在水平视图中，同时采取外旋位）（图5.11）。

肩峰下和三角肌下囊几乎总是相连的。作为冈上肌肌腱和三角肌之间的低回声线，整个滑膜囊在冠状面视图中均可见[12]。当存在液体时，由于重力，它通常会下移并且在肱二头肌/肩胛下肌和三角肌之间可见（图5.12）。同样，在冠状视图上，可以在肱骨和三角肌之间、冈上肌肌腱止点远端看到肿胀和充满液体的滑膜囊（图5.13，图5.14）。

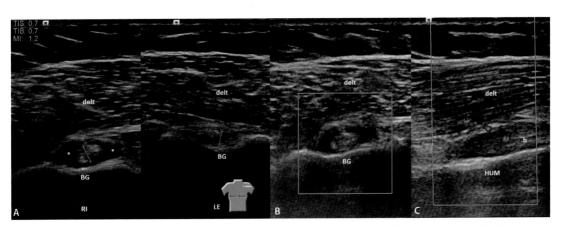

图5.10 右侧（RI）和左侧（LE）肩关节。BG：结节间沟；delt：三角肌。A.腹侧水平视图。略微肿胀的右侧肱二头肌肌腱周围积液（＊）（右侧3.4 mm，左侧3.0 mm）。B和C.左侧水平视图和垂直视图：肱二头肌肌腱内和周围充血（b）：肱二头肌腱鞘炎。HUM：肱骨

5.3.2 肌腱的病理学

肱二头肌长头腱腱鞘炎/肌腱病

　　单纯的肱二头肌腱鞘炎（充满液体的腱鞘炎症）或肌腱病（退化过程）很少见。在前方/上方撞击或肩袖撕裂的情况下可存在继发性腱鞘炎或肌腱病。肱二头肌周围的液体并不一定提示腱鞘炎，大多数时候它是关节液向下端积聚。在腱鞘炎/肌腱病的情况下，应该有形状的变化（肌腱变圆而不是椭圆形），肌腱本身的回声变得模糊或发生改变（图5.10）。

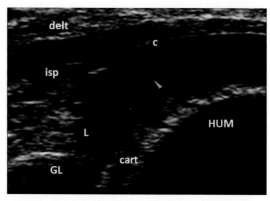

图5.11　左肩，背侧水平视图。关节内积液（三角）。HUM：肱骨；GL：关节盂；L：盂唇；cart：覆盖肱骨头的透明软骨；c：关节囊；isp：冈下肌；delt：三角肌

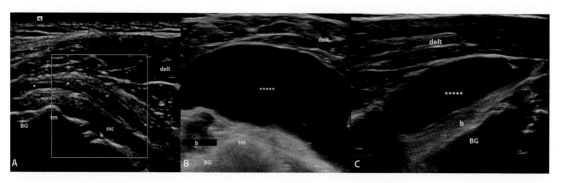

图5.12　右肩。A. 腹侧水平视图：新月形，增厚，肿胀的滑囊（＊），充血。ssc：肩胛下肌。B和C. 水平视图和垂直视图：滑膜囊中大量积液（＊＊＊＊＊）。b：肱二头肌肌腱；BG：结节间沟；tm：小结节；delt：三角肌

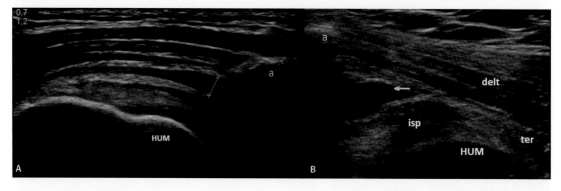

图5.13　肿胀的滑膜囊，冠状面（A，填充2.6 mm）和背侧垂直视图（B，箭头）。HUM：肱骨头；a：肩峰；isp：冈下肌；ter：小圆肌；delt：三角肌

肩袖肌群的钙化性肌腱炎（肌腱病）

　　为了阐明钙化性肌腱炎的发病机制，Uhthoff等[17]对1976年的手术治疗病例进行了临床和形态学研究。与营养不良性钙

化的概念相反，他们没有发现退行性过程活跃或被治愈的证据。受累肌腱转变为纤维软骨。钙化形成阶段之后是吸收阶段，在此期间羟基磷灰石沉积物被巨噬细胞包围，血管

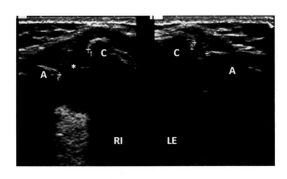

图5.14 右侧（RI）半脱位的肩锁关节和正常的左侧（LE）肩锁关节（骨性边缘之间距离分别为10.2 mm与4.2 mm）。*：积液；A：肩峰；C：锁骨

通道增殖。他们发现严重疼痛和疾病的吸收阶段之间存在显著相关性。

因此，钙化性肌腱炎的"自然"阶段是：

1.预钙化阶段：肌腱细胞化，生成软骨细胞（纤维软化的化生）。

2.钙化阶段：形成期、休息期、吸收期（新生血管形成、巨噬细胞反应）。

3.后钙化阶段：胶原蛋白的产生。

钙化性肌腱炎是由细胞介导的，不是退行性变化的过程，主要发生在冈上肌肌腱，通常是无症状的。40多岁女性患者的症状较为频发，70岁以上人群罕见。90%的钙化在三年内消失。关于术语应该使用肌腱炎、肌腱病还是肌腱退变仍有争议。

在诊断中，通常使用Gärtner和Heyer的放射学分类方法：

Ⅰ型：边界清楚，密集，静息期。

Ⅱ型：具有Ⅰ型和Ⅲ型的混合特性（不能确定沉积物的特定放射学形态）。

Ⅲ型：边界不清，密度不均（混浊和半透明）——可吸收[18]。

法国关节镜学会增加了一种分类：

A型：密集，均匀，边界锐利。

B型：多叶，更多异质。

C型：不均匀，边界不清晰。

D型：附着点钙化（而不是由于过度使用导致的附着点病变）[19]。

Gärtner和Heyer建议至少在肩部处于内外旋位时拍摄前后位X线片，以证明沉积物没有叠加[18]。慢性初始阶段，肩袖肌群肌腱中形成钙化沉积物。在X线片中，它明显受限并且具有致密的外观（Ⅰ型）。疼痛是不一致的，可能存在多年。在急性期，沉积物自发消退。现在它呈现半透明和混浊的外观，边界不清（Ⅲ型）。患者经历2~3周的剧烈疼痛。最后，肩关节的功能恢复正常[18]。

超声显示伴发滑囊炎，可用于肩袖撕裂的鉴别诊断[18]（图5.15）。法国超声医生提出超声分类：

1型：密集，有完整的阴影。

2型：有回声、不完整的阴影。

3型：没有阴影[20]。

在静息期，钙化灶是致密的；在形成和吸收期，密度较低[21]。钙化处于什么阶段能让患者疼痛？Courthaliac等人[21]描述了急性肩部疼痛对应再吸收阶段。此时，羟基磷灰石钙化正在迁移到滑膜囊中（有时会留在肌腱内或甚至迁移到骨骼中，造成骨质缺损）（图5.16，图5.17）。这通常对应于放射检查类型C（或B）和超声2型、3型。有时在超声波钙化中可见低回声液化区域。对于亚急性和慢性肩部疼痛，我们应该动态检查喙肩韧带与肩峰的撞击，以评估是否伴随肩袖撕裂。

Courthaliac等人[21]得出的结论是：充血性滑囊炎急性肩部疼痛中，低密度的钙

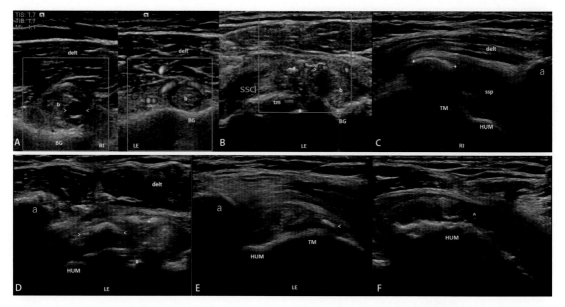

图5.15 钙化性肌腱炎：80岁患者的右侧（RI）（无痛）和左侧（LE）（疼痛）肩关节图像。 A.右肩显示肱二头肌长头腱（b）（部分撕裂）的纵向无回声区（裂隙）（＞＜）；左肩显示肱二头肌腱鞘充血。 B和C.在肩胛下肌（SSC）和冈上肌（ssp）中有多个钙化灶。在右侧有一个带有完整阴影的大钙化灶（++）。D.在左侧，还有带不完整阴影的钙化灶（＞＜）及无阴影的钙化灶（*）。左侧充血。E.左冈上肌止点（15 mm）也有钙化。E和F.大小结节上有无回声区（#），冈上肌肌腱有局灶性低回声区和无回声区（^），这是受到挤压而全层撕裂的标志。BG：结节间沟；tm：小结节；TM：大结节；HUM:肱骨；a：肩峰；delt：三角肌

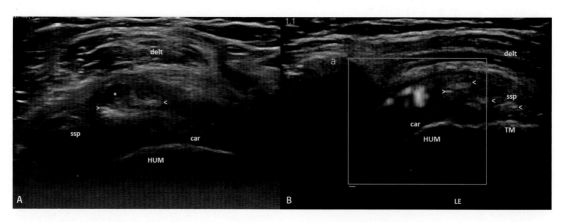

图5.16 左肩，冠状视图，钙化性肌腱炎。冈上肌肌腱（ssp）无阴影的钙化灶（＞＜）。 A.液化的图像（*）。B. 肌腱内的多普勒信号。HUM：肱骨；TM：大结节；a：肩峰；car：软骨；delt：三角肌

化灶和不完整的阴影一定有症状性；而在慢性疼痛中，伴有完整阴影的致密钙化灶使肌腱变形并且有时伴有滑囊炎，可能是疼痛的原因。Chiou等人[22]发现彩色多普勒结果与症状之间存在极好的相关性。充血对应于在吸收阶段中描述的肌腱中的新血管形成。他们认为，彩色多普勒超声可以区分钙化的形成阶段和吸收阶段。

对于法国关节镜学会，Clavert等人[23]回顾性地分析了450例接受关节镜切除术治

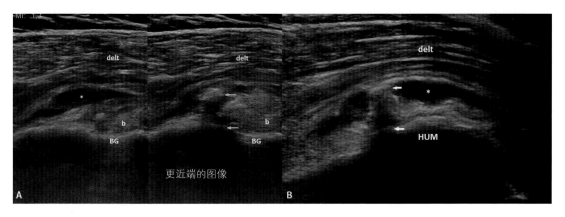

更近端的图像

图5.17 右肩，钙化性肌腱炎。腹侧水平视图（A）和垂直视图（B）：钙化迁移到滑膜囊（＊）。钙化后面带有不完整的阴影（箭头）。HUM：肱骨；BG：结节间沟；b：肱二头肌肌腱；delt：三角肌

疗钙化性肌腱炎的患者，最少随访时间为5年，排除肩胛下肌和冈下肌钙化（至少2年内）。与此同时，他们评估了1 276名无症状肩关节的钙化患病率。肩袖肌群钙化的患病率为7.3％，女性为主。肩胛下肌钙化较罕见（6％的钙化），并且与肩袖钙化进一步沉积有关。冈下肌钙化更常见（20％）。A–B–C分类的组内和组间信度很差，特别是区分A型钙化和B型钙化。长期随访可以说明钙化性肌腱炎是暂时性的，与肩袖撕裂没有任何关系（9年随访的全层撕裂率平均为3.9％）。然而，术前肩袖相关部分撕裂明显影响结果并且增加了随后发生全层撕裂的概率。去除C型钙化后功能评分结果也较低[23]。

在欧洲肌骨放射学会的共识文件中，超声检查是钙化性肌腱炎（因此在这里使用术语肌腱炎）的首选检查，其他检查很少提供更多信息"[24]。

肩袖撕裂

很快，几位作者提出了不同的标准来确定肩袖撕裂。

1.形态改变：
- 超声显示肌腱缺失（图5.18）。
- 肌腱局部变薄，图像似"瘪胎"（图5.19）。

2.回声改变：
- 低回声焦点。
- 中央回声带[4, 7, 8]。

发现形态改变可100％预测撕裂，而回声改变是不太可靠的标准。其他作者发现，除了形态改变外，如果使用回声改变作为肩袖撕裂的迹象，则检查的敏感性没有提高，且特异性降低。与关节造影相比，超声检查提供70％~95％的敏感性和90％~98％的特异性[6-8, 25, 26]。其阴性结果的预测值非常高（95％）[7]。

对于经验不足的检查者和/或较旧、质量较差的机器与探头，形态改变在技术上仍然比回声的不规则性更容易复制和解释病灶［传感器轻微倾斜会影响所评估结构的回声（各向异性）；只有当存在于彼此垂直的两个方向时，回声情况才可信］。

除了"直接"迹象（肩袖本身肌腱的变化），"间接迹象"包括：

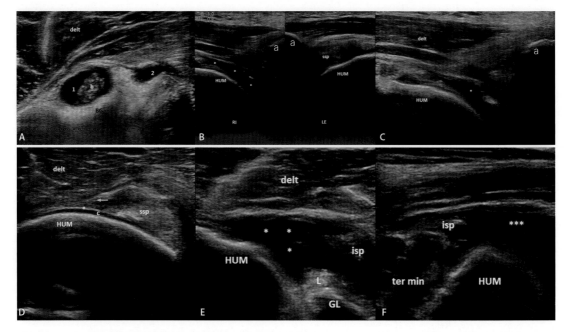

图5.18 一名70岁男子5周前骑自行车时摔伤，右肩肩袖撕裂。HUM：肱骨头。A.腹侧水平视图。两部分之间的积液（1：关节内；2：滑膜囊）。BG：结节间沟；b：肱二头肌肌腱；delt：三角肌。B.冠状视图。右（RI）肩和左（LE）肩。右侧未见冈上肌肌腱；肩峰下间隙被充满积液的滑膜囊（*）占据。a：肩峰；ssp：冈上肌肌腱。C.冠状视图。详细的视图。D.侧视图。裸露的肱骨头；仅存在冈上肌肌腱（ssp）的小残端；软骨（c）未被覆盖，界面标志（*）是覆盖软骨的积液；delt：三角肌。E.背侧水平视图。冈下肌肌腱（isp）也被撕裂；可以看到充满积液的间隙。GL：关节盂；L：盂唇；delt：三角肌。F.背侧垂直视图。可以看到冈下肌（isp）的一个小残端，小圆肌（ter min）完整

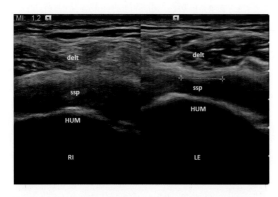

图5.19 右（RI）肩和左（LE）肩的外侧视图。冈上肌（ssp）局灶性变薄，有8 mm宽的"瘢胎"图像。HUM：肱骨头；delt：三角肌

1.肩峰下间隙缩小。

2.两个腱滑膜鞘中的液体。

3.大结节皮质缺损[11, 25, 27]。

健康、厚实的肩袖通常填充肩峰下间隙。空的肩峰下间隙可能提示冈上肌肌腱（慢性）缺失。肩关节和滑囊通常由完整的肩袖肌腱分开。创伤后两个腱滑膜鞘中的液体意味着它们之间一定是相连的，从而形成全层的肩袖撕裂（图5.18 A）。

随着机器和探头质量的提高，更多细节变得可见，新的标准也被提出[11, 27, 28]，这使得描述部分撕裂并评估撕裂的程度成为可能（撕裂具有三个维度的描述：①厚度，全部或部分厚度；②宽度，以"cm"为单位；③回缩长度）。应评估和测量撕裂的厚度和宽度；而第三个维度，即回缩长度，难以确定（因为被肩峰覆盖）。在

部分撕裂的情况下，应描述病变的确切位置：关节侧、滑膜囊侧或中间部分破裂。给撕裂进行分类比较困难（什么是"大撕裂"？宽度超过3cm，5cm？两个肌腱的离断距离？）。

目前，提出了新的标准：

1.伴有关节或滑膜囊延伸的低回声病灶（图5.20）。

2.充满液体的缺陷。

3.可压缩性。

另外一个间接标准被提出——界面征或"未被覆盖的软骨"征：如果检查时发现肱骨头上的软骨顶部有一条小亮线，这可能是它上面的液体（提示关节侧部分撕裂或上方覆盖的冈上肌肌腱全层撕裂[11,27]）（图5.18D）。

超声与新的磁共振成像（MRI）技术相比，敏感性和特异性也有所增加。误差的主要来源：设备不合适、检查者超声解剖知识不足和检查技术不高[29]。大多数肩袖撕裂都涉及冈上肌肌腱。然而，单纯的肩胛下肌和冈下肌撕裂也确实存在，并且巨大冈上肌撕裂也可能包括肩胛下肌和冈下肌撕裂，所以需要对肩部进行完整的前后检查。同时，还需要额外的动态测试：大多数冈上肌撕裂涉及肌腱的远端外侧部分（通常在中立位时可见）。如果手臂后伸和内旋（中间部分）或外旋（前部），则更近端罕见的撕裂也可以被观察到。

其他缺陷包括：急性/慢性损伤、肩袖退变/肩袖撕裂、术后评估[30]。对于在体育场上发生的急性情况，可能难以诊断撕裂（间隙可能充满血液，这是相对强回声的）

（图5.21）。在另一个层面，慢性撕裂可以通过增厚的滑膜囊填充（图5.22）——可压缩征可能在这种情况下有用，还有另一个间接征象："双排列"[27]（图5.23）。冈上肌

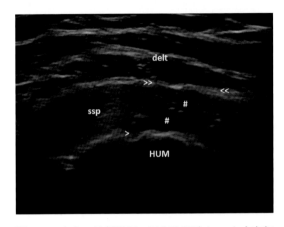

图5.20 右肩，外侧视图。冈上肌肌腱（ssp）中有与关节面和滑膜囊接触的局灶性低回声区（#）；请注意，肌腱表面不是完美的凸面，而是有点扁平（>><<）并且下表面有小的不规则缺口（>）。HUM：肱骨；delt：三角肌

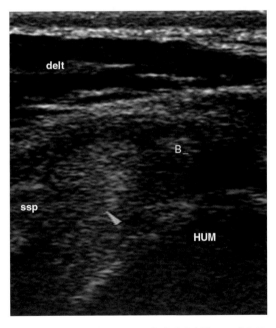

图5.21 右肩，外侧视图。近期发生的创伤。冈上肌肌腱（ssp）前部低回声区，充满可压缩的（动态检查）、相当均匀的积液（三角）：全层撕裂，充血（B）。HUM：肱骨；delt：三角肌

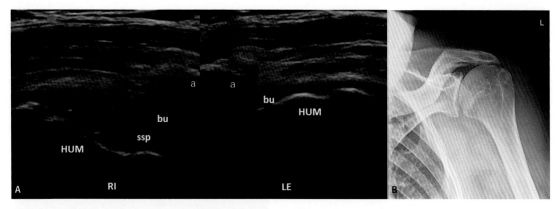

图5.22 A.右（RI）肩和左（LE）肩，冠状视图。左侧未见冈上肌肌腱，肩峰下间隙变窄；滑膜囊填补了这个间隙。右侧肌腱低回声，有几处钙化灶。HUM：肱骨；a：肩峰；ssp：冈上肌肌腱；bu：肩峰下滑膜囊。B.左肩相应的X线片：进展性关节病

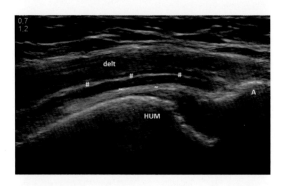

图5.23 右肩，冠状视图。双排列：冈上肌肌腱未见，肩峰下间隙由滑膜囊填充。该滑膜囊延伸跨过结节（～～），而正常情况下应该由冈上肌肌腱嵌入结节。A：肩峰；HUM：肱骨；delt：三角肌；##：肌间隔

的三角形嵌入缺失，并且该区域由扩张的滑膜囊填充并由线条隔开。请注意，没有创伤/退行性撕裂的单独标准，目前还没有。

当评估肩袖（撕裂/神经病）时，可以观察肌腹并检查萎缩和脂肪变性（变薄和无回声）（尽管还没有国际标准和分类）。脂肪变性是肩袖手术的不良预后因素。

最初，关于超声检查的出版物主要是描述性的。至于MRI，经常发现无症状的异常。有人尝试解释肩袖撕裂出现的症状（主要是伴有肱二头肌长头腱或充血性滑囊炎的

肌腱病变）[31]。如果冈上肌的前部被撕裂（其厚度保护肱二头肌），则会导致更明显的疼痛；如果冈下肌也被撕裂，则引起更多疼痛（这也意味着预后更差，无论是保守治疗还是手术）。

总之，与（关节）CT相比，超声检查无创、安全、廉价，并具有良好的灵敏度/特异性；与（关节）MRI相比，准确性相差无几，因此超声是诊断肩袖撕裂的理想首选检查[32]。

退行性肌腱变性或肌腱末端病

肩袖肌腱（主要是冈上肌肌腱）的病理改变可由严重外伤（参见上述创伤性肩袖撕裂）或反复微创伤引起。这些反复的创伤可引起内在撞击（肌腱内的退行性变化），外部或出口撞击（滑膜囊侧）或内部撞击（关节侧）。内部撞击是肩袖最常见的病理学状况，它是衰老的"自然"现象。术语肌腱退变用于过度使用引起的临床病症；肌腱病用于经组织学确认后的病变。超过50%的60岁以上人群会出现冈上肌肌腱撕裂[33, 34]。当

滑动受阻（如滑膜囊增厚发炎）或前/后力偶受干扰（如肱二头肌肌腱"切断"其穿过肩胛下肌的通路）时，会出现疼痛。在严重外伤和撕裂的情况下，会很快发生回缩；在微创伤的情况下，回缩程度较小。

外部撞击可由前-上冲击（肩峰下的冈上肌肌腱和Neer描述的喙肩韧带）或前侧冲击（肩胛下肌对抗喙突）引起。而对于内部撞击，通常是在头顶投掷动作中存在后-上冲击（冈上肌/冈下肌对抗后上方关节盂，Jobe父子所述）[27]。

Neer的三阶段撞击综合征分类被认为与回声改变和肌腱的形状改变有关[33]：

第一阶段（滑膜囊和肩袖可逆性水肿和出血）：异常回声，正常厚度或增厚。

第二阶段（纤维化和肩峰下软组织增厚，有时肩袖部分撕裂）：异常回声和变薄。

第三阶段：显示肩袖完全撕裂。

此外，Van Holsbeeck考虑滑膜囊厚度并制定了相关标准：

第一阶段：滑膜囊1.5~2 mm。

第二阶段：滑膜囊超过2 mm。

第三阶段：肩袖部分或完全撕裂[34]。

形状改变（肿胀，整体变薄而非局灶性变薄）和回声改变（回声不均匀，多个低回声病灶）是退行性病变的超声征象。在慢性退行性肌腱中，肌腱或者止点处可能存在多个点状钙化灶（参见钙化超声分类的D型）（或后者也是纤维软化的化生？）。止点处钙化通常存在于无症状肩部的肩胛下肌肌腱。

肱二头肌长头腱脱位

肩袖间隙由喙肱韧带（分为内侧和外侧两部分，分别止于小结节和大结节）、盂肱上韧带和关节囊纤维组织组成，它们沿着结节间沟内外侧混合在一起，保持肱二头肌长头腱稳定在这个沟内[35]。当肩袖间隙的一个或多个组成部分出现损伤时，有可能发生肱二头肌肌腱（半）脱位，几乎总是向内脱位。结节间沟空虚（或最终充满血液、液体或纤维化组织）。半脱位/脱位定义不明确（图5.24）。肱二头肌肌腱（半）脱位几乎总是伴有肩胛下肌撕裂[35]。

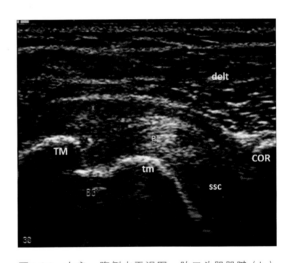

图5.24 右肩，腹侧水平视图。肱二头肌肌腱（b）在小结节（tm）上的脱位（或半脱位）。BG：结节间沟；TM：大结节；COR：喙突；ssc：肩胛下肌；delt：三角肌

5.3.3 韧带

喙肱韧带与冻结肩

Codman于1934年提出了术语"冻结肩"，冻结肩以活动范围降低为临床表现。1945年，Neviaser手术发现"粘连性关节囊炎"[36, 37]。1969年，Lundberg区分了原发性（特发性）和继发性（创伤后）冻结

肩[38]。Neviaser描述的粘连性关节囊炎对应原发性冻结肩。

Zuckerman于1994年对冻结肩进行了分类[39, 40]。原发性冻结肩和特发性粘连性关节囊炎相同，与潜在的病理学改变无关。

继发性冻结肩分为三个子类别：

- 系统性（糖尿病、甲状腺功能亢进或低下等潜在系统性结缔组织疾病过程）。

- 外在（已知潜在疾病，但无肩部病变：心肺疾病、脑血管意外、帕金森病、颈椎病、肱骨骨折等）。

- 内在（潜在的肩部病理：肩袖肌腱炎、肩袖撕裂、肱二头肌腱炎、肩锁关节炎）。

2000年，Hannafin和Chiaia描述了粘连性关节囊炎的四个阶段[40, 41]：

- 第一阶段或粘连前期：前上囊有轻度红斑性滑膜炎（持续0~3个月，在最大活动范围处轻微疼痛）。

- 第二阶段或冷冻期（急性粘连期）：伴有增厚和红色滑膜炎（3~9个月，在活动范围内非常疼痛）。

- 第三阶段或冻结期：滑膜炎较少，粘连较多，无血管化（9~15个月，僵硬，疼痛较轻）。

- 第四阶段或解冻期：关节囊受限（15~24个月，肩部非常僵硬）。

Watson等人描述了粘连性关节囊炎关节镜视角的分期：

- 第一阶段：血管滑膜炎。

- 第二阶段：红色滑膜和早期粘连。

- 第三阶段，粉红色滑膜和广泛粘连。

- 第四阶段，成熟的关节囊粘连[42]。

粘连性关节囊炎的病因尚不清楚，可能是滑膜炎或局灶性血管过多，滑膜血管生成和关节囊增厚。

有两个区域特别容易受累：肩袖间隙和腋窝[43]。肩袖间隙是肩关节前上方的三角形解剖区域，由位于基部的喙突、上方的冈上肌肌腱前缘和下方的肩胛下肌肌腱上缘界定[35]。肩袖间隙关节囊在顶部由喙肱韧带加强；内部由盂肱上韧带加强，关节内有肱二头肌肌腱穿过[35]。腋囊位于肩关节囊的下部，从肱骨头到下盂唇，位于盂肱下韧带的前部和后部之间。

粘连性关节囊炎的特征性MRI记录发现：肩袖间隙增厚、腋囊增厚和水肿外观。肱二头肌腱鞘积液是另一个指征。对于肩关节MRI关节造影术，已经报道了相同的特征性发现及能够注射的对比剂容积的限制[35, 43]。

超声无法用于腋囊的研究，但可用于研究肩袖间隙（使用喙肩视图）。在2005年Getroa-gel大会上发表的一项研究中，作者得出结论：在合理比例的肩部上可以获得喙肱韧带图像。喙肱韧带增厚提示粘连性关节囊炎[44]（图5.25）。超声检查粘连性关节囊炎的其他具体发现包括血流量增加、肩袖间隙结构增厚，以及外展时冈上肌肌腱隆起而不是在肩峰下平滑滑动。这位作者还描述了肱二头肌腱鞘中的液体，而没有肱二头肌腱鞘炎的论据（腱鞘液体可能是因关节囊容积减小而移位到鞘内的关节液）[43-46]。重要的是要认识到单纯肩袖间隙血管化与单纯滑膜囊血管化及两者结合之间的差异。单纯滑膜囊血管化可能

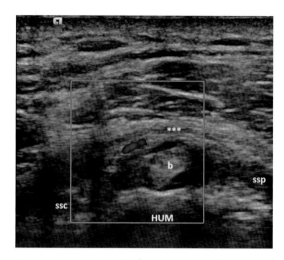

图5.25 左肩喙突–肩峰视图。伴有喙肱韧带充血的冻结肩。HUM：肱骨；b：肱二头肌长腱；ssc：肩胛下肌；ssp：冈上肌；***：滑膜囊

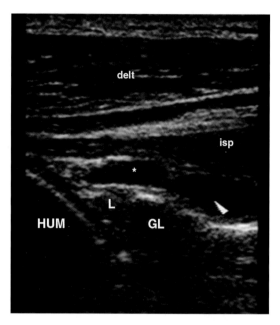

图5.26 右肩背侧水平视图。双叶盂唇囊肿（*和三角）。HUM：肱骨；GL：关节盂；L：盂唇；isp：冈下肌；delt：三角肌

只是代表肩峰下–三角肌下滑囊炎[46]。

尽管如此，在欧洲肌骨放射学会的共识文件中，美国在粘连性关节囊炎中的适应证被专家评为"不适用"[24]。

5.3.4 神经

超声检查可以观察肩胛上切迹及冈盂切迹并检查肩胛上神经。Labral囊肿可导致神经受压，如排球运动员的症状（图5.26），同时可以伴随肌肉萎缩和脂肪变性。

欧洲肌骨放射学会对超声检查的适应证评级如下：肩胛上神经卡压——"等同于其他成像技术：其他技术可能提供重要信息"；四边孔综合征（quadrilateral space syndrome）和胸廓出口综合征（thoracic outlet syndrome）——仅适用于"其他成像技术不合适"时；Parsonage-Turner综合征——"不适用"[24]。

5.3.5 肿块与异物

超声是初步评估软组织肿胀的首选检查。超声需解决两个重要问题：①是否存在病变；②它是囊肿还是软组织肿块。

肩部周围有一些解剖变异，导致"肿胀"：如Langer弓（可能在评估胸廓出口综合征时很有意义）、胸骨肌。

在四肢的远端部分常会有一些异物（如金属、玻璃、木制品）。超声可用于检查栓塞/骨缝合材料/假体。

5.3.6 骨骼

超声首选用于软组织检查，但当骨皮质异常时，它也可以提供关于骨病理学的非常有趣的信息[16]。在肩关节前脱位后的大结节骨折或希尔–萨克斯损伤等皮质病变中，超声检查能迅速评估骨的情况，从而避免了叠加（见于放射检查）最终掩盖问题（图5.27，图5.28）。出于同样的原因，肿瘤的骨皮质破坏有时用超声检查更好（更

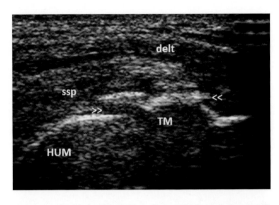

图5.27 左肩,后倾/内收:发生骨折的结节表面不规则。HUM:肱骨头;TM:大结节;ssp:冈上肌肌腱;delt:三角肌

快)。骨骼之间的关系改变,如肩关节后脱位,超声检查也可能比放射检查更明显。在骨病理学(如应力性骨折)中引入了术语"超声触诊"(当探头在骨病理改变部位上移动时,即使没有压缩,也会出现明显的疼痛)。

在欧洲肌骨放射学会共识文件中,超声骨骼病理学的适应证包括:肩锁关节创伤/不稳定,肩锁关节骨关节炎,胸锁关节病和隐匿性结节骨折。超声用于这些疾病,

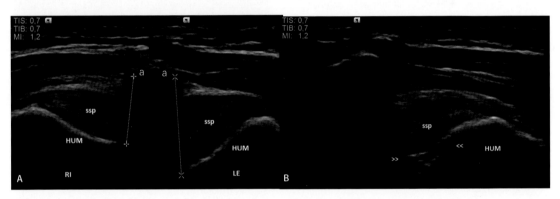

图5.28 A.右侧(RI)和左侧(LE)肩关节,冠状视图。左侧关节脱位5年后:左侧肩峰下间隙较宽(RI 9.6 mm,LE 13.9 mm)(可能是由于三角肌和肩袖肌群无力)。B.更靠近背侧的希尔-萨克斯损伤(>><<)。HUM:肱骨;a:肩峰;ssp:冈上肌肌腱

被评为"等同于其他成像技术:其他技术可能提供重要信息"。超声用于关节松弛只被评为"其他成像技术不合适时",而肩关节创伤和动态不稳定被评为"不适用"[24]。

5.4 超声在康复医学中的临床应用

患者病史和临床检查当然是解决肩关节问题的关键因素。临床检查应包括视诊、被动和主动活动度检查、等长抗阻测试和特殊检查。也应包括颈椎的临床检查和神经系统检查。放射检查和超声检查通常是互补的。如上所述,在无症状患者中经常发现超

声异常,主要见于老年人群。

5.4.1 外伤性肩部急性疼痛(骨折、脱位、肩袖撕裂)

对于骨折和脱位的诊断,必须进行放射检查。而大结节骨折(隐匿性骨折)有时更容易通过超声检查发现。如前所述,超声对隐匿性结节骨折的适应证被评为"等同于其他成像技术"[24]。

如果放射检查显示阴性,超声检查便成了主要手段。如前所述,如果存在液体,表明伴随其他病理学改变。超声是诊断肱二头肌长头腱断裂和肩袖肌群肌腱异

常的首选检查。在欧洲肌骨放射学会共识文件中，超声对全层肩袖撕裂、肱二头肌肌腱断裂和肱二头肌肌腱脱位的适应证被评为"首选技术：其他技术很少提供更多信息"，而部分肩袖撕裂被评为"等同于其他成像技术：其他技术可能提供重要信息"；相反，肩袖肌肉萎缩被评为"不适用"[24]。

5.4.2 非创伤性肩部急性疼痛（钙化性肌腱炎）

如钙化性肌腱炎一段所述，在肩部急性疼痛中，在充血性滑囊炎的情况下，低密度钙化伴不完整阴影是明显的症状[21]。彩色多普勒结果与症状之间存在极好的相关性[22]。

5.4.3 肩部慢性疼痛

在肩部慢性疼痛中，伴有完整阴影的致密钙化使肌腱变形并且有时伴有滑囊炎，这可能是疼痛的原因[21]。

在肩袖肌腱病变 ± 撕裂 ± 滑囊炎和最终的继发性进展性关节病的治疗中，超声和放射检查的组合可做出诊断并可提供足够的信息以开始保守治疗或决定转介给手术医生。如上所述，在冈上肌撕裂及肩胛下肌撕裂和肱二头肌脱位的情况下，应将肱二头肌肌腱病变作为疼痛的原因。在欧洲肌骨放射学会共识文件中，超声在肱二头肌撕裂和脱位中的适应证被评为"最佳选择的成像技术"，而肱二头肌肌腱病变则被评为"等同于其他成像技术"[24]。

对于撞击综合征，建议将放射检查（肩峰类型？）和超声检查（肩袖不同肌腱的状态？滑囊炎？）与动态测试（上抬/外展）

相结合。40岁以下患者，仅靠超声检查也能完成诊断[32]。

对于肩锁关节病理学改变，放射检查（关节病、骨折后遗症、骨溶解）和超声检查（积液、滑膜炎、年龄达40岁、骨质不规则）是互补的。

5.4.4 肩部僵硬（原发性/继发性冻结肩、关节僵硬症）

同样，超声检查（肩袖间隙的异常、关节内液体、肩袖和滑膜囊及肩锁关节的评估）和放射检查的结合有助于区分原发性/继发性冻结肩并有助于找到原因。

对于关节僵硬症，放射检查可显示骨性异常；超声检查可评估肩袖的状态，从而有助于确定在撕裂的情况下是否可以显示反向假体。

5.4.5 肩部不稳

在欧洲肌骨放射学会共识文件中，专家们得出的结论是，超声检查不适用于肩关节不稳定[24]。

5.4.6 偏瘫后肩痛

脑卒中后肩痛可能有很多原因，如肩袖疾病、粘连性关节囊炎、复杂性区域性疼痛综合征、肩关节半脱位和痉挛。一些研究发现，不良的手臂运动功能和冈上肌肌腱病变的存在与偏瘫肩痛有关[47, 48]。在急性期和慢性期均描述了肱二头肌和冈上肌肌腱病的积液、腱鞘炎或肌腱病变[47]。

其他作者发现，患有粘连性关节囊炎、肩关节半脱位或肱二头肌长头腱积水的患者偏瘫肩痛的患病率仅在脑卒中后1个月较高[48]。健侧肩部也表现出异常，患侧肩部的超声评分得分显示比健侧肩部明显更低[49]（见第十四章）。

5.4.7 轮椅使用者与肩痛

年龄增加、轮椅持续使用时间和体重是轮椅使用者肩部病变的危险因素。Collinger等人[50]开发了七个超声征象（关节积液、滑膜囊增厚、肱二头肌和冈上肌肌腱病、大结节皮质表面、冈上肌和肩胛下肌肌腱撞击的动态评估）的数值评分。老年人肱二头肌肌腱往往退化得更加严重，而持续使用轮椅的时间更多地影响冈上肌肌腱。较重的个体往往会出现肱二头肌肌腱和冈上肌肌腱的退化。然而，超声检查的定量特征并不能区分有肩痛和无肩痛人群[50, 51]。

5.5 干预

人们对使用超声检查引导的注射和介入等干预措施的兴趣越来越大。超声可以对目标和针头及周围脆弱结构（如血管和神经）实时成像。事实证明，超声引导下的干预措施更为准确。感染是最可怕的并发症。需要进一步的研究来证明超声成像具有更好的临床结果和更少的并发症[52]。

针刺指的是用针头反复穿刺使钙化碎裂，通常合并使用灌洗和抽吸灌洗。该技术没有标准化：有时使用一个针头；有时使用两个针头，一个用作输入，另一个用作输出。对于灌洗液，使用盐水溶液和/或麻醉剂和/或皮质类固醇。灌洗后可在所覆盖的滑膜囊中注射皮质类固醇。很少有研究关注所治疗的钙化的外观和分期。进一步的研究可能有助于区分潜在反应者的子类型。体外冲击波治疗也同样适用[52]。

在康复医学中，主要通过肩胛上神经阻滞来治疗肩痛、偏瘫肩痛和粘连性关节囊炎。

在痉挛治疗中，经皮化学神经阻滞与超声引导的神经内注射苯酚可以作为电刺激的替代方案。超声引导也可用于肉毒杆菌毒素注射[52]。

5.6 总结

尽管我们无法看到所有结构（骨松质、肩关节间隙）或所有病变（关节内，主要是前盂唇，不稳定）[27]，超声在肩关节检查中仍然非常有价值。通过使用超声检查，我们可尝试进行非常精确的诊断，而不必再使用笼统的术语"肩周炎"。

参考文献

[1] Seltzer SE, Finberg HJ, Weissman BN, Kido DK, Collier BD. Arthrosonography: gray scale evaluation of the shoulder. Radiology. 1979; 132: 467-8.

[2] Seltzer SE, Finberg HJ, Weissman BN. Arthrosonography-technique, sonographic anatomy and pathology. Invest Radiol. 1980; 15: 19-28.

[3] Middleton WD, Reinus WR, Totty WG, Melson GL, Murphy WA. US of the biceps tendon apparatus. Radiology. 1985; 157: 211-5.

[4] Bretzke CA, Crass JR, Craig EV, Feinberg SB. Ultrasonography of the rotator cuff. Normal and pathologic anatomy. Invest Radiol. 1985; 20: 311-5.

[5] Crass JR, Craig EV, Bretzke CA, Feinberg SB. Ultrasonography of the rotator cuff. Radiographics. 1985; 5: 941-53.

[6] Mack LA, Matsen FA, Kilcoyne RF, Davies PK, Sickler ME. US evaluation of the rotator cuff. Radiology. 1985; 157: 205-9.

[7] Middleton WD, Edelstein G, Reinus WR, Melson GL, Totty WG, Murphy WA. Sonographic detection of rotator cuff tears. AJR Am J Roentgenol. 1985; 144: 349-53.

[8] Middleton WD, Reinus WR, Totty WG, Melson GL, Murphy WA. Ultrasonographic evaluation of the rotator cuff and biceps tendon. J Bone Joint Surg Am. 1986; 68: 440-50.

[9] Arend CF. Top ten pitfalls to avoid when performing musculoskeletal sonography: what you

should know before entering the examination room. Eur J Radiol. 2013; 82: 1933–9.

[10] Crass JR, Craig EV, Feinberg SB. The hyperextended internal rotation view in rotator cuff ultrasonography. J Clin Ultrasound. 1987; 15: 416–20.

[11] Teefey SA, Middleton WD, Yamaguchi K. Shoulder sonography state of the art. Radiol Clin North Am. 1999; 37: 767–85.

[12] van Holsbeeck M, Strouse PJ. Sonography of the shoulder: evaluation of the subacromial–subdeltoid bursa. AJR Am J Roentgenol. 1993; 160: 561–4.

[13] Maenhout AG, Mahieu NN, De Muynck M, De Wilde LF, Cools AM. Does adding heavy load eccentric training to rehabilitation of patients with unilateral subacromial impingement result in better outcome? A randomized clinical trial. Knee Surg Sports Traumatol Arthrosc. 2013; 21: 1158–67.

[14] European Society of Musculoskeletal Radiology （ESSR）［Internet］. © ESSR. Available from: www.essr.org.

[15] American Institute of Ultrasound in Medicine （AIUM）［Internet］. Available from: www.aium.org.

[16] AIUM practice guideline for the performance of a musculoskeletal ultrasound examination. J Ultrasound Med. 2012; 31: 1473–88.

[17] Uhthoff HK, Sarkar K, Maynard JA. Calcifying tendinitis: a new concept of its pathogenesis. Clin Orthop Relat Res. 1976; 118: 164–8.

[18] Gärtner J, Heyer A. Calcific tendinitis of the shoulder. Orthopade. 1995; 24: 284–302.

[19] Molé D, Kempf JF, Gleyze P, Rio B, Bonnomet F, Walch G. ［Results of arthroscopic treatment of tendinitis of the rotator cuff of the shoulder. II: Calcified lesions of the rotator cuff］. Rev Chir Orthop Reparatrice Appar Mot. 1993; 79: 532–41.

[20] Sarrat P, Cohen M, Carrasset S, Godde J, Franceschi JP, Aswad R. Focused lithotripsy in the treatment of tendinosis calcarea of the shoulder: results at 2 months and one year. J Radiol. 2004; 85: 1721–5.

[21] Courthaliac C, Tixier H, Chatenet T, Peronne E, Weilbacher H. Comment savoir si une calcification est responsable des douleurs et peut-on en prévoir la consistance? In: Blum A, Tavernier T, Brasseur JL, Noël E, Walch G, Cotten A, Bard H, editors. L'épaule une approche pluridiscipli naire. Montpellier: Sauramps Médical, 2005: 411–8.

[22] Chiou HJ, Chou YH, Wu JJ, Hsu CC, Huang DY, Chang CY. Evaluation of calcific tendonitis of rotator cuff: role of color Doppler ultrasonog-

raphy. J Ultrasound Med. 2002; 21: 289–95.

[23] Clavert P, Sirveaux F; Société française d'arthroscopie. Les tendinopathies calcifiantes de l'épaule （Shoulder calcifying tendinitis）. Rev Chir Orthop Reparatrice Appar Mot. 2008; 94: 336–55.

[24] Klauser AS, Tagliafico A, Allen GM, Boutry N, Campbell R, Court-Payen M, et al. Clinical indications for musculoskeletal ultrasound: a Delphi-based consensus paper of the European society of musculoskeletal radiology. Eur Radiol. 2012; 22: 1140–8.

[25] Mack LA, Gannon MK, Kilcoyne RF, Matsen FA. Sonographic evaluation of the rotator cuff. Accuracy in patients without prior surgery. Clin Orthop Relat Res. 1988; 234: 21–7.

[26] Wiener SN, Seitz WH. Sonography of the shoulder in patients with tears of the rotator cuff: accuracy and value for selecting surgical options. AJR Am J Roentgenol. 1993; 160: 103–7.

[27] Brasseur JL. Apport diagnostique de l'échographie dans la pathologie de la coiffe des rotateurs. In: Blum A, Tavernier T, Brasseur JL, Noël E, Walch G, Cotten A, Bard H, editors. L'épaule une approche pluridisciplinaire. Montpellier: Sauramps Médical, 2005: 149–70.

[28] van Holsbeeck MT, Kolowich PA, Eyler WR, Craig JG, Shirazi KK, Habra GK, et al. US depiction of partial-thickness tear of the rotator cuff. Radiology. 1996; 198: 443–6.

[29] Middleton WD, Reinus WR, Melson GL, Totty WG, Murphy WA. Pitfalls of rotator cuff sonography. AJR Am J Roentgenol. 1986; 146: 555–60.

[30] Misamore GW, Woodward C. Evaluation of degenerative lesions of the rotator cuff. J Bone Joint Surg. 1991; 73: 704–6.

[31] Zeitoun-Eiss D, Brasseur JL, Goldmard JL. Corrélations entre la sémiologie échographique et la douleur dans les ruptures transfixiantes de la coiffe des rotateurs. In: Blum A, Tavernier T, Brasseur JL, Noël E, Walch G, Cotten A, Bard H, editors. L'épaule une approche pluridisciplinaire. Montpellier: Sauramps Médical; 2005: 287–94.

[32] Nazarian LN, Jacobson JA, Benson CB, Bancroft LW, Bedi A, McShane JM, et al. Imaging algorithms for evaluating suspected rotator cuff disease: Society of Radiologists in Ultrasound consensus conference. Radiology. 2013; 267: 589–95.

[33] Crass JR, Craig EV, Feinberg SB. Clinical significance of sonographic findings in the abnormal but intact rotator cuff: a preliminary report. J Clin Ultrasound. 1988; 16: 625–34.

[34] Milgrom C, Schaffler M, Gilbert S, van Hols-

beeck M. Rotator–cuff changes in asymptomatic adults. The effect of age, hand dominance and gender. J Bone Joint Surg. 1995; 77: 296–8.

[35] Petchprapa CN, Beltran LS, Jazrawi LM, Kwon YW, Babb JS, Recht MP. The rotator interval: a review of anatomy, function, and normal and abnormal MRI appearance. AJR Am J Roentgenol. 2010; 195: 567–76.

[36] Codman EA. Tendinitis of the short rotators. In: Ruptures of the supraspinatus tendon and other lesions in or about the subacromial bursa. Boston: Thomas Todd; 1934.

[37] Neviaser JS. Adhesive capsulitis of the shoulder: study of pathological findings in periarthritis of the shoulder. Am J Bone Joint Surg. 1945; 27: 211–22.

[38] Lundberg J. The frozen shoulder: Clinical and radiographical observations. The effect of manipulation under general anesthesia. Structure and glycosaminoglycan content of the joint capsule. Local Bone metabolism. Acta Orthop Scand. 1969; 119: 111–59.

[39] Zuckerman JD, Cuomo F, Rokito S. Definition and classification of frozen shoulder: a consensus approach. J Shoulder Elbow Surg. 1994; 3: S72.

[40] Kelly M, McClure P, Leggin B. Frozen shoulder: Evidence and a proposed model guiding rehabilitation. J Orthop Sports Phys Ther. 2009; 39: 135–49.

[41] Hannafin J, Chiaia T. Adhesive capsulitis. A treatment approach. Clin Orthop Relat Res. 2000; 95–109.

[42] Watson L, Dalziel R, Story I. Frozen shoulder: a 12–month clinical outcome trial. J Shoulder Elbow Surg. 2000; 9: 16–22.

[43] Harris G, Bou–Haidar P, Harris C. Adhesive capsulitis: Review of imaging and treatment. J Med Imaging Radiat Oncol. 2013; 57: 633–43.

[44] Homsi C, Bordalo–Rodrigues M, da Silva JJ, Stump XM. Ultrasound in adhesive capsulitis of the shoulder: is assessment of the coracohumeral ligament a valuable tool? Skeletal Radiol. 2006; 35: 673–8.

[45] Lee JC, Sykes C, Saifuddin A, Connell D. Adhesive capsulitis: sonographic changes in the rotator cuff interval with arthroscopic correlation. Skeletal Radiol. 2005; 34: 522–7.

[46] Walmsley S, Osmotherly PG, Walker CJ, Rivett DA. Power Doppler Ultrasonography in the early diagnosis of primary/idiopathic adhesive capsulitis: an exploratory study. J Manipulative Physiol Ther. 2013; 36: 428–35.

[47] Pong YP, Wang LY, Huang YC, Leong CP, Liaw MY, Chen HY. Sonography and physical findings in stroke patients with hemiplegic shoulders: a longitudinal study. J Rehabil Med. 2012; 44: 553–7.

[48] Kim YH, Jung SJ, Yang EJ, Paik NJ. Clinical and sonographic risk factors for hemiplegic shoulder pain: a longitudinal observational study. J Rehabil Med. 2014; 46: 81–7.

[49] Cho HK, Kim HS, Joo SH. Sonography of affected and unaffected shoulders in hemiplegic patients: analysis of the relationship between sonographic imaging data and clinical variables. Ann Rehabil Med. 2012; 36: 828–35.

[50] Collinger JL, Fullerton B, Impink BG, Koontz AM, Michael L, Boninger ML. Validation of greyscale–based quantitative ultrasound in manual wheelchair users: relationship to established clinical measures of shoulder pathology. Am J Phys Med Rehabil. 2010; 89: 390–400.

[51] Ozçakar L, Carli AB, Tok F, Tekin L, Akkaya N, Kara M. The utility of musculoskeletal ultrasound in rehabilitation settings. Am J Phys Med Rehabil. 2013; 92: 805–17.

[52] De Muynck M, Parlevliet T, De Cock K, Vanden Bossche L, Vanderstraeten G, Özçakar L. Musculoskeletal ultrasound for interventional physiatry. Eur J Phys Rehabil Med. 2012; 48: 675–87.

第六章　肘关节超声检查

Kevin DE COCK，Wouter SABBE

6.1 概述

肘关节是常见的肌肉骨骼病变部位。除了本书已经提到的一些优势，超声的多维能力、主要血管及神经的清晰可视化，使其成为肘关节疾病的首要诊断或指导治疗的手段。

肘关节超声最常见的应用之一是肱骨外上髁炎。以前，只有主要肌腱的肿胀才可以被检测到；如今，通过高端机器和高频探头，甚至可以看到肌腱结构和血管生成的微小变化。对于某些损伤，MRI检查可能是必要的，因为MRI检查可提供更多深层软组织结构、骨骼，以及部分关节腔信息，而这些信息无法完全用超声评估[1]。但MRI检查较贵、耗时长，且不易获取。此外，MRI不能用于幽闭恐惧症患者或已植入心脏起搏器等设备的患者。因此，对于大多数肘关节周围软组织病变的病例，超声应是首选。值得注意的是，超声的高分辨率也是具有优势的。

另外，超声高度依赖操作者。因此，具备良好的解剖知识、扫描技术和相关的工件经验是必要的。

6.2 检查技术

肘关节是一个相当浅的关节，应该用高频线性换能器（9~14 MHz）检查。需要检测的区域有四个：前面、后面、外侧和内侧。从这四个区域可以看到不同的解剖结构：骨皮质和关节表面、关节凹陷、肌腱、关节囊、肌肉和神经。

多普勒超声可用于评估炎症或与各种结构或病理有关的血管化。此外，所有的发现都应该记录在两个垂直面上，与对侧（无症状）部位的比较至关重要。

超声检查肘关节时，患者通常坐在检查者的前面。可以通过对肘关节不同位置的扫描获得不同平面的图像。在患者的肘关节和超声医生之间放一个枕头或检查床，可能有助于患者的舒适感，也有助于超声医生的操作。

6.2.1 肘关节前面观

评估肘关节前面的最佳位置是前臂旋后位。检查者首先对骨性结构进行评估，然后从深层到表层对覆盖的软组织进行评估。无论是水平图像还是垂直图像，肱尺关节（肱骨滑车-尺骨滑车切迹）、肱桡关节（肱骨小头-桡骨头）及近端窝（冠突窝、桡窝）都是检查关节液的位置（图6.1，图6.2）。前方脂肪垫通常充盈在关节窝，在超声上可见高回声[2]，有时可能含有少量（正常）液体。关节表面呈规则、连续的高回声线（骨），骨表

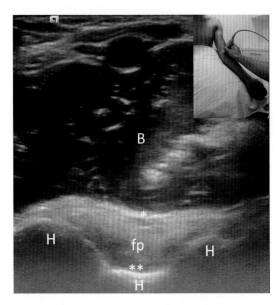

图6.1 左肘，肘关节间隙前上方水平视图：肱骨（H）与关节囊（*）之间见带脂肪垫（fp）的前隐窝（**）。这是在前面观中寻找关节内液体的位置。肱肌（B）位于关节囊（*）上方

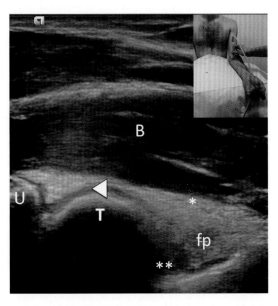

图6.2 左肘，前方垂直视图：脂肪垫（fp）和前隐窝（**）位于肱骨滑车（T）的近端，这是在前面观中寻找关节内液体的位置。肱肌（B）位于关节囊表面（*）。软骨或滑车呈低回声（三角）。U：尺骨

面覆盖有低回声/无回声流畅、规则的透明软骨层和上覆的高回声关节前囊[2]。

　　轴向上，旋前圆肌与其下的正中神经、正中神经伴行动脉、肱肌及远端的肱

二头肌肌腱、肱桡肌及其下的桡神经清晰可见（图6.3，图6.4）。

　　肱二头肌一般由两个头组成（>78%）：短头起于喙突，长头起于盂上结节。两个头都

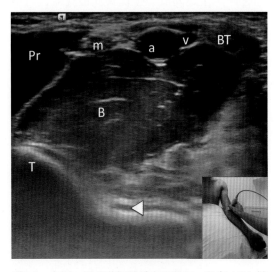

图6.3 左肘，肘关节间隙前水平视图：滑车（T）被软骨（三角）覆盖。滑车表面可见旋后肌（Pr）、肱肌（B）、正中神经（m）、正中动脉（a）、正中静脉（v）和肱二头肌肌腱（BT）

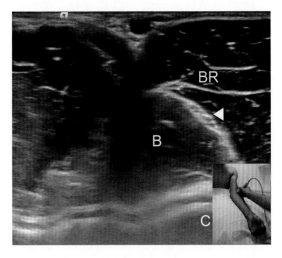

图6.4 左肘，肘关节间隙前外侧水平视图：肱骨小头（C）被软骨覆盖。小头表面可见肱肌（B）、肱桡肌（BR）和在肱肌与肱桡肌之间穿行的桡神经（三角）

向下走行，并在整个过程中保持两个肌腹的准完全分离，最后形成两个分开的远端肌腱。短头腱远端附着于桡骨粗隆（稍向前），长头腱更靠近端。远端的这两部分肱二头肌肌腱在超声下不总是能被区分开来。此外，起源于近端的肱二头肌肌腱（主要来自短头）的肱二头肌腱膜在前臂筋膜中向外扩散。它可以防止断裂的肱二头肌肌腱近端缩回[3, 4]。由于肱二头肌肌腱的倾斜方向，在技术上对其进行评估具有挑战性。检查时，患者的手臂最好完全伸展和必须旋后，这样桡骨粗隆会更向前和表浅。在纵轴观，肌腱位于肱肌表面（近端）和旋后肌表面（远端），最终止于桡骨粗隆。尽管如此，其远端的各向异性几乎是不可避免的（图6.5）。

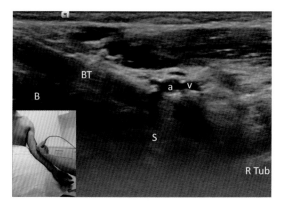

图6.5 左肘，前方垂直视图：肱二头肌肌腱（BT）位于肱肌（B）和旋后肌（S）表面，并止于桡骨粗隆（R Tub）。a：肱动脉；v：肱静脉

有文章对不同的附加技术进行了描述[4-6]。最常见的是外侧和内侧的方式。前臂屈曲90°，探头与肱骨远端平行放置。可见远端肌腱在伸肌（外侧）或屈肌（内侧）深部，其在桡骨粗隆上的止点也清晰可见。这种方法的一大优点是能够对肱二头肌的旋前和旋后进行动态评估（采用前侧的方式做不到）。对于肌腱连续部分撕裂疑似病例，这种方式可提供重要的信息。远端止点后面观（肘关节伸展与旋后）检查起来较困难，使用频率较低[4, 5]。

肱二头肌肌腱的血管化可分为三个区。近端一区由肱动脉供应。远端三区由后返动脉供应。在这两者之间有一个二区，在止点近端约2 cm处，是一个低血供的区域。在旋后的过程中，近侧桡尺间隙减少到原来的一半。因此，肌腱的机械撞击和相对的低血供可能会导致肌腱狭窄和（部分）肌腱撕裂[7]。

肱二头肌桡骨囊是一种浆液性囊，由一层包裹液体的滑膜组成。当肱二头肌远端肌腱接近桡骨粗隆时，它环绕在肱二头肌远端肌腱周围，位于肱二头肌肌腱（前）和桡骨粗隆前（后）之间。在滑膜腱鞘缺失的情况下，其作用是在旋前、旋后时减少肌腱与桡骨粗隆之间的摩擦。它是一个很大的关节囊，大小为2.4~3.9 cm不等，有时被不同的隔膜分开。浆液囊不与关节腔相通，但可能与肘关节的骨间浆液囊相通。双侧肱二头肌桡骨囊通常呈现扁平状，在超声下很难看到[3, 4, 8]。

6.2.2 后面观

肘关节屈曲90°，处于中立旋前位、肩关节内旋位。患者把手放在大腿/膝关节上（肘关节指向检查者）会更舒服。通常从纵切面开始，评估鹰嘴和鹰嘴窝的骨边缘，鹰嘴窝是肱骨后方的表面凹陷，充满后方脂肪垫[2]。在脂肪垫和肱骨之间的后隐窝内通常可见少量液体。在更表层，可以看到肱三头肌及其在鹰嘴上的肌肉-肌腱连接处和止点。鹰嘴囊只能被看作是覆盖在鹰嘴和肱三头肌肌腱上的一条非常细的低回声线（图6.6）。

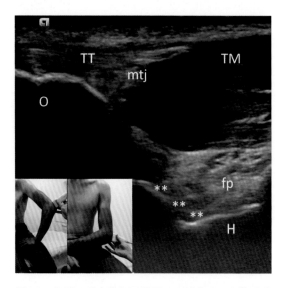

图6.6 左肘，后方纵切面视图：脂肪垫（fp）的后隐窝（**）位于鹰嘴（O）近端、肱骨表面（H），这是在后视图中显示关节内液体的地方。更浅表的是肱三头肌（TM）、肌肉-肌腱连接处（mtj）和肱三头肌肌腱（TT）及其在鹰嘴（O）的止点

最好在横切面上评估尺神经。在肘关节，神经位于尺神经沟（近端），然后进入Osborne支持带下的肘管，并在尺侧腕屈肌两个头之间的筋膜下继续走行。神经是位于内上髁的圆形或椭圆形的低回声蜂窝状结构。在这个水平上看到尺神经分叉或多分支并不罕见。在纵向上，尺神经在肘关节周围有一个弯曲的走行。此外，还可以通过屈伸肘关节的动态评估来检查尺神经是否半脱位，是部分切断还是全部切断。

6.2.3 后面观

肘关节屈曲90°，呈中立位，上臂部分内旋，最好放在枕头/床上。当探头放置在垂直平面上时，可以看到外上髁、桡骨头和覆盖在上面的伸肌总腱，呈高回声的"喙状"（图6.7）。伸肌总腱包含来自桡侧腕短伸肌和一小部分桡侧腕长伸肌、指伸肌、小指伸肌和尺侧腕伸肌的肌纤维[5]。虽然我们在超声下无法分辨这些肌腱，但桡侧腕短伸肌占据深层的大部分，指伸肌占据表层的大部分[6]。桡侧腕长伸肌和肱桡肌的主要部分更靠近肱骨。外侧副韧带从外上髁向下延伸至桡骨头，位于骨与伸肌总腱之间。正常情况下，由于它们都具有相似的纤维回声纹理，因此很难将它们与伸肌总腱区分开来。当探头位于肘关节前外侧位置的横切面上时，可以看到肱桡肌和下段桡神经（圆形或椭圆形低回声结构）（图6.8A）。更远端，桡神经分为浅支和深支（图6.8B）。后者穿过旋后肌（在两个头之间），在这个地方有可能会受到卡压（骨间后神经综合征）（图6.8C~E）。

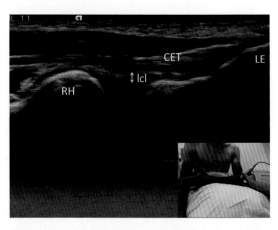

图6.7 左肘，外侧垂直视图：伸肌总腱（CET）起源于外上髁（LE）。侧副韧带（lcl）位于CET深部，与CET有相似的回声纹理，难以区分。RH：桡骨头

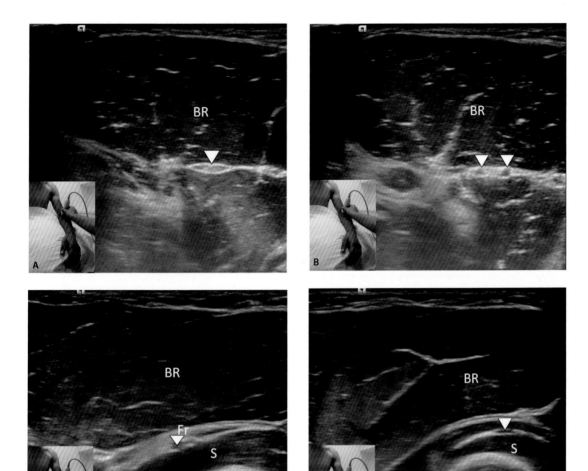

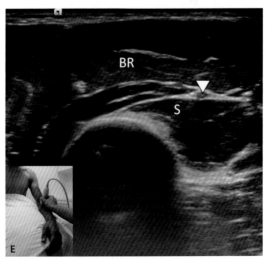

图6.8 A.左肘，前外侧水平切面：在桡神经（三角）分叉近端，在肱桡肌（BR）下方呈现一个高回声的椭圆形结构。B.桡神经的浅支和深支位于桡神经分叉的远端、肱桡肌（BR）下方，表现为两个高回声的圆形或椭圆形结构。C.桡神经深支（三角）从旋后肌腱弓（Fr）下方的旋后肌（S）穿过。D.桡神经深支穿过旋后肌（三角）。E.桡神经深支（三角）出旋后肌进入前臂伸肌。BR：肱桡肌；S：旋后肌

6.2.4 内侧观

患者肘关节伸直，前臂旋后，臂外旋，置于枕头或检查床上。

纵切面上可见内上髁和尺骨近端骨缘。在这些骨性标志的表面，屈肌总腱被视为一个高回声的"喙形"或三角形，通常比屈肌总腱更宽、更短。屈肌总腱包含来自旋前圆肌、桡侧腕屈肌、指浅屈肌、掌长肌、尺侧腕屈肌（肱骨头）的肌纤维。尺侧副韧带位于屈肌总腱和关节之间（图6.9）。

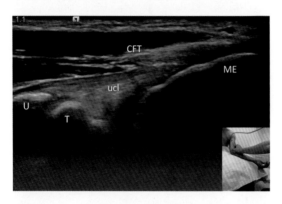

图6.9 左肘，内侧纵视图：屈肌总腱（CFT）起源于内上髁（ME）。尺侧副韧带（ucl）位于CFT的深部，与CFT有相似的回声纹理，难以区分。T：滑车；U：尺骨

6.3 肘部病理学

6.3.1 积液、滑膜炎、关节炎

为了评估关节内液体，应在两个平面上检查前后关节腔。通常可在前窝或后窝检测到液体，呈低回声或无回声堆积，抬高脂肪垫，使关节囊肿胀（图6.10，图6.11）。一个典型的误区是将关节软骨和液体混淆。这可通过施加压力区分，在施加压力的情况下，软骨可以保持不变，但液体会移动[5]。除了区分关节软骨和液体，应该始终记住在寻找液体时需要避免下压探头。

超声对肘关节屈曲的关节液诊断更为

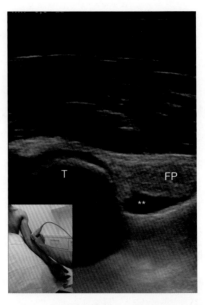

图6.10 左肘，关节间隙前上方垂直视图：关节内液体出现在前隐窝（**），作为一个无回声集合并将脂肪垫（FP）推开。T：滑车

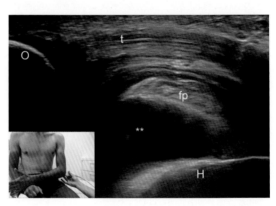

图6.11 左肘，后方纵切视图：后隐窝（**）内可见大量关节内积液，作为无回声集合将脂肪垫（fp）推开。H：肱骨；O：鹰嘴；t：肱三头肌肌腱

敏感：由于后侧重力作用，1~3 mL的关节液可较好地被识别[9]。肘关节伸展时超声对微小积液的检测价值不大。前方脂肪垫被拉得离冠状窝更近，阻止液体在前方积聚[10]。进行动态评估时，前视图取旋前-旋后位，后视图取屈曲-伸展位，对观察少量的关节液有价值，也有助于肘关节游

离体的检测[9]。

正常滑膜较薄，无病理表现时不易看到[2, 5]。滑膜增厚（血管翳）可视为位于滑膜腔内的低回声赘生物。血管翳可突出于滑膜液中，也可完全填充关节间隙[2]。这种滑膜肿胀会发生于风湿性疾病和血友病性关节病，但也可以在退行性骨关节炎中看到。分级下压有助于区分关节液（完全可压缩）和滑膜肿胀（部分可压缩）。在炎症条件下，还可以使用彩色或能量多普勒检测充血，帮助监测疾病活动和治疗反应[2, 5]。虽然关节液的病因不能仅通过超声成像来确定，但某些特殊的发现可能是病因之一，如高回声液体（血液渗出、纤维蛋白凝块）、含有高回声斑点的复杂液体（空气）和碎片（感染）[2]。另一方面，超声肯定有助于实现抽吸目的和进一步的实验室分析。

鉴于其动态评估的能力，超声也可以有效地用于检测关节内的游离体[11, 12]。在有关节液的情况下，它们实际上更容易被识别。然而，超声评估中没有发现游离体，并不能排除它们的存在。当临床怀疑为阴性时，建议进行MRI检查[12]。游离体最常见于前隐窝，周围的关节液增强了其视觉效果[6]。最后，各种疾病（退行性、风湿性或血友病性）引起的透明软骨改变也可通过超声影像学进行观察[2]。

6.3.2 外上髁和内上髁肌腱病变

外上髁肌腱病变俗称"网球肘"，是一种过度使用的屈肌总腱病变，也是最常见的肘关节功能受损的原因，在一般人群中发病率为1%~3%。利用超声诊断肱骨外

上髁肌腱病变已被广泛接受，其敏感性为65%~95%，特异性为67%~100%[10]。

内上髁肌腱病变通常称为"高尔夫球肘"，是一种过度使用的屈肌总腱病变。

肱骨内上髁肌腱病变的超声特征包括肌腱正常纤维形态的丧失、肿胀、局灶性/弥漫性低回声区或无回声区、肌腱起源处或远端1~3 cm处钙化、能量多普勒充血图像及肌腱起源处的不规则皮质或突起[5]。通常可在肌腱中发现撕裂或裂口，并伴有弥漫性肌腱病变。在慢性肌腱病变中也可能发生肌腱变薄（图6.12~图6.15）。

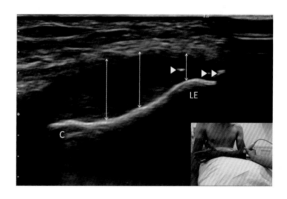

图6.12 左肘，外侧纵切面视图：可见外上髁肌腱病变，起点肿胀和起点远端肿胀（箭头），起点钙化和一个骨刺（三角），正常纤维形态消失，弥漫性低回声区。C：肱骨小头；LE：肱骨外上髁

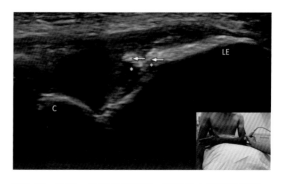

图6.13 左肘，外侧纵切视图：可见外上髁肌腱病变，伴有钙化（箭头）和声影区（*），起点远端肿胀，正常纤维形态消失，弥漫性低回声区。C：肱骨小头；LE：肱骨外上髁

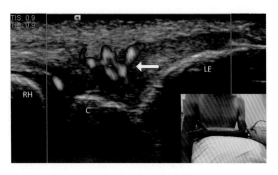

图6.14 左肘，外侧纵切位能量多普勒图：可见外上髁肌腱病变，肌腱起点的远端有明显充血（箭头）。C：肱骨小头；LE：外上髁；RH：桡骨小头

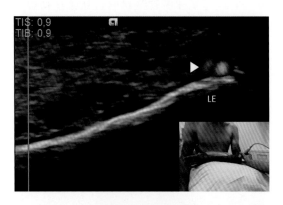

图6.15 左肘，外侧纵切位能量多普勒图：可见外上髁肌腱病变，肌腱源（三角）充血。LE：肱骨外上髁

伸肌总腱和屈肌总腱呈高回声三角形结构。为了避免各向异性，需要适当地将探头定位。正确的左右对比，对于发现细微的差异很重要，超声触诊绝对重要。伸肌总腱的厚度可以在不同的点评估：肱骨小头最深处、肱桡关节水平、桡骨头水平。注意不要压迫肌腱，避免意外覆盖外侧副韧带[13]。另有一些作者建议在横切面上测量伸肌总腱横截面积和厚度。诊断的临界值分别为 32 mm^2（敏感性为86.3%，特异性为82.5%）和4.2 mm（敏感性为78.4%，特异性为95.2%），在外上髁与肱骨小头中间测量[13]。

日常工作中，厚度往往是主观估计的：在肿胀部位测量，并与对侧进行比较。在评估髁上疼痛时，应谨慎考虑伸肌总腱或屈肌总腱和骨刺的轻微超声改变（尤其是55岁以上患者和有髁上疼痛病史的患者），并应与临床检查相结合[14]。毫无疑问，对这些患者可以进行超声引导下注射（图6.16）。

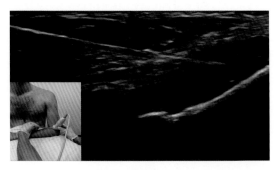

图6.16 左肘，外侧纵切面视图：超声引导下伸肌总腱浸润。操作过程中使用无菌探头盖和无菌手套

6.3.3 尺侧副韧带损伤

尺侧副韧带的评估通常局限于位于前下内上髁和冠突[9]之间的最浅表可见的前束。它是伸展时对抗外翻应力的主要稳定结构。正常的韧带表现为一种超声纤维索状结构。后束形成肘管底，因此与尺神经有直接关系，但稳定性较差。横韧带位于尺侧前束和尺侧后束之间，其功能尚不清楚[15]。

尺侧副韧带撕裂通常是由外伤或运动损伤引起的异常外翻应力造成的。急性部分撕裂表现为弥漫性增厚，伴有局灶性低回声区和周围韧带低回声水肿，而完全撕裂（较少见）表现为充满液体的间隙或韧带完全不可见[1, 10]。如果韧带仅被拉长，但在其起点或止点的骨被撕脱，则碎片为具有声影的高回声颗粒。由于前束的深层受影响最大，动态评估也可以显示肱尺关节的不对称加宽[16]。当尺侧副韧带前束受损时，桡骨头是外翻异常应力的第二稳定结构，因此，这可能导致关节内损伤和退化性骨赘形成。我们可以把这些骨赘看作是慢性不稳定的迹象。所以，在评估尺侧副韧带的病变时，不应忽视外侧的研究。此外，40%的慢性不稳定患者会发展为尺神经牵引损伤[16]。最后，慢性重复损伤可能导致尺侧副韧带变性，表现为弥漫性（图6.17）或局灶性肿胀、低回声区、正常板层结构丧失、起点和终点的皮质改变及韧带内钙化[1, 10]。

6.3.4 外侧副韧带损伤

外侧副韧带是由扇形的桡侧副韧带形成的复合体：桡侧副韧带起源于肱骨外上髁，远端与环状韧带融合；环状韧带环绕桡骨头；桡侧副韧带后部的纤维自外上髁至尺骨的旋后肌嵴。

超声对外侧副韧带的病理评估可以显示与尺侧副韧带相似的结果。然而，由于外侧副韧带的倾斜走行，在技术上很难用超声看到它。事实上，在受伤时，它会变得更明显，Teixeira等人甚至描述了外侧副韧带所有成分可视化的可能性[17]。然而，超声可能不足以完全检测外侧副韧带病理[11]。

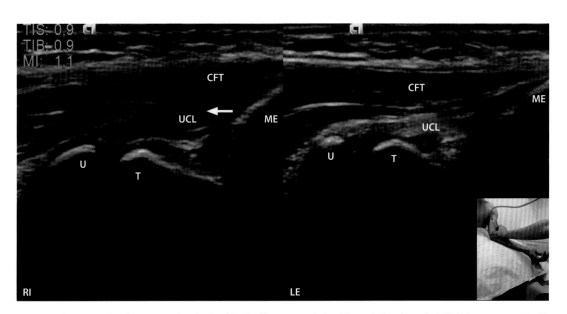

图6.17 右（RI）肘和左（LE）肘。右肘尺侧副韧带（UCL）与左肘相比肿胀、低回声（箭头）。CFT：屈肌总腱；ME：肱骨内上髁；T：滑车；U：尺骨

6.3.5 肱二头肌肌腱病变

远端肱二头肌肌腱撕裂

远端肱二头肌肌腱撕裂较近端肱二头肌肌腱撕裂少见（占所有肱二头肌肌腱撕裂的3%以下）。它们通常出现在中年男性肌肉的离心负荷期间。完全回缩的撕裂通常可被临床诊断，而超声在评估部分或不回缩的撕裂中发挥重要作用。完全断裂和部分撕裂的区别很重要，因为完全撕裂需要通过手术治疗，而部分撕裂可能需要保守处理。由于肱二头肌腱膜完整或过度水肿和出血，完全

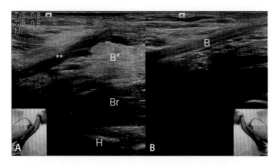

图6.18 肘部，前方垂直视图。A.右肘：远端肱二头肌肌腱断裂（＊＊）并回缩（B＊）。左肘：可见正常的对比图像。B.肱二头肌肌腱。Br：肱桡肌肌腹；H：肱骨

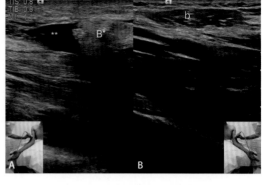

图6.19 肘部，前方水平视图。A.右肘：远端肱二头肌肌腱断裂并回缩（B＊）。回缩的肌腱被积液包围（＊＊）。B.左肘：可见正常的对比图像。b：肱二头肌肌腱

的肌腱断裂在临床上可能被忽略[1, 7, 18]。

肱二头肌肌腱撕裂最容易在纵轴上看到。它可以表现为关节远端的一个无回声的充满液体的间隙，通常伴有声影（图6.18，图6.19）。这些发现一般表明肱二头肌肌腱完全断裂。与短头腱断裂相比，完整的长头腱断裂通常会导致回缩。肌腱纤维的低回声、轮廓波纹不连续、肌腱增厚/变薄，有时伴有腱鞘积液（无声影），提示部分撕裂。与完全断裂相比，部分撕裂更为罕见，而且与肱二头肌桡骨囊中的积液联系更为紧密。据报道，超声对完全断裂和部分撕裂的鉴别灵敏度为95%，特异性为71%，准确率为91%[1, 7, 18]。尽管伴发的纤维撕裂伤可导致完全断裂后的进一步回缩，但肌腱回缩程度不应视为完全断裂或不存在纤维撕裂伤的直接反映[1, 7, 18]。

肱二头肌肌腱远端退变

撕裂时表现为不规则轮廓和肌腱纤维的低回声或无回声，肌腱退变表现为肌腱的低回声增厚（图6.19）。有时这种辨别可能是困难和武断的，因为所有患肌腱病的患者都会有微撕裂和退变。充血或钙化的出现有

助于诊断[1, 18]。如前所述，重复的旋前-旋后活动（由于桡尺间隙变窄而导致机械撞击）和肌腱相对低血管区可能导致肌腱病变和进一步退化[1, 7]。肱二头肌肌腱不存在腱鞘炎，因为它没有滑膜鞘。

肱桡滑囊炎

肱二头肌桡骨囊的功能是补偿远端肱二头肌肌腱中部的撞击。滑膜囊通常是扁平的，在超声下几乎看不见；然而，随着积液量的增加，它可以很容易/有效地被超声检测到（图6.20）。肌腱部分或完全撕裂、重复性机械微创伤和过度使用、风湿

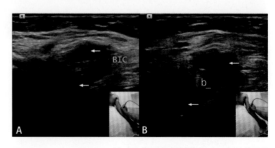

图6.20 A.左肘，前方垂直视图。肱二头肌肌腱（BIC）肿胀，周围有液体：肱桡滑囊炎（箭头）。B.左肘，前方水平视图。肱二头肌肌腱（b）肿胀，周围有液体：肱桡滑囊炎（箭头）

性或感染性疾病通常是造成肱桡滑囊炎的潜在原因[8, 18]。临床上，肱桡滑囊炎可表现为肘窝肿块，也可表现为与桡神经受压有关的感觉/运动症状，这些表现在超声下可见[8]。

6.3.6 肱三头肌肌腱病变

肱三头肌由三个头合并成一个单一的远端肌腱，止于尺骨鹰嘴[5, 19]。在超声中，肌腱的连续性可以很容易地在纵向上成像[5, 19]。远端肱三头肌肌腱断裂是一种罕见的损伤。患者出现后肘部疼痛和肿胀，一般怀疑是被迫屈曲位收缩肱三头肌导致的。最常见的断裂形式是从肱三头肌在鹰嘴上的止点撕脱。肱三头肌肌腱撕裂的超声表现包括远端肱三头肌肌腱缺失、肌腱内充满液体和腱周液体无回声间隙。撕裂的肱三头肌肌腱的回缩程度可以通过垂直超声图像来评估，尤其是对肱三头肌肌腱撕裂但不回缩的患者，动态成像（肘关节屈伸）可能非常有用[1, 5, 19]。远端肱三头肌肌腱病变并不常见。经典的超声图像包括肌腱增厚和低回声区，有时伴有新生血管或钙化[1, 19]。

6.3.7 尺骨鹰嘴滑囊炎

尺骨鹰嘴腱下囊位于尺骨鹰嘴的表面和肱三头肌肌腱远端之间，由包裹液体膜的滑膜组成。它是肘部最常见的累及囊。黏液囊中液体的量随着年龄的增长而增加，占主导地位的一侧通常比非占主导地位的一侧含有更多的液体。一个年轻健康的人，超声检查显示没有肿胀或积液[5, 20]。

尺骨鹰嘴滑囊炎见于肘部重复损伤后（图6.21）或炎症性疾病或感染的患者（图6.22，图6.23），发生率较低。与其他地方

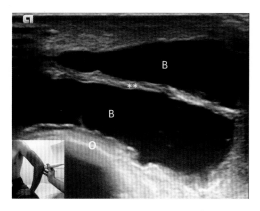

图6.21 左肘，后方水平视图。外伤后鹰嘴滑囊（B）充满液体，并被分隔成两个腔室（＊＊）。O：鹰嘴

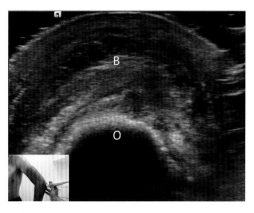

图6.22 左肘，后方水平视图。感染性滑囊炎（B）是一个充满滑膜增厚（高回声区）和液体（低回声区）的囊。O：鹰嘴

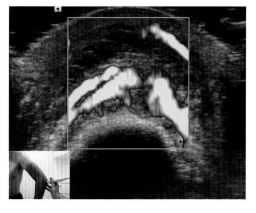

图6.23 左肘，后方水平视图。感染性滑囊炎，滑囊是一个充满滑膜增厚（高回声区）和液体（低回声区）的囊。能量多普勒显示有大量的充血

一样，超声液体含量的表现可能间接反映潜在的原因，如出血和脓毒性情况下的高回声，痛风或假性溃疡中含有高回声沉积物。能量多普勒成像显示滑膜肥大和血流量可能是炎症/风湿病的另一种表现。（超声引导）抽吸和进一步分析液体可能有助于明确诊断。

6.3.8 尺神经问题

将在第十二章详细讨论。

6.3.9 肘关节桡神经和正中神经病变

与其他常见的上肢周围神经卡压相比，肘关节桡神经病变和正中神经病变要少见得多。然而，除了电生理检查，超声成像肯定能提供有用的信息。

桡神经位于呈螺旋状的肱骨桡神经沟内，与骨相邻，容易被超声检测到（患者前臂旋前，上臂内收、内旋45°）。在上臂后外侧正中开始进行扫描。桡神经（轴向）穿过肘部近端约10 cm的外侧肌间隔进入上臂前骨筋膜，然后桡神经（距离旋后肌近端3~5 cm）分叉为桡神经浅支和深支（图6.8A，B）。后者远端深入肱桡肌，然后从旋后肌中穿过。从解剖学上看，骨间后神经可能受压的部位有五个：①肱肌和肱桡肌之间的肱桡关节的纤维束；②桡动脉在桡骨颈水平的桡返动脉［桡返动脉的扇形分支（leash of Henry）］；③桡侧腕短伸肌近缘；④旋后肌近端边缘［旋后肌腱弓（arcade of Fröhse）］（图6.8C）；⑤旋后肌远端边缘（图6.8E）[21]。旋后肌腱弓位于旋后肌的近端边缘[22]，呈薄的高回声结构，是最常见的原发性受压部位。值得注意的是，超声可以很容易区分原发性压迫和继发性压迫（如由脂肪瘤、神经节、异位骨化、愈合的创伤组织、滑膜过度生长产生的压迫）。在受压的情况下，桡神经表现为低回声、正常束状结构丧失、受压部位近端肿胀（图6.24）。离旋后肌腱弓最近的神经前后径临界值为0.15 cm，可作为诊断标准[22]。

上臂的正中神经位于肱二头肌内侧和肱肌之间，在上臂远端1/3处的Struthers韧带下方（这是第一个可能受到压迫的部位）。在肘关节水平，正中神经位于肱二头肌肌腱和肱动脉的内侧、肱肌表面。然后神经穿过旋前肌的两个头之间，这是第二个可能受到压迫的部位。这些部位不存在确切的诊断价值，但上述超声改变与其他部位的周围神经卡压综合征同样存在时有价值。在指屈肌的远端，正中神经位于指深屈肌和指浅屈肌之间。在外上髁远端约5~8 cm处，骨间前神经离开主干[23]。再次与无症状侧相比，可以合理地评估可能的受压。

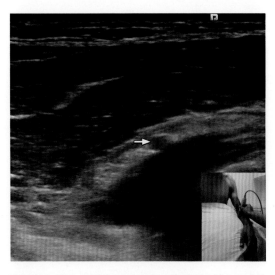

图6.24　左肘，前外侧水平视图。桡神经（箭头）在旋后肌入口处肿胀（骨间后神经综合征）

参考文献

［1］Kijowski R, De Smet AA. The role of ultrasound in the evaluation of sports medicine injuries of the upper extremity. Clin Sports Med. 2006; 25: 569–90, viii.

［2］Bianchi S, Martinoli C, Bianchi–Zamorani M, Valle M. Ultrasound of the joints. Eur Radiol. 2002; 12: 56–61.

［3］Cho CH, Song KS, Choi IJ, Kim DK, Lee JH, Kim HT, et al. Insertional anatomy and clinical relevance of the distal biceps tendon. Knee Surg Sports Traumatol Arthrosc. 2011; 19: 1930–5.

［4］Brigido MK, De Maeseneer M, Morag Y. Distal biceps brachii. Semin Musculoskelet Radiol. 2013; 17: 20–7.

［5］Martinoli C, Bianchi S, Zamorani MP, Zunzunegui JL, Derchi LE. Ultrasound of the elbow. Eur J Ultrasound. 2001; 14: 21–7.

［6］Radunovic G, Vlad V, Micu MC, Nestorova R, Petranova T, Porta F, et al. Ultrasound assessment of the elbow. Med Ultrason. 2012; 14: 141–6.

［7］Lobo Lda G, Fessell DP, Miller BS, Kelly A, Lee JY, Brandon C, et al. The role of sonography in differentiating full versus partial distal biceps tendon tears: correlation with surgical findings. AJR Am J Roentgenol. 2013; 200: 158–62.

［8］Draghi F, Gregoli B, Sileo C. Sonography of the bicipitoradial bursa: A short pictorial essay. J Ultrasound. 2012; 15: 39–41.

［9］Finlay K, Ferri M, Friedman L. Ultrasound of the elbow. Skelet Radiol. 2004; 33: 63–79.

［10］Tran N, Chow K. Ultrasonography of the elbow. Semin Musculoskelet Radiol. 2007; 11: 105–16.

［11］Klauser AS, Tagliafico A, Allen GM, Boutry N, Campbell R, Court–Payen M, et al. Clinical indications for musculoskeletal ultrasound: a Delphi–based consensus paper of the European Society of Musculoskeletal Radiology. Eur Radiol. 2012; 22: 1140–8.

［12］Allen G, Wilson D. Ultrasound of the upper limb: when to use it in athletes. Semin Musculoskelet Radiol. 2012; 16: 280–5.

［13］Ustuner E, Toprak U, Baskan B, Oztuna D. Sonographic examination of the common extensor tendon of the forearm at three different locations in the normal asymptomatic population. Surg Radiol Anat. 2013; 35: 547–52.

［14］Jaen–Diaz JI, Cerezo–Lopez E, Lopez–de Castro F, Mata–Castrillo M, Barcelo–Galindez JP, De la Fuente J, et al. Sonographic findings for the common extensor tendon of the elbow in the general population. J Ultrasound Med. 2010; 29: 1717–24.

［15］Schaeffeler C, Waldt S, Woertler K. Traumatic instability of the elbow – anatomy, pathomechanisms and presentation on imaging. Eur Radiol. 2013; 23: 2582–93.

［16］Lee KS, Rosas HG, Craig JG. Musculoskeletal ultrasound: elbow imaging and procedures. Semin Musculoskelet Radiol. 2010; 14: 449–60.

［17］Teixeira PA, Omoumi P, Trudell DJ, Ward SR, Lecocq S, Blum A, et al. Ultrasound assessment of the lateral collateral ligamentous complex of the elbow: imaging aspects in cadavers and normal volunteers. Eur Radiol. 2011; 21: 1492–8.

［18］Konin GP, Nazarian LN, Walz DM. US of the elbow: indications, technique, normal anatomy, and pathologic conditions. Radiographics. 2013; 33: E125–47.

［19］Tagliafico A, Gandolfo N, Michaud J, Perez MM, Palmieri F, Martinoli C. Ultrasound demonstration of distal triceps tendon tears. Eur J Radiol. 2012; 81: 1207–10.

［20］Blankstein A, Ganel A, Givon U, Mirovski Y, Chechick A. Ultrasonographic findings in patients with olecranon bursitis. Ultraschall Med. 2006; 27: 568–71.

［21］Dang AC, Rodner CM. Unusual compression neuropathies of the forearm, part I: radial nerve. J Hand Surg. 2009; 34: 1906–14.

［22］Djurdjevic T, Loizides A, Loscher W, Gruber H, Plaikner M, Peer S. High resolution ultrasound in posterior interosseous nerve syndrome. Muscle Nerve. 2014; 49: 35–9.

［23］Dang AC, Rodner CM. Unusual compression neuropathies of the forearm, part II: median nerve. J Hand Surg. 2009; 34: 1915–20.

第七章 手腕部超声检查

Alper Murat ULAŞLI

7.1 概述

在过去的十多年中，随着科学技术的发展，超声影像在评估手腕部疾病中的作用取得了很大进步。高频探头分辨率提高和彩色/能量多普勒成像使软组织疾病的综合评估成为可能。超声能提供动态、实时的软组织检查，因此，超声检查成为临床实践中独一无二的、评估手腕部众多疾病的影像手段。充分了解特定检查技术、目标组织的正常外观和特定伪影是及时检查的必要条件。本章内容主要包括正常解剖、检查技术及病理疾病的超声表现。

7.2 检查技术

在超声检查中，患者采取舒适的坐姿，手放于支撑垫上。肩部中立位，肘部弯曲；前臂掌侧或背侧向上取决于检查成像的需要。

手腕部超声成像需要选用高频线阵探头（理想频率>10 MHz）和形成标准耦合剂界面。在特殊情况下，特别是当检查小且圆形结构或变形的手指时，需要增加耦合剂用量。也可使用超声硅胶垫，或将手放于水中进行检查成像。

推荐双侧左右对比扫查[1]。通过肌腱韧带关节的主动及被动运动进行动态扫查

对诊断非常有帮助[2]。彩色/能量多普勒成像可以提供有价值的血管结构和病理信息[1, 2]。值得注意的是，超声医生在检查时要避免探头过度施压，因为二维成像上血流量低和低阻血流在多普勒成像时可能会因受压而被忽略。

正常的骨皮质在超声成像上表现为相对光滑、锐利、连续的高回声线[3]。肌腱在横断扫查中表现为圆形或椭圆形的高回声纤维状结构，纵断扫查呈弦样表现[4]。韧带和肌腱一样呈纤维状结构，表现为高回声[5]。神经呈束状，浅表处呈低回声，走行于高回声肌腱之间；位置深者呈高回声，走行于低回声的肌肉之间。透明软骨表现为层状无回声附着于关节表面；纤维软骨（如三角软骨）呈低回声还是高回声，取决于它的纤维结构。

7.2.1 背侧腕

腕部的常规超声检查从手背侧开始。腕部纵断扫查可显示桡腕（桡舟、桡月）关节、腕骨间关节、掌骨间关节、掌指关节，以及伸肌腱的矢状面（图7.1A）。纵断扫查从桡侧开始，探头缓慢移向尺侧，不要离开皮肤表面。扫查三角韧带时，超声探头放在尺骨茎突末端，纵向与尺骨平行[6]（图7.1B）。

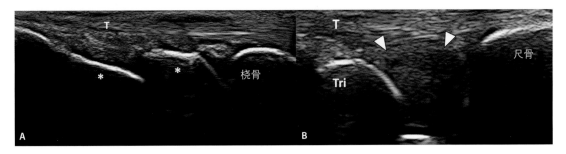

图7.1 正常手腕背侧纵切面。A.超声探头放在桡侧第2掌骨关节处。桡月关节、掌骨背侧（＊），指伸肌腱（T）已标注。B.超声探头放在尺侧尺骨茎突末端。三角纤维软骨（三角）、尺侧腕伸肌肌腱（T），尺骨和三角骨（Tri）矢状面视图

在横断扫查时，桡骨李斯特结节（Lister tubercle）可作为定位六个伸肌腱滑膜鞘的标识。从桡侧开始依次显示的肌腱为：①拇长展肌和拇短伸肌肌腱；②桡侧腕长伸肌和腕短伸肌肌腱；③拇长伸肌肌腱；④指伸肌肌腱；⑤小指伸肌肌腱；⑥尺侧腕伸肌肌腱。李斯特结节分隔第2和第3腱滑膜鞘（图7.2）。检查时，为避免各向异性伪像，建议适当倾斜探头角度。在横断扫查中，桡尺关节末端和舟月韧带是另外两个可以评估的结构。后者表现为月骨和手舟骨之间的压缩三角形纤维结构，恰在李斯特结节末端。

7.2.2 掌侧腕关节

为了更好地辨识每一个屈肌腱，应从横断扫查开始检查。除了桡侧腕屈肌肌腱、指浅屈肌（N=4）肌腱、指深屈肌（N=4）肌腱、拇长屈肌肌腱之外，掌长肌肌腱、尺侧腕屈肌、屈肌支持带、正中神经、桡/尺动脉和腕骨都很容易辨认（图7.3A）。

屈肌支持带近端横向位于手舟骨结节和豌豆骨之间，远端位于大多角骨和钩骨钩之间。它是一薄层凸面带状结构，构成

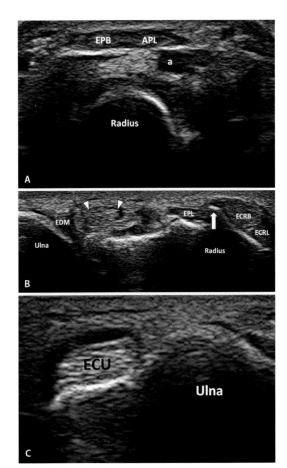

图7.2 正常手腕背侧横切面。A.拇长展肌肌腱（APL），拇短伸肌肌腱（EPB）和桡动脉（a）。B.从右向左：桡侧腕长伸肌（ECRL）和腕短伸肌（ECRB）肌腱、李斯特结节（白色箭头）、拇长伸肌肌腱（EPL）、指伸肌肌腱（三角）和小指伸肌肌腱（EDM）。C.尺侧的尺侧腕伸肌肌腱（ECU）

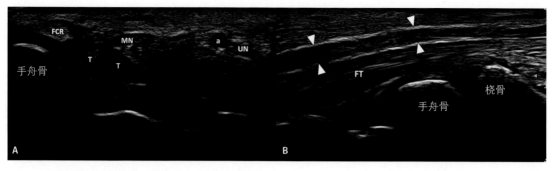

图7.3 正常掌侧腕的横断面和纵断面 A.正中神经横断面（MN），屈肌腱（T）、桡侧腕屈肌腱（FCR）、手舟骨水平的尺动脉（a）和尺神经（UN）横断面。B.掌侧腕关节纵切面。正中神经（白色三角）位于屈肌腱（FT）上方

腕管顶部，腕管有指浅屈肌肌腱、指深屈肌肌腱，拇长屈肌肌腱和正中神经通过。在侧方，屈肌支持带分成两层。在尺侧，尺动脉和尺神经位于屈肌支持带两层之间[6]。屈肌支持带因其凸形而在超声上表现为贯穿于腕部的低回声或高回声排列。桡侧腕屈肌位于桡侧手舟骨屈肌支持带上方。

正中神经位于腕管内屈肌腱上方、屈肌支持带的正下方。在腕管近端，深、浅屈肌之间呈高回声。当探头由近端向远端移动时，神经走行渐表浅，呈低回声。正中神经横断面形状因腕姿和邻近结构不同而呈圆形或椭圆形[7]。纵断面上正中神经也并非呈直线贯穿腕部，在腕管近端呈发散状，进入腕管后排列更居中。因此，掌握好探头的方位能更好地显示无回声的管状结构内少量固有的高回声线样结构（图7.3B）。当屈伸手指动态成像时，正中神经通常伴随滑动的屈肌腱运动，只是运动幅度小一些。

尺神经常位于前臂远端尺动脉内侧（尺侧）（图7.3A）。在横断扫查时，根据尺动脉搏动或使用多普勒成像有助于很好地与神经相鉴别。

7.2.3 手掌和手指

由于手部可扫查的结构较多，超声扫查应结合患者病史和查体后的需要而进行。其中常评估的结构是拇长屈肌肌腱。它穿过腕管后，走行于拇短屈肌深头和浅头之间。将探头放在鱼际区（横断扫查），特征性的表现为高回声圆形结构（满月征）（图7.4A）。为了准确辨认，纵断扫查也是必要的（图7.4B）。

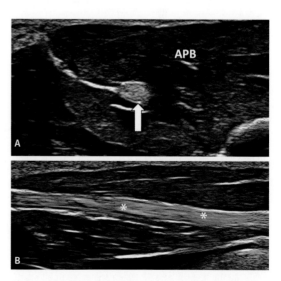

图7.4 鱼际区的拇长屈肌（FPL）肌腱。A.肌腱横断面（白色箭头），拇短展肌（APB）。B.FPL肌腱纵断面（*）

在手掌侧，指浅屈肌肌腱位于指深屈肌肌腱上方，在近节指骨近端分叉止于中节指骨两侧[6]。这些肌腱可以由近端向远端大体上进行评估，也可以动态评估。评估时可以采取指骨的小幅度主动选择性运动。另外，根据仪器的技术功能，这些肌腱滑车也可以成像[8-10]（图7.5）。同样，手指背侧的伸肌肌腱（比屈肌肌腱薄很多）也能进行动态或静态检查。

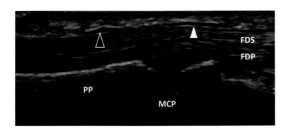

图7.5 屈肌肌腱矢状面（FDS：指浅屈肌；FDP：指深屈肌），A1（白色三角）和A2（黑色三角）滑车。PP：指骨近端；MCP：掌指关节

常检查的另一个结构是拇指尺侧副韧带，其走行于掌骨头尺侧至拇指近端指骨结节。超声探头放在拇指尺侧纵断扫查可显示[6]。

关于桡腕关节、腕骨间关节、掌指关节、近端指骨间关节和远端指骨间关节，超声可以提供有价值的信息（图7.6）。这些关节的检查都应从掌面和背面纵断扫查开始。骨皮质、关节软骨、关节内脂肪垫和关节囊利用多切面扫查很容易显示（对于风湿病患者特别重要）[11]。必要时并且在技术允许的情况下，手部肌肉和相关的神经、血管结构也能够检查。

7.3 手和腕关节疾病

肌骨超声已经可以很好地应用于不同的临床疾病，包括手和腕关节的肌肉、肌

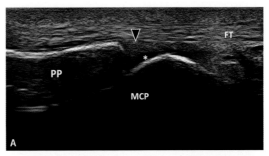

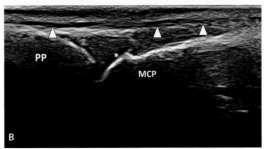

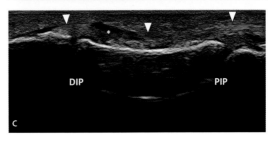

图7.6 指关节和肌腱的掌侧及背侧矢状面视图。A.掌指关节、屈肌腱（FT）和手掌脂肪垫（黑色三角）掌侧矢状面视图。PP：指骨近端；MCP：掌指关节。B.掌指关节和伸肌腱（白色三角）的背侧矢状面视图。C.近、远端指骨间关节（PIP、DIP），屈肌腱（白色三角）和手掌末端止点掌侧矢状面视图。注意各向异性伪像引起的无回声区（*）

腱、韧带、神经、关节。在此，我们讲述临床中遇到的常见疾病。

7.3.1 桡骨茎突狭窄性腱鞘炎

桡骨茎突狭窄性腱鞘炎（de Quervain disease）即第1腕伸肌肌腱滑膜鞘狭窄性腱鞘炎，常与过度使用有关[12, 13]。病理机制不明，之前的解剖学研究指出可能与腱滑膜鞘变异有关（图7.7）。在一个66例样本的

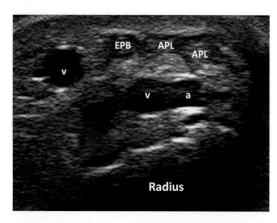

图7.7 手腕第1背侧伸肌肌腱滑膜鞘的解剖变异。注意拇长展肌（APL）有两个腱滑膜鞘。EPB：拇短伸肌肌腱；a：桡动脉；v：桡静脉；Radius：桡骨

尸检研究中[14]，9例样本的拇长展肌有单独的腱滑膜鞘，46例样本有2个腱滑膜鞘，2例样本有4个腱滑膜鞘。此外，在20%~60%的研究样本中发现第1伸肌腱滑膜鞘进一步被完全或部分分隔，由腱滑膜鞘分成两个管。腱滑膜鞘增厚刺激拇长展肌和拇短伸肌，引起疼痛和桡侧腕关节肿胀，拇指和腕部的反复活动如紧握或用力捏物体的动作可使其加重[15]。超声很容易做出明确的诊断，包括交叉综合征、骨关节炎或瓦腾贝格综合征（Warten-berg syndrome）。超声检查可见增厚的腱鞘，表现为低回声，增多的液体呈无回声或低回声围绕肌腱，肌腱肿胀，多普勒成像可见滑膜囊充血。慢性病例中，伴随着最终撕裂或肌腱断裂，表现为不均质回声。此外，上述解剖变异也可能被认为是一种潜在的扳机机制[16]。从这个角度看，与盲注相比，超声有助于简单地引导不同部位的注射，并获得更好的效果[17]。

7.3.2 交叉综合征

交叉综合征是相对不常见的过度使用综合征，与腕关节反复背向桡侧有关。临床表现为交叉区域疼痛、敏感、肿胀和捻发音[18]。该综合征分为两型：近端和远端。近端交叉位于李斯特结节近端4~8 cm处，第1伸肌腱滑膜鞘（拇长展肌和拇短伸肌）肌腱联合于第2伸肌腱滑膜鞘（桡侧腕长伸肌和桡侧腕短伸肌）肌腱上方交叉。远端交叉即第3伸肌腱滑膜鞘（拇长伸肌）肌腱在李斯特结节末端的第2伸肌腱滑膜鞘肌腱上方交叉（图7.8）。腕关节活动时，两点处的相关肌腱间会产生摩擦，更常见于近端交叉处[19]。因此，对于可疑的患者，前三个伸肌腱滑膜鞘的每一个肌腱都需要进行评估，从肌肉-肌腱连接处到止点处进行纵断和横断的全面扫查，特别要注意交叉区域。超声可以发现局部软组织水肿，以及之前提到过的肌腱炎和腱鞘炎的表现。

总之，腕部其他屈肌或伸肌肌腱也可能发生炎症或过度使用性损伤，凭借超声影像表现也能发现受损肌腱周围被低回声或无回声液体环绕（靶征），同时或单独出现低回声腱鞘增厚伴或不伴多普勒信号可

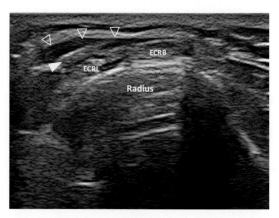

图7.8 末端交叉的正常横断面。李斯特结节末端，拇长伸肌肌腱（第3伸肌腱滑膜鞘）（白色三角指示肌肉）在桡侧腕短伸肌（ECRB）和腕长伸肌（ECRL）肌腱（第2伸肌腱滑膜鞘）上方交叉。Radius：桡骨

提示充血[2, 20, 21]（图7.9）。根据其本身的疾病，还可以发现撕裂、断裂和半脱位[22, 23]。

7.3.3 扳机指、滑车综合征

扳机指也称为屈指肌腱狭窄性腱鞘炎，一般见于过度使用；然而，也可伴随一些能影响软组织的特定疾病（糖尿病、肝衰竭等）而发生。超声上能观察到典型的骨纤维管内支持带或滑车肥大和肌腱活动受限（图7.10）[24]。在能量多普勒成像上也可以出现肌腱变性（失去均匀的纤维结构）、腱内或腱周结节、腱周积液和血管增生，甚

至出现邻近的关节问题。目前，没有有效的分级系统来评估扳机指的严重程度。据Guerini等报道[25]，超声图像上测量的正常滑车平均厚0.5 mm，滑车肥大增厚时平均厚1.8 mm。最后，由于超声具有详尽的成像能力，一些小滑车或相关软组织特定区域的介入性干预很容易在实时引导下有效进行[26]。

7.3.4 肌腱撕裂

假设超声动态评估可行，韧带损伤似乎是最适合进行超声检查的疾病之一。对于肌腱是部分撕裂还是完全撕裂，积极主

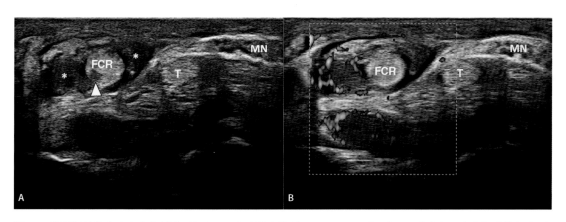

图7.9 类风湿性关节炎患者桡侧腕屈肌（FCR）腱鞘炎横断面。A.FCR肌腱不均质回声和低回声的滑膜增生（＊）围绕肌腱。注意低回声的滑膜组织侵入FCR肌腱（白色三角）。T：屈肌腱；MN：正中神经。B.掌侧腕关节多普勒成像，显示肌腱周围显著充血（多普勒信号成像于FCR下方，代表镜面伪像）

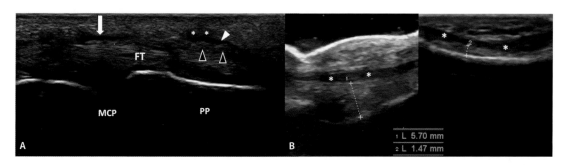

图7.10 滑车综合征。A.增厚的A1滑车（白色箭头）纵断面，屈肌腱（黑色三角）上的纤维结节伴随低回声液体（白色三角）和滑膜增生（＊）（PP：掌近端；MCP：掌指关节；FT：屈肌腱）。B.正常（右侧）和断裂（左侧）滑车的纵断面。明确滑车断裂的间接方法是测量骨皮质与屈肌肌腱（++之间）间的距离，并与健侧比较。左侧图像中，水槽中进行的超声检查清晰地显示了肌腱（＊）与骨之间的分界

动地活动肌腱无疑有助于迅速诊断和随访观察[27]。超声也能显示肌腱内裂隙、空的或者液体填充的腱鞘、远侧断端或者收缩的近侧断端[28]。特别要注意各向异性，它会影响检查，一旦认识它（如很多其他伪像一样），也可以有助于评价。相应的超声表现通常分为肌腱组织排列错乱（低回声纤维结构消失）、部分撕裂（局部不连续）或完全撕裂（肌腱完全消失）[29，30]。值得注意的是，超声成像技术还可以指导外科手术（预先）或用于术后并发症，如再次撕裂或粘连。

7.3.5 占位性病变

　　腱鞘囊肿是最常见的手腕部囊性病变，可发生在任何年龄段[4，20，31]。这些圆形或分叶状肿物，内含厚稠的黏液和上皮，是继发于反复外伤后关节周围软组织产生的黏液性物质[32-34]。手背腱鞘囊肿较常见，患者常主述疼痛或者外观困扰，很少有活动受限。除这些症状外，手掌侧的

腱鞘囊肿如果发生在腕管内或靠近腕管即尺管（Guyon canal），可以出现神经症状[35]。

　　在手腕背侧，腱鞘囊肿常附着于舟月韧带背面的关节囊，起源于舟月关节（图7.11）。手掌侧腱鞘囊肿起源于舟大小多角骨间关节（手舟骨、大多角骨和小多角骨之间），位于手腕的桡侧[28]。在超声检查中，这些囊性病变表现为圆形或椭圆形肿物，边界清晰，有时内部分隔。内含无回声液体，轻微可压缩或不可压缩。

　　腱鞘巨细胞瘤是手腕部另一常见肿物，又称为局限性色素绒毛结节性滑膜炎。这种生长缓慢的分叶状肿物具有局部浸润性，能引起骨侵蚀[36]。靠近指屈肌腱，超声表现为低回声肿物，边界清晰，其内多普勒信号丰富[37]。

7.3.6 腕管综合征

　　腕管综合征（CTS）是最频发的周围神经卡压症，好发于女性[38]。病理机制不明确，据报道与神经内、外静脉受阻，神经水

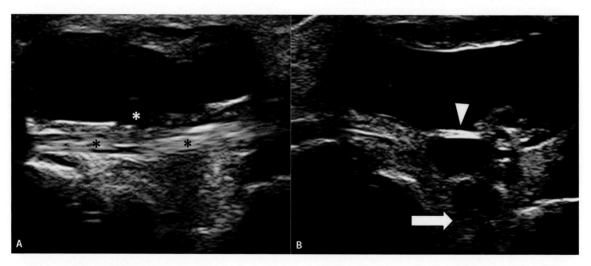

图7.11　手腕背侧椭圆形分叶状的腱鞘囊肿（GC）内含无回声液体。A.GC的纵断面，滑膜分隔（白色*）和伸肌肌腱（黑色*）。注意无回声液体下方的回声增强伪像。B.GC的横断面，分隔（白色三角）和囊肿（白色箭头）的可能起源

肿和血供受损有关[39]。除了形态学上发现神经卡压之外，超声检查也能发现CTS的可能原因，如解剖变异（裂开的正中神经、连续的正中动脉等）、屈肌腱鞘炎、异位骨、腱鞘囊肿或腕管内其他占位性病变[10, 40-42]。

通常来说，横断和纵断切面扫查对超声诊断都很必要（图7.12）。神经检查于短轴切面上由前臂末端缓慢扫查到手掌，典型图像可见卡压处神经变细，回声降低，邻近端增大。量化常通过测量腕管综合征横截面积获得：使用连续轨迹线描记神经边缘，除外环绕的高回声边缘，分别测量腕管入口、腕管内和腕管出口的横截面积（图7.12A）。因此，关于肿胀处的首次测量常

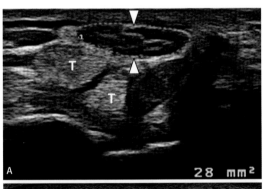

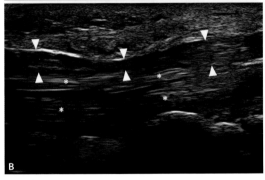

图7.12 严重腕管综合征（CTS）患者正中神经（虚线环）横截面（CSA）的横断面和纵断面。A.正中神经（白色三角）CSA在腕管水平（T：肌腱）的测量。B.正中神经（白色三角）的纵断面。注意"哑铃征"的特点是正中神经在腕管入口和出口处增粗，在腕管内因位于屈肌支持带和屈肌腱之间而受压变细

作为超声截断值，在不同的研究中范围为$9\sim15\ mm^2$[38, 39, 43-45]。这些腕管综合征截断值已经证实与电生理研究的结果有显著相关性[40, 46]，它们的差异归因于不同的测量技术和形态[40, 47, 48]。加上外口的测值或者肿胀率（与前臂近端神经段相比），可提高超声检查诊断的敏感性与特异性[40, 49]。

卡压可引起神经缺血和影响神经束内的微循环[50]。由于炎症和缺血，正中神经内的微血管会扩张[51]。多普勒成像显示神经内血管的存在揭示其在CTS诊断中与电诊检查有很好的一致性[52]。在诊断中，能量多普勒信号分级也值得推荐[53]（表7.1）。

由于腕管内非炎性纤维化和结缔组织增厚，动态扫查可提示屈肌支持带下方受压的正中神经运动受限[54]。神经和屈肌腱的异位测量（终止点异位和路径异位）可以做出较好的CTS诊断[55]。据报道，CTS患者患手与正常手相比，于静息状态和唤起试验中手部血流（血流量、峰值流速、舒张末期流速）都会有所差异[56]。

最后，超声弹性成像是近年研究的用于诊断CTS的另一种方法。该方法主要用来检查瘢痕组织（纤维母细胞浸润）——腕管内压力增加影响循环，正中神经长期水肿发展进而形成瘢痕[57, 58]。

7.3.7 尺管综合征

尺管起源于腕韧带近缘，远端延伸至钩骨钩水平小鱼际的纤维弓。内侧壁由豌豆骨、尺侧腕屈肌肌腱、小指展肌组成；外侧壁由钩骨钩和腕横韧带组成；屈肌支持带、豆钩韧带和豆掌韧带形成顶

表 7.1 腕管综合征正中神经能量多普勒分级

0级	无能量多普勒信号
1级	MN内1根血管
2级	2~3根血管，或2根分支血管
3级	>3根血管，或横切面>2根分支血管

MN：正中神经。在腕管入口和出口附近正中神经最大横截面水平获取的能量多普勒评分达到2分或更高评分趋向于具有低敏感性（47.4%）和高特异性（92%）。

部，掌腕韧带和小鱼际纤维脂肪组织形成底[28, 59-61]。在腕部，尺动脉可以作为寻找尺神经的标识，因为它们共同穿过尺管。尺神经走行与尺动脉相近或比尺动脉略深。尺神经卡压综合征分三种类型，分别位于三个解剖学区域[59]。第一个卡压区域位于尺管内或近端，在尺神经分叉成深、浅支之前。第二个卡压区域位于尺管内深部运动支分布的区域，影响尺神经运动支。这是腕管内最常受压的类型。第三个卡压区域影响尺神经浅感觉支。

其他原因也可引起尺神经卡压综合征，包括肌肉异常（特别是小指展肌附件）、腱鞘囊肿和肿瘤、骨折和异位、血肿直接压迫和尺动脉血栓。在腕关节水平尺神经卡压综合征发病率高于腕管综合征[62, 63]。

超声横断面扫查可以观察走行在腕部和尺管内的尺神经。可以看到尺神经及其分支增大、增厚。超声能发现占位性病变压迫尺神经。发生于钩三角和豆三角关节的腱鞘囊肿最常引起尺管内尺神经卡压。边界清晰的无回声肿物很容易用超声分辨，然而，囊肿的来源很难明确[64]。彩色多普勒显像可以检查尺动脉血栓。异常的小指展肌附件见

于尺神经血管束前方。与对侧或正常肌肉厚度对比，可以对出现临床尺神经卡压综合征和信号的患者提供有价值的信息[65]。

7.3.8 瓦腾贝格综合征

瓦腾贝格综合征（WS）是一种累及桡神经浅支的神经病变，表现为桡神经浅支分布区域（腕和手的背侧表面）异常感觉和疼痛[66]。它能模仿桡骨茎突狭窄性腱鞘炎，因为这两种疾病有相似的症状。WS常继发于桡神经浅支外伤，末端贯穿前臂浅筋膜。其他原因包括表带、手铐、手镯压迫，骨折，医源性事件如静脉插管也可以引起桡神经浅支神经病变[66-68]。超声能检查桡神经浅支位于桡侧腕长伸肌肌腱段，桡神经浅支通过前臂筋膜段和桡神经浅支在腕部侧方第1伸腱滑膜鞘肌腱段。超声还能提示神经肿胀，表现为在受损水平与对侧腕桡神经浅支或神经近端相比更加肿胀。WS的治疗主要是在受损伤处注射皮质类固醇。最后，超声有助于WS的治疗，因为可以进行超声引导下桡神经浅支周围神经注射[66]。

7.3.9 异物

异物常见于软组织贯穿伤，检测常有

困难，特别是遇到射线可透性异物时[69]。异物可引起疼痛、软组织感染和脓肿[70]。不可透X线的物质如土和金属，可以通过放射平扫检测到。然而，放射可透性物质像植物、木头、玻璃，它们被神经、肌腱、血管、周围组织包绕时，超声能有效显示[71]。而且，超声能指导外科取出异物。金属异物表现为高回声伴声影，可以伴彗星尾伪像（图7.13）。木头、玻璃和植物的反射波不像金属那样强。在亚急性期或慢性期，异物周围反应性炎症或肉芽组织形成表现为低回声晕，这可以作为间接征象来发现射线可透性异物。甚至对于不可透射线的物质，超声也可以进行较好的软组织内定位。不可透射线异物后方可产生多重反射伪像，这有助于超声医生发现小异物[70]。肌骨超声有助于软组织损伤潜在异物患者的初诊处理和随访。

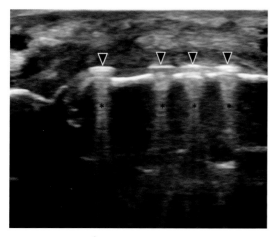

图7.13 金属嵌入骨皮质（黑色三角）和彗星尾伪像（*）

7.3.10 拇指尺侧副韧带损伤

拇指尺侧副韧带损伤又叫狩猎人拇指，是常见的手部损伤之一。拇指尺侧副韧带损伤多由于用力伸展掌指关节，导致韧带拉紧，部分或完全撕裂。异位的完全撕

裂又叫斯特纳病变（Stener lesion）[72]。拇指尺侧副韧带起源于掌骨末端，附着于拇指近端指骨结节。拇指尺侧副韧带一般宽4~8 mm，长12~14 mm[73-75]。正常拇指尺侧副韧带超声上表现为纤维线样高回声。被呈细线样高回声的拇内收肌腱膜覆盖[76]。如果超声探头与韧带不垂直，它们则表现为低回声或无回声。拇指尺侧副韧带撕裂常发生于拇指近端指骨止点[77]。拇指检查时常见疼痛、肿胀、瘀斑和掌指关节的不稳定。撕脱骨折时放射线平扫能发现碎骨。

超声能有效地诊断尺侧副韧带撕裂，包括斯特纳病变[72]。异位和非异位性撕裂的鉴别非常重要，因为这决定了处理的方式。异位韧带最常表现为不均质回声改变，主要因为高回声韧带和因各向异性所致的低回声韧带混杂，以及韧带成角突起处可能发生折射声影[77]；也可以看到高回声的撕脱骨折碎片和声影伪像。此外，在一些病例中多普勒成像可以看到充血表现。进行手动外翻施压于拇指的掌指关节，有助于更好地显示拇指尺侧副韧带。

7.3.11 手和腕关节炎

很多炎性疾病会影响手及腕关节。腕关节是类风湿性关节炎最常侵犯的关节，已经将其选作靶向关节，应用于临床试验评估疾病活动性评分系统[1]。

关节炎关节的超声评估在另一章详细探讨，这里我们只简要讨论手和腕关节炎。超声评估从腕背侧纵断面开始，探头放在桡骨末端和第2或第3掌指关节。探头缓慢地由桡侧向尺侧滑动扫查，不要对下方软组织施压。在尺侧检查时，尺侧腕伸肌止点和三

角纤维软骨应重点扫查。继续进行腕部背侧伸肌腱滑膜鞘的横断扫查。在掌侧，腕管包括屈肌腱和正中神经，尺管包括尺神经和尺动脉，以及腕骨都应重点扫查。

超声评估检测关节渗出和滑膜肥大时，关节背侧面和掌侧面都要评估。由于近端指骨间关节关节水平滑膜肥大呈放射状分布，故推荐采用多平面扫描技术检测恰当的关节[1, 78]，但是只有手指关节掌侧评估具有高敏感性[78, 79]。进行手指关节（掌指关节、近端指骨间关节和远端指骨间关节）的纵断扫查时，探头要尽可能地由内侧扫查到外侧，对每一个关节进行环绕成像。

关节滑液为极低或无回声的关节内物质，具有可移动性和可压缩性，其内无多普勒信号。滑膜肥大不具有可移动性，但可轻微压缩，超声呈低回声[80]。

据报道，有几种方法用于滑膜炎的定量。常用的方法是半定量法，分为0~3级：0级，无滑膜炎；1级，轻度滑膜肥大；2级，中度滑膜肥大；3级，显著滑膜肥大[81]。除这一分级系统外，还有Szkudlarek等。这里建议一种不同的分级方法，具有很好的观察者间一致性（kappa系数0.63）。这种分级把2级定义为滑膜肥大，隆起超过形成关节的骨顶端连线而不延伸至骨干；又将3级进一步分级，延伸至两个骨干之一定义为3级，延伸至两个骨干为4级[82]。

能量和彩色多普勒超声评估有助于滑膜活动性评估，可区分炎性滑膜和非活动性血管翳及纤维组织。不同研究证实，能量多普勒有助于检测炎症、评估疾病的严重性和明确治疗后的效果[1, 83-85]。新一代超声设备的彩色多普勒对检查滑膜炎症具有高度敏感性，使用彩色多普勒可进行炎症程度量化[86]。能量多普勒量化常按照0~3半定量分级：0级，无关节内血流信号；1级，轻度，最多3根血管信号或2根血管加1根分支血管信号；2级，中度，血流信号占据滑膜面积少于50%；3级，显著，血流信号占据滑膜面积大于50%[83]。健康个体中能量多普勒信号尤其多见于掌指关节，可能被误认为病理性炎症信号。根据疾病的阶段和严重程度，风湿性关节炎的超声表现不同，可见由早期关节炎的轻度渗出到后来的显著渗出，再到滑膜肥大、骨皮质受侵蚀和变形。超声还可用于引导关节内注射和滑膜活检。

7.4 结论

随着超声设备的广泛应用和临床医生在肌骨影像方面的兴趣增加，超声已被作为一线影像手段。可用于超声检查的手和腕部疾病包括不同程度的过度使用、炎症和外伤性疾病。

参考文献

[1] Vlad V, Micu M, Porta F, Radunovic G, Nestorova R, Petranova T, et al. Ultrasound of the hand and wrist in rheumatology. Med Ultrason. 2012; 14: 42–8.

[2] Wong DCM, Wansaicheong GKL, Tsou IYY. Ultrasonography of the hand and wrist. Singapore Med J. 2009; 50: 219–26.

[3] Filippucci E, Iagnocco A, Meenagh G, Riente L, Delle Sedie A, Bombardieri S, et al. Ultrasound imaging for the rheumatologist. Clin Exp Rheumatol. 2006; 24: 1–5.

[4] Jacobson JA, van Holsbeeck MT. Musculoskeletal ultrasonography. Orthop Clin North Am. 1998; 29: 135–67.

[5] Erickson SJ. High-resolution imaging of the musculoskeletal system. Radiology. 1997; 205: 593–618.

［6］Lee JC, Healy JC. Normal sonographic anatomy of the wrist and hand. Radiographics. 2005; 25: 1577–90.

［7］Kuo MH, Leong CP, Cheng YF, Chang HW. Static wrist position associated with least median nerve compression: sonographic evaluation. Am J Phys Med Rehabil. 2001; 80: 256–60.

［8］Bianchi S, Martinoli C, de Gautard R, Giagnot C. Ultrasound of the digital flexor system: Normal and pathological findings. J Ultrasound. 2007; 10: 85–92.

［9］Hauger O, Chung CB, Lektrakul N, Botte MJ, Trudell D, Boutin RD, et al. Pulley system in the fingers: normal anatomy and simulated lesions in cadavers at MR imaging, CT, and US with and without contrast material distention of the tendon sheath. Radiology. 2000; 217: 201–12.

［10］Martinoli C, Bianchi S, Nebiolo M, Derchi LE, Garcia JF. Sonographic evaluation of digital annular pulley tears. Skeletal Radiol. 2000; 29: 387–91.

［11］Filippucci E, Iagnocco A, Meenagh G, Riente L, Delle Sedie A, Bombardieri S, et al. Ultrasound imaging for the rheumatologist II. Ultrasonography of the hand and wrist. Clin Exp Rheumatol. 2006; 24: 118–22.

［12］Lalonde DH, Kozin S. Tendon disorders of the hand. Plast Reconstr Surg. 2011; 128: 1–14.

［13］Kay NR. De Quervain's disease. Changing pathology or changing perception? J Hand Surg Br. 2000; 25: 65–9.

［14］Wolfe SW, Hotchkiss RN, Pederson WC, Kozin SH. Green's Operative Hand Surgery. 6th ed. Vol. 2. Philadelphia, PA: Elsevier, 2010: 2067–88.

［15］Hazani R, Engineer NJ, Cooney D, Wilhelmi BJ. Anatomic landmarks for the first dorsal compartment. ePlasty. 2008; 8: 489–93.

［16］Nagaoka M, Matsuzaki H, Suzuki T. Ultrasonographic examination of de Quervain's disease. J Orthop Sci. 2000; 5: 96–9.

［17］Hajder E, de Jonge MC, van der Horst CM, Obdeijna MC. The role of ultrasound-guided triamcinolone injection in the treatment of De Quervain's disease: Treatment and a diagnostic tool? Chir Main. 2013; 32: 403–7.

［18］Pantukosit S, Petchkrua W, Stiens SA. Intersection syndrome in Buriram Hospital: a 4-year prospective study. Am J Phys Med Rehabil. 2001; 80: 656–61.

［19］Draghi F, Bortolotto C. Intersection syndrome: ultrasound imaging. Skeletal Radiol. 2014; 43: 283–7.

［20］Chiou HJ, Chou YH, Chang CY. Ultrasonography of the wrist. Can Assoc Radiol J. 2001; 52: 302–11.

［21］Lin J, Jacobson JA, Fessell DP, Weadock WJ, Hayes CW. An illustrated tutorial of musculoskeletal sonography: part 2, upper extremity. AJR Am J Roentgenol. 2000; 175: 1071–9.

［22］Chang CY, Huang AJ, Bredella MA, Kattapuram SV, Torriani M. Association between distal ulnar morphology and extensor carpi ulnaris tendon pathology. Skeletal Radiol. 2014; 43: 793–800.

［23］Parellada AJ, Morrison WB, Reiter SB. Flexor carpi radialis tendinopathy: spectrum of imaging findings and association with triscaphe arthritis. Skeletal Radiol. 2006; 35: 572–8.

［24］Vuillemin V, Guerini H, Bard H, Morvan G. Stenosing tenosynovitis. J Ultrasound. 2012; 15: 20–8.

［25］Guerini H, Pessis E, Theumann N, Le Quintrec JS, Campagna R, Chevrot A, et al. Sonographic appearance of trigger fingers. J Ultrasound Med. 2008; 27: 1407–13.

［26］Bodor M, Flossman T. Ultrasound-guided first annular pulley injection for trigger finger. J Ultrasound Med. 2009; 28: 737–43.

［27］Kürklü M, Bilgiç S, Kömürcü M, Özçakar L. Sonographic evidence for the absence of abductor pollicis longus, extensor poliicis longus, and brevis. Orthopedics. 2010; 33（4）.

［28］Tagliafico A, Rubino M, Autuori A, Bianchi S, Martinoli C. Wrist and hand ultrasound. Semin Musculoskelet Radiol. 2007; 11: 95–104.

［29］Schmidt WA. Value of sonography in diagnosis of rheumatoid arthritis. Lancet. 2001; 357: 1056–7.

［30］Grassi W, Filippucci E, Farina A, Cervini C. Sonographic imaging of tendons. Arthritis Rheum. 2000; 43: 969–76.

［31］McAlinden PS, Teh J. Imaging of the wrist. Imaging. 2003; 5: 180–92.

［32］Capelastegui A, Astigarraga E, Fernandez-Canton G, Saralequi I, Larena JA, Merino A. Masses and pseudomasses of the hand and wrist: MR findings in 134 cases. Skeletal Radiol. 1999; 28: 498–507.

［33］Miller TT, Potter HG, McCormack RR Jr. Benign soft tissue masses of the wrist and hand: MRI appearances. Skeletal Radiol. 1994; 23: 327–32.

［34］Peh WC, Truong NP, Totty WG, Gilula LA. Pictorial review: magnetic resonance imaging of benign soft tissue masses of the hand and wrist. Clin Radiol. 1995; 50: 519–25.

［35］Nguyen V, Choi J, Davis KW. Imaging of wrist masses. Curr Probl Diagn Radiol. 2004; 33: 147–60.

［36］De Schepper AM, Hogendoorn PC, Bloem JL. Giant cell tumors of the tendon sheath may present radiologically as intrinsic osseous lesions. Eur Radiol. 2007; 17: 499–502.

[37] Jacob D, Cohen M, Bianchi S. Ultrasound imaging of nontraumatic lesions of wrist and hand tendons. Eur Radiol. 2007; 17: 2237–47.

[38] de Krom MC, Knipschild PG, Kesster AD, Thijs CT, Boekkooi PF, Spaans F. Carpal tunnel syndrome: prevalence in general population. J Clin Epidemiol. 1992; 45: 373–6.

[39] Beekman R, Visser LH. Sonography in the diagnosis of carpal tunnel syndrome: a critical review of the literature. Muscle Nerve. 2003; 27: 26–33.

[40] Ulaşli AM, Duymuş M, Nacir B, Erdem HR, Koşar U. Reasons for using swelling ratio in sonographic diagnosis of carpal tunnel syndrome and a reliable method for its calculation. Muscle Nerve. 2013; 47: 396–402.

[41] Propeck T, Quinn TJ, Jacobson JA, Paulino AF, Habra G, Darian VB. Sonography and MR imaging of bifid median nerve with anatomic and histologic correlation. AJR Am J Roentgenol. 2000; 175: 1721–5.

[42] Kuvat SV, Ozcakar L, Yazar M. A foregoing thenar muscular branch of the median nerve. Indian J Plast Surg. 2010; 43: 106–7.

[43] Buchberger W, Judmaier W, Birbamer G, Lener M, Schmidauer C. Carpal tunnel syndrome: diagnosis with high–resolution sonography. AJR Am J Roentgenol. 1992; 159: 793–8.

[44] Visser LH, Smidt MH, Lee ML. High–resolution sonography versus EMG in the diagnosis of carpal tunnel syndrome. J Neurol Neurosurg Psychiatry. 2008; 79: 63–7.

[45] Duncan I, Sullivan P, Lomas F. Sonography in the diagnosis of carpal tunnel syndrome. AJR Am J Roentgenol. 1999; 173: 681–4.

[46] Bayrak IK, Bayrak AO, Tilki HE, Nural MS, Sunter T. Ultrasonography in carpal tunnel syndrome: comparison with electrophysiological stage and motor unit number estimate. Muscle. Nerve. 2007; 35: 344–8.

[47] Mondelli M, Filippou G, Gallo A, Frediani B. Diagnostic utility of ultrasonography versus nerve conduction studies in mild carpal tunnel syndrome. Arthritis Rheum. 2008: 59; 357–6.

[48] Hobson–Webb LD, Massay JM, Juel VC, Sanders DB. The ultrasonographic wrist–to forearm median nerve area ratio in carpal tunnel syndrome. Clin Neurophysiol. 2008; 119: 1353–7.

[49] Paliwal PR, Therimadasamy AK, Chan YC, Wilder–Smith EP. Does measuring the median nerve at the carpal tunnel outlet improve ulrasound CTS diagnosis? J Neurol Sci. 2014; 339: 47–51.

[50] Boland RA, Adams RD. Vascular factors in carpal tunnel syndrome. J Hand Ther. 2002; 15: 22–30.

[51] Kobayashi S, Meir A, Baba H, Uchida K, Hayakawa K. Imaging of intraneural edema by using gadolinium–enhanced MR imaging: experimental compression injury. AJNR Am J Neuroradiol. 2005; 26: 973–80.

[52] Ghasemi–Esfe AR, Khalilzadeh O, Vaziri–Bozorg SM, Jajroudi M, Shakiba M, Mazloumi M, et al. Color and power doppler US for diagnosing carpal tunnel syndrome and determining its severity: A quantative image processing method. Radiology. 2011; 261: 499–506.

[53] Dejaco C, Stradner M, Zauner D, Seel W, Simmet NE, Klammer A, et al. Ultrasound for diagnosis of carpal tunnel syndrome: comparison of different methods to determine median nerve volume and value of power Doppler sonography. Ann Rheum Dis. 2013; 72: 1934–9.

[54] Ettema AM, Amadio PC, Zhao C, Wold LE, An KN. A histological and immunohistochemical study of the subsynovial connective tissue in idiopathic carpal tunnel syndrome. J Bone Joint Surg Am. 2004; 86: 1458–66.

[55] Filus A, Korstanje JWH, Selles RW, Hovius SER, Slijper HP. Dynamic sonographic measurements at the carpal tunnel inlet: reliability and reference values in healthy wrists. Muscle Nerve. 2013; 48: 525–31.

[56] Ozcan HN, Kara M, Ozcan F, Bostanoğlu S, Karademir MA, Erkin G, et al. Dynamic doppler evaluation of the radial and ulnar arteries in patients with carpal tunnel syndrome. AJR Am J Roentgenol. 2011; 197: 817–20.

[57] Uchiyama S, Itsubo T, Yasutomi T, Nakagawa H, Kamimura M, Kato H. Quantitative MRI of the wrist and nerve conduction studies in patients with idiopathic carpal tunnel syndrome. J Neurol Neurosurg Psychiatry. 2005; 76: 1103–8.

[58] Orman G, Ozben S, Huseyinoğlu N, Duymuş M, Orman KG. Ultrasound elastographic evaluation in the diagnosis of carpal tunnel syndrome: Initial findings. Ultrasound in Med and Biol. 2013; 39: 1184–9.

[59] Gross MS, Gelberman RH. The anatomy of the distal ulnar tunnel. Clin Orthop Relat Res. 1985; 196: 238–47.

[60] Pierre–Jerome C, Moncayo V, Terk MR. The Guyon's canal in perspective: 3–T MRI assessment of the normal anatomy, the anatomical variations and the Guyon's canal syndrome. Surg Radiol Anat. 2011; 33: 897–903.

[61] Zeiss J, Jakab E, Khimji T, Imbriglia J. The ulnar tunnel at the wrist（Guyon's canal）:

normal MR anatomy and variants. AJR Am J Roentgenol. 1992; 158: 1081–5.

[62] Gozke E, Dortcan N, Kocer A, Cetinkaya M, Akyuz G, Us O. Ulnar nerve entrapment at wrist associated with carpal tunnel syndrome. Neurophysiol Clin. 2003; 33: 219–22.

[63] Seror P. Electrophysiological pattern of 53 cases of ulnar nerve lesion at the wrist. Neurophysiol Clin. 2013; 43: 95–103.

[64] Tagliafico A, Cadoni A, Fisci E, Gennaro S, Molfetta L, Perez MM, et al. Nerves of the hand beyond the carpal tunnel. Semin Musculoskeletal Radiol. 2012; 16: 129–36.

[65] Harvie P, Patel N, Ostlere SJ. Prevalence and epidemiological variation of anomalous muscles at Guyon's canal. J Hand Surg [Br]. 2004; 29: 26–9.

[66] Dang AC, Rodner CM. Unusual compression neuropathies of the forearm, part I: radial nerve. J Hand Surg. 2009; 34: 1906–14.

[67] Dellon AL, Mackinnon SE. Radial sensory nerve entrapment in the forearm. J Hand Surg. 1986; 11: 199–205.

[68] Dellon AL, Mackinnon SE. Susceptibility of the superficial sensory branch of the radial nerve to form painful neuromas. J Hand Surg. 1984; 9: 42–5.

[69] Erol O, Ozcakar L, Çetin A. Sonography streamlines the diagnosis in hand injuries with small foreign bodies. J Emerg Med. 2010; 39: 502–3.

[70] Bianchi S, Martinoli C, Abdelwahab IF. High-frequency ultrasound examination of the wrist and hand. Skeletal Radiol. 1999; 28: 121–9.

[71] Karabay N. US findings in traumatic wrist and hand injuries. Diagn Interv Radiol. 2013; 19: 320–5.

[72] Shinohara T, Horii E, Majima M, Nakao E, Suzuki M, Nakamura R, et al. Sonographic diagnosis of acute injuries of the ulnar collateral ligament of the metacarpophalangeal joint of the thumb. J Clin Ultrasound. 2007; 35: 73–7.

[73] Ebrahim FS, De Maeseneer M, Jager T, Marcelis S, Jamadar DA, Jacobson JA. US diagnosis of UCL tears of the thumb and Stener lesions: technique, pattern–based approach, and differential diagnosis. Radiographics. 2006; 26: 1007–20.

[74] Canella Moraes Carmo C, Cruz GP, Trudell D, Hughes T, Chung C, Resnick D. Anatomical features of metacarpal heads that simulate bone erosions: cadaveric study using computed tomography scanning and sectional radiography. J Comput Assist Tomogr. 2009; 33: 573–8.

[75] Kataoka T, Moritomo H, Miyake J, Murase T, Yoshikawa H, Sugamoto K. Changes in shape and length of the collateral and accessory collateral ligaments of the metacarpophalangeal joint during flexion. J Bone Joint Surg Am. 2011; 93: 1318–25.

[76] Stener B. Displacement of the ruptured ulnar collateral ligament of the metacarpo–phalangeal joint of the thumb: a clinical and anatomical study. J Bone Joint Surg Br. 1962; 44: 869–79.

[77] Melville D, Jacobson JA, Haase S, Brandon C, Brigido MK, Fessel D. Ultrasound of displaced ulnar collateral ligament tears of the thumb: the Stener lesion revisited. Skeletal Radiol. 2013; 42: 667–73.

[78] Backhaus M, Ohrndorf S, Kellner H, Strunk J, Backhaus TM, Hartung W, et al. Evaluation of a novel 7–joint ultrasound score in daily rheumatologic practice: a pilot project. Arthritis Rheum. 2009; 61: 1194–201.

[79] Ostergaard M, Szkudlarek M. Ultrasonography: a valid method for assessing rheumatoid arthritis? Arthritis Rheum. 2005; 52: 681–6.

[80] Wakefield RJ, Balint PV, Szudlarek M, Filipucci E, Backhaus M, D'Agostino MA, et al. Musculoskeletal ultrasound including definitions for ultrasonographic pathology. J Rheumatol. 2005; 32: 2485–7.

[81] Weidekamm C, Koller M, Weber M, Kainberger F. Diagnostic value of high resolution B mode and Doppler sonography for imaging of hand and finger joints in rheumatoid arthritis. Arthritis Rheum. 2003; 48: 325–33.

[82] Szkudlarek M, Court–Payen M, Jacobsen S, Klarlund M, Thomsen HS, Ostergaard M. Interobserver agreement in ultrasonography of the finger and toe joints in rheumatoid arthritis. Arthritis Rheum. 2003; 48: 955–62.

[83] Dougados M, Jousse–Jolin S, Mistretta F, D'Agostino MA, Backhaus M, Bentin J, et al. Evaluation of several ultrasonography scoring systems for synovitis and comparison to clinical examination: results from a prospective multicenter study of rheumatoid arthritis. Ann Rheum Dis. 2010; 69: 828–33.

[84] Filippucci E, Farina A, Carotti M, Salaffi F, Grassi W. Gray scale and power Doppler sonographic changes induced by intra–articular steroid injection treatment. Ann Rheum Dis. 2004; 63: 740–3.

[85] Terslev L, Torp–Pedersen E, Qvistgaard E, Kristoffersen H, Rogind H, Danneskiold–Sampsoe B, et al. Effects of treatment with etanercept (Enbrel, TNRF:Fc) on rheumatoid arthritis evaluated by Doppler ultrasonography.

Ann Rheum Dis. 2003; 62: 178-81.

[86] Ellegaard K, Torp-Pedersen S, Terslev L, Danneskiold-Samsoe B, Henriksen M, Bliddal H. Ultrasound Colour Doppler measurements in a single joint as measure of disease activity in patients with rheumatoid arthritis-assessment of current validity. Rheumatology (Oxford). 2009; 48: 254-7.

第八章 髋关节超声检查

Adelheid STEYAERT

8.1 概述

1979年，Kramps和Lenschow提出，可以用超声波对髋关节进行可视化。然而很长一段时间以来，由于髋关节位置较深，这项技术在髋关节病变评估当中起到的作用相对有限[1]。先天性髋关节发育不良是20世纪的重要研究热点[2, 3]，该部分内容建议参考第十五章。其后，自世纪之交以来，随着超声技术的发展，其对成人髋关节疾病的诊断变得越加适用、准确和流行[4, 5]，其中最重要的检查指征是髋关节积液。

8.2 检查手段

髋关节位置较深，适合用宽频率范围的探头进行检查。线阵多频（9~15 MHz）探头可以很好地展示髋关节的表面结构，而低频探头（5~7.5 MHz）则可以更好地观察髋关节的凹陷结构。对于肥胖人群，有时参数需要降到3.5~5 MHz。

使用超声检查髋关节时主要关注四个区：前侧（腹股沟）、外侧（大转子）、内侧（内收肌）及后侧（臀部）。可见的结构包括肌腱、肌肉、神经、滑膜囊、软骨及关节等各种髋周组织。多普勒超声成像技术对炎症的观察效果更好。所有发现应在两个

垂直的切面上记录，并跟对侧髋关节进行比较，这样结果才是有保障的[6]。

8.2.1 前侧

检查前侧时，患者取仰卧位，双腿伸展，轻微外旋。在整个检查过程中要时刻注意腿的位置；关节积液的假阳性会造成左右关节不对称，这时需要调整一下关节位置，如极微小的单侧内旋（图8.1）。探头应保持在斜向矢状位，与股骨颈长轴平行（图8.2）。从近端到远端，髋臼、股骨头和股骨颈的皮质可以看作是高回声结构。股骨头上有一层薄薄的低回声组织覆盖，为透明关节软骨[7-9]。在髋臼和股骨头之间有一高回声的三角形结构，为髋臼唇（纤维软

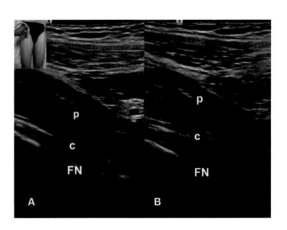

图8.1 右侧髋关节前纵视图。A.轻微的外旋位。B.轻微的内旋位。FN: 股骨颈；c: 关节囊；p: 腰大肌

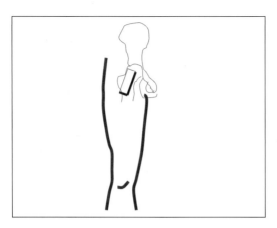

图8.2 获取前侧声像图时探头的位置：平行于股骨颈的长轴，倾斜放置

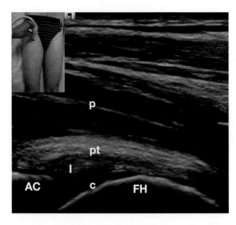

图8.3 右侧髋关节前纵向近端视图。AC：髋臼；c：软骨；FH：股骨头；l：髋臼唇；p：腰大肌；pt：腰大肌肌腱

骨），凭此只能有效地观察其前上部组织[7, 8]（图8.3）。

关节囊从髋臼边缘附着到股骨颈，属于高回声结构。关节囊的内侧是滑膜，外侧是髂股韧带和耻股韧带。通常情况下，关节囊看起来是凹进去或者平的；但即使没有关节积液，仍有大约9%有临床症状的被检查者髋关节关节囊前侧是向外膨出的[5]。

股骨（颈部）皮质与关节囊上缘之间的距离通常为7~9 mm，个体之间会有差异。在关节囊前面可以看到髂腰肌。髂腰肌肌腱是均匀的高回声纤维结构，在肌腹后方及内侧走行，分布在关节囊前内侧并与关节囊平行（图8.4）。

在髂腰肌的深部走行着蜂窝状结构的股神经，在多普勒的配合下可以看到其内侧的股动脉和股静脉。可使用如下两种方法区别动脉和静脉：探头加压下塌陷，患者做瓦耳萨耳瓦动作时扩张的是股静脉[7, 8]。

走行于腹股沟下的股神经平均横截面积约为22.7 mm^2，距离腹股沟韧带3~4 cm，但当它在腹股沟处分成多个分支时突然变细[10]。

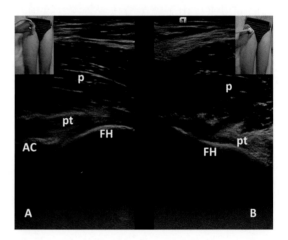

图8.4 右侧髋关节在股骨头上的前视图。A.纵向。B.横向。FH：股骨头；p：腰大肌；pt：腰大肌肌腱；AC：髋臼

这些神经、血管的深部起自耻骨的耻骨肌。皮下腹股沟淋巴结在镜下表现为椭圆形低回声结构，具有高回声中心（通常直径小于1 cm）。

侧面可见髂前下棘皮质，该结构在触诊时就能定位。随着探头移动到矢状面，髂前下棘皮质表现为一条高回声曲线，可看到起自髂前下棘的股直肌直头腱（图8.5）。肌直肌反折头腱起自髋臼上外侧缘，随着中

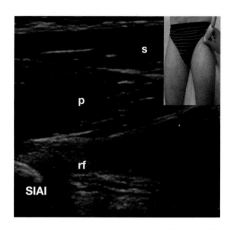

图8.5 从髂前下棘（SIAI）开始的左侧髋关节前纵向视图。p：腰大肌；s：缝匠肌；rf：股直肌直头腱

央腱膜移动，而股直肌直头腱随着浅筋膜移动。在横切面中，起自髋臼上外侧缘的肌腱会遮挡高回声的股直肌肌腱[11]。

　　侧上面是髂前上棘，缝匠肌和阔筋膜张肌起于此处。可通过如下方法将两者区分开：将探头摆于水平面上，从近端到远端追踪羽状结构的走向，不同的肌肉走向不同。缝匠肌是三角形的，从上外侧到下内侧穿过股骨。肌肉羽状结构呈现连续的低回声组织，肌束之间被高回声的肌束膜分开。通常阔筋膜张肌在近心端表现为低回声，随着向下走行，信号逐渐增强。在大转子的附近，末端的肌肉–肌腱连接处与髂胫束倾斜交汇在大约7 cm的距离[8, 12, 13]。

　　在腹股沟韧带水平，髂前上棘内侧约2 cm处，股骨外侧皮神经在轴向视图中可视为皮下组织（或有时在腹股沟韧带内部/深层）中的小而平的椭圆形高回声至低回声结构。然后它垂直下行至缝匠肌表面，约有60%的病例分成前部和后部[14]。

8.2.2 外侧

　　外侧主要观察大转子及臀中肌、臀小肌

肌腱。大转子有四个面：前面、侧面、上外面（或后上面）和后面（图8.6）。臀小肌有两部分，大部分附着在大转子前面，小部分并入髋关节囊。臀中肌肌腱在大转子侧面附着较为广泛，但在后上面也可观察到一小部分附着[15-17]。臀大肌走行在臀中肌上方并且并入阔筋膜张肌。

　　检查该区域时，患者取仰卧位或侧卧位。检查大转子最简单的方法是沿平行于股骨纵轴的方向观察侧缘的突起（图8.7）。大转子的皮质层在超声下呈现出高回声结构，形状因人而异（圆形或钩状）。

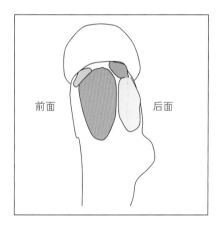

图8.6 髋关节外侧的四个面。蓝色：前面；粉红色：侧面；绿色：后上面；黄色：后面

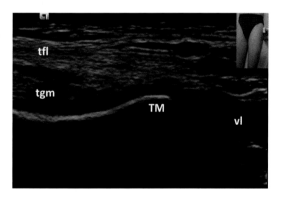

图8.7 左侧大转子的纵向视图。TM：大转子；tgm：臀中肌肌腱；vl：股外侧肌；tfl：阔筋膜张肌

触诊可以更好地判断其位置。臀中肌肌腱近端呈现高回声的三角形。为了避免各向异性伪像，可将探头适度倾斜，平行于肌腱附着点进行探查。在远端，股外侧肌起源于外侧部，呈现出一个三角形结构。在臀中肌和股外侧肌的浅层，髂胫束呈高回声线状纤维结构。有些人的阔筋膜张肌肌腹能够到达大转子。

当探头在大转子前上方移动时，臀小肌肌腱呈现高回声纤维结构。从臀小肌肌腱到臀中肌肌腱的过渡并不清楚。

大转子后面几乎被臀大肌的肌肉结构覆盖。从轴向视角来看，大转子呈现出相对圆形的高回声线状结构，它的上面是臀中肌和臀小肌的高回声纤维结构。

8.2.3 内侧

内侧主要观察股薄肌和内收肌。检查该区域时，患者取仰卧位，屈髋屈膝，髋关节外旋。探头应保持纵向探查，与内收肌肌腱在耻骨上的起点平行。耻骨是一个高回声结构，而内收肌的起点表现为三个低回声三角形结构，从浅到深分别是长收肌、短收肌和大收肌（图8.8）。探头向中间移动少许并更加垂直于皮肤表面时，可观察到股薄肌的起点。

8.2.4 后侧

后侧主要观察腘绳肌的起点。检查该区域时，患者取俯卧位，双脚悬在检查床的边缘[18]。可扪及坐骨结节，探头应保持纵向位置。坐骨结节属于高回声结构，腘绳肌的起点呈现高回声信号的喙状纤维结构（图8.9）。半膜肌起自股二头肌和半腱肌起点处的前外侧。在腘绳肌起点的外侧，坐骨结

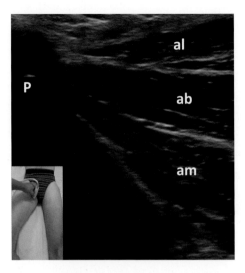

图8.8 右侧髋关节内侧纵切面。P：耻骨；al：长收肌；ab：短收肌；am：大收肌

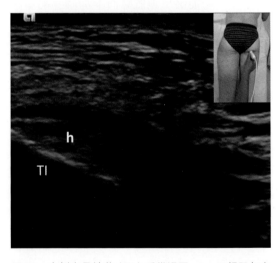

图8.9 右侧坐骨结节（TI）后纵视图。h：腘绳肌起点

节和大转子之间可以观察到呈蜂窝状结构的坐骨神经，可以在臀大肌和梨状肌深部（有些人在其外侧）寻找坐骨神经。在更远端，也可以在股二头肌的深部观察到坐骨神经[18]。正常情况下，坐骨神经的直径为5~9 mm[19]。

8.3 髋关节疾病

由于形状不定且位置较深，临床上很难对关节积液进行确诊。超声技术便宜、易获取且安全性高，因而成了检测关节积液的首选。除此之外，超声对于诊断大转子、腰大肌及坐骨结节滑囊炎也十分有效。然而，滑膜囊问题往往不是造成疼痛的原因，肌腱问题才是。例如，部分或全部肌腱肿胀、钙化或撕裂。然而，即使在临床症状已经出现的情况下，肌腱的超声表现也经常是正常的。肌腱还有可能出现的问题包括关节内和关节外弹响。当腰大肌断裂或者关节内出现问题时，可能会出现髋关节内部的弹响。而当髋关节活动受限时，可能会出现髋关节外周的弹响。臀大肌或阔筋膜张肌位于大转子浅层，当它们受损时，髋关节外周发生弹响。虽然上述问题都是患者被转诊来做超声检查的原因，但超声对于检查关节内弹响、关节炎和髋臼唇撕裂的诊断效果并不好，关节积液和关节外弹响是主要的适应证[20]。

8.3.1 积液

很多疾病都会伴有关节积液，如骨关节炎、骨坏死、（一过性）滑膜炎、化脓性关节炎、隐匿性骨折及髋关节置换术等[21]。

选择精确的探头，能够比较准确地观测到少至1 mL的关节内液体[22]。

然而，超声成像并不能对这些积液的性质进行鉴别。因为尽管浆液性、血性、感染性积液的回声信号之间存在差异，但区别不大，都为低回声。彩色多普勒成像下充血可考虑是滑膜炎。超声引导下的关节穿刺术能够排除脓毒性关节炎[21, 23]。

检测关节是否存在积液时，应测量从关节囊顶部到股骨颈的距离。不同学者对这个距离存在争议，但绝对值都在7~10 mm之间（图8.10）。相比只测量一侧的绝对值，更推荐测量两侧，以进行对比。左右两侧差异超过1~2 mm时，更能提示积液的存在[5, 24-26]。关节囊膨隆提示可能存在关节积液，但一些正常人的关节囊也会膨隆。相反，关节囊凹陷能够比较肯定地排除关节积液。如果怀疑存在脓毒性关节炎，应进行血液控制，并穿刺抽取以进行活检。

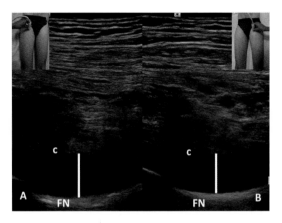

图8.10 双侧髋关节腔积液，关节囊顶部（c）到股骨颈（FN）的距离。A.右髋10.9 mm；B.左髋9.8 mm

超声能够对骨关节炎患者的疼痛进行评估。通过对骨赘、股骨间软骨、滑膜增生和关节积液四个参数进行评分，可以进行半定量分析[27]。

在缺乏MRI的情况下，超声也是放射学检查结果阴性的创伤后髋关节疼痛患者的有效筛查工具。在一些情况下，除了需要注意关节积液外，还要留意骨折线、关节囊内积液和转子周围肿胀情况（表现为低回声的积液或不均匀的软组织肿胀）[28]。

8.3.2 髂耻囊炎

正常的髂耻囊（腰大肌囊）是不易显示的，在病理情况下可能会产生积液。

髂耻囊位于腰大肌肌腱内侧或髂腰肌肌腱与髋关节之间。10%~15%的人群髂耻囊通过髂股韧带和耻股韧带之间的小孔与关节腔相连[11, 29]（图8.11）。如果滑膜囊内有积液，沿着髋关节内侧可以观察到一个无回声或低回声的团块。需要强调的是，如果探头施加过大的压力，少量的滑膜囊积液很容易被忽视。

8.3.3 髋臼唇撕裂

超声只能显示髋臼唇的前部，其检测髋臼唇撕裂的敏感性、特异性及准确性较低。因此，如果想检测髋臼唇撕裂，应首先考虑磁共振关节造影（magnetic resonance arthrography）。只有在患者存在禁忌证的情况下才建议做超声检查。髋臼唇撕裂呈现不规则或线状低回声裂隙或在髋臼唇前部出现断裂。超声也能够非常容易地评估关节周围的一些积液（如腱鞘囊肿）。向关节腔内注射药物，能够填充撕裂造成的低回声信号，

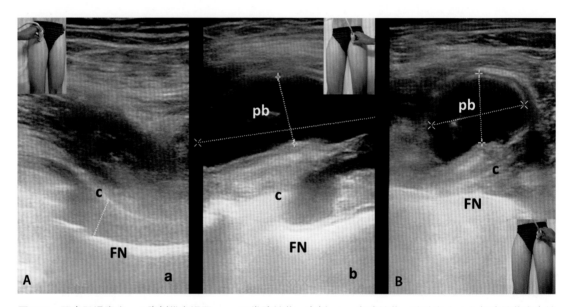

图8.11 腰大肌滑囊炎。A.腹侧纵向视图。a：正常髋关节，右侧；b：左髋关节，髂耻囊（pb）与髋关节囊合并处（c）。B.左侧髋关节与髂耻囊（pb）横断面。FN：股骨颈

产生超声关节造影效果，从而帮助确诊。另一个间接指征是髋臼唇增厚，当髋臼唇的横截面积达到34.7 mm²及以上时，也有可能是发生了髋臼唇撕裂[30, 31]。

8.3.4 大转子疾病

大转子疼痛综合征是一个非常常见的

问题，有时称为大转子炎或大转子滑囊炎，但其实大转子区域的疼痛通常与臀中肌肌腱病变有关。臀中肌肌腱可能存在各种各样的问题。钙化点呈现出不同大小的高回声结构，主要存在于肌肉-肌腱连接处，有时也出现在肌腱内部。致密的钙化可在钙化点下方造成皮质中断的伪像，肌腱病变时也可表

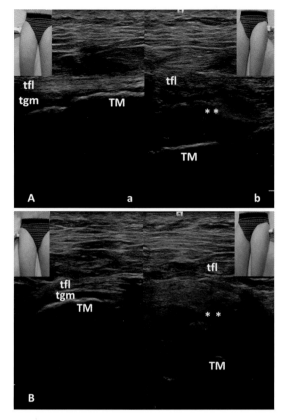

图8.12 左侧臀中肌急性断裂。A.大转子（TM）纵视图。a：正常的髋关节，右侧；b：左髋关节，不包含臀中肌肌腱及软组织肿胀（*）。B.横向视图的大转子。tgm：臀中肌肌腱；tfl：阔筋膜张肌

现为肌腱增厚。但即使臀中肌肌腱确实出现了问题，超声下也有可能观察不到异常。臀中肌和/或臀小肌的肌腱断裂常与滑囊炎有关。部分撕裂导致肌腱看起来不连续，表现为无回声或低回声的液体信号。臀肌完全断裂时，超声表现为一个"秃"面（图8.12）。

大转子区有三个滑膜囊，在病理情况下可能会产生积液。第一个是臀大肌转子囊，位于阔筋膜张肌和臀中肌之间，仰卧位下能沿着大转子后部皮质和臀大肌之间的空隙向后移动。不是所有的滑膜囊边界都很清晰，并且有时容易误认为臀大肌的部分滑膜囊。注意不要用力按压探头，否则存在积液的滑膜囊可被压扁（图8.13）。第二个是臀中肌转子囊，位于大转子外侧皮质和臀中肌肌腱之间，不会向后移动，而且比臀大肌转子囊的空间更小。第三个是臀小肌转子囊，位于臀小肌肌腱和大转子前部之间，呈低回声信号，很难被观察到。

髋关节外侧也是Morel-Lavallée损伤的特定发生部位。Morel-Lavallée损伤是创伤

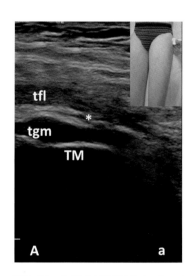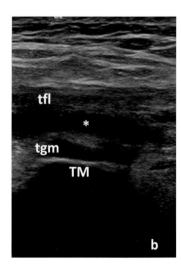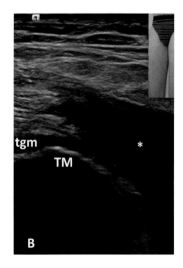

图8.13 左侧转子滑囊炎（*）。A.从侧面看的纵视图。a：用力按压探头；b：不按压。B.从侧后面看的横视图。TM：大转子；tgm：臀中肌肌腱；tfl：阔筋膜张肌

后形成的血清肿，可沿转子区和大腿近端延伸。这种积液由血管丛损伤造成，穿过阔筋膜并在皮下组织的深层和筋膜之间扩张。在检查Morel-Lavallée损伤患者时，注意不要过度按压探头，以避免将渗出的血性积液挤出视野外。损伤时间较久时，血肿的回声可能类似于软组织肿瘤[32-35]。

8.3.5 内收肌病理学

长收肌肌腱是内收肌最常出问题的部位。

肌腱病变时呈现低回声或不均匀的回声，有时可以观察到增厚肌腱的尖锐边缘变得模糊。慢性肌腱病变表现为皮质信号不规则。然而，和臀中肌肌腱病一样，一个普通的超声检查并不能排除内收肌肌腱病。对于不严重的或慢性内收肌肌腱病变，超声比MRI的敏感性高[36]。

钙化呈现为肌腱内的高回声。肌肉断裂呈现为耻骨皮质中断或耻骨完好，但耻骨周边的低回声液体进入长收肌内。在长收肌完全断裂的情况下，残端也可能萎缩。重大创伤时，断裂可能会累及短收肌的表面结构（图8.14）。

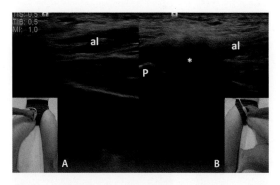

图8.14 左侧长收肌撕脱伤。纵向内侧视图。A.正常髋关节，右侧。B.左侧长收肌萎缩超过2 cm（ * ）。P：耻骨；al：长收肌

8.3.6 髋关节弹响综合征

髋关节弹响综合征指的是年轻人运动过程中髋关节的疼痛和可听到或感觉到的髋部弹响[15, 16]。对于髋关节弹响，应区分关节内弹响和关节外弹响。关节内弹响可由游离体、髋臼唇撕裂、骨或软骨骨折及滑膜软骨瘤病等引起。对于这些问题，MRI的观察效果更好[37, 38]。关节外弹响可出现在前侧或外侧。髂耻隆起或小转子上方的腰大肌肌腱或髂股韧带可造成出现在前侧的弹响。除此之外，髂腰肌肌腱滑脱、髂腰肌附着处狭窄性腱鞘炎及髂腰肌肌腱与其肌肉之间的动态相互作用异常也是可能的原因[37, 39]。想要触发这种弹响，可以让患者缓慢地从屈曲、外展、外旋位伸展至中立位。正常情况下，肌腱应该从外向内平稳移动，但在病理情况下可以看到腰大肌肌腱的突然位移，此时有可能能听到弹响。超声检查中，有时很难在固定超声探头时让患者进行缓慢移动。通过录制检查视频，可清晰回看检查结果[40]。臀大肌或阔筋膜张肌在转子上方的部位断裂可造成外侧弹响。想要触发这种弹响，可以让患者取站立位，从伸展位慢慢移动为屈曲位，检查时探头对准大转子的轴向。

8.3.7 髂前下棘肌腱病变

股直肌髂前下棘起点处肌腱病，超声表现为低回声和/或肌腱增厚。股直肌近端撕裂的发生率低于肌腹的中间部位，包括中央腱膜或远端的深腱膜。近端完全撕裂十分罕见，若发生，会由于萎缩形成一个软组织肿块。在慢性损伤中可观察到肌腱钙化及血肿块[3]。

缝匠肌肌腱病比较少见。阔筋膜张肌肌腱病的超声表现呈低回声信号和/或肌腱增厚。横向视图上观察阔筋膜张肌，其大小在1.5~3.1 mm之间，平均为2.1 mm。与健侧对比，厚度增加30%即可视为有问题。在慢性损伤中可观察到髂嵴骨皮质不规则[13]（图8.15）。

髂前上棘骨刺可能会出现在年轻运动员身上。可使用四个标准判断是否存在骨刺：①凸起区域的低回声区扩展到周围的软组织（代表水肿或出血）；②骨突和骨盆之间正常的低回声信号增大；③骨突的倾斜和脱位；④多普勒超声下，受累区域内过度充血[41]。

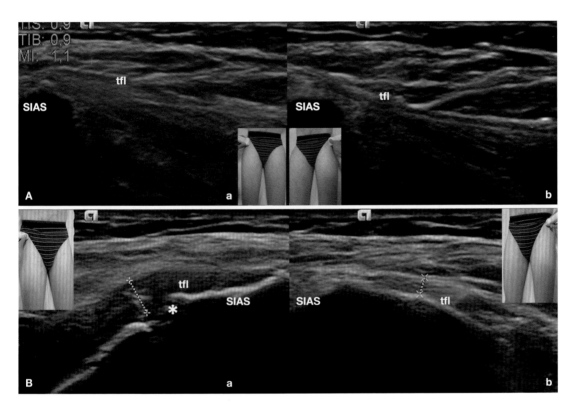

图8.15 右侧阔筋膜张肌（tfl）起点肌腱病变。A.髂前上棘（SIAS）的纵向前视图。a：肌肉起点肥厚；b：正常髋关节，左侧。B.髂前上棘的横向前视图。a：阔筋膜张肌起点增厚和低回声信号，以及皮质不规则信号（＊）。b：正常髋关节，左侧

8.3.8 坐骨结节滑囊炎及腘绳肌肌腱病

正常人群的坐骨结节滑囊不易显示，病理情况下可能会被积液填充，此时在坐骨结节和臀大肌之间呈现出低回声的液体。坐骨结节滑囊炎又称为"织布工的屁股"，在风湿性多肌痛人群中多见。

腘绳肌起点处肌腱病在超声下可见低回声的肿胀组织，有时可见坐骨结节附近不规则的高回声病灶，为钙化点。在肌肉断裂的情况下，腘绳肌起点处能观察到坐骨结节的皮质不规则和/或液体填充的低回声。股二头肌长头和半腱肌比半膜肌更易受累[42]。

8.3.9 异位骨化

异位骨化点的形态取决于损伤的持续

时间、骨化的程度和速率。

骨化形成早期，X线表现无异常，超声检查显示非特异性低回声区域，多普勒成像可发现血管异常增生。发展到4~6周时，可出现具有不同回声特性的区域。外周呈现薄的低回声区，中间回声信号稍高，中心是一个小的低回声区，没有固定的形状。随着病程发展，开始骨化，在X线下逐渐清晰。

钙化点具有典型的超声特征，包括强回声曲线及后部的阴影。

放射学和超声检查结果可用于确诊及随访[43, 44]。

参考文献

[1] Kramps HA, Lenschow E. Investigations on hips and extremities by ultrasonics (author's translation). Z Orthop Ihre Grenzgeb. 1979; 117: 355–64.

[2] Roberts CS, Beck DJ Jr, Heinsen J, Seligson D. Review article: diagnostic ultrasonography: applications in orthopedaedic surgery. Clin Orthop Relat Res. 2002; 401: 248–64.

[3] Martinoli C, Garello I, Marchetti A, Palmieri F, Altafini L, Valle M, et al. Hip ultrasound. Eur J Radiology 2012; 81: 3824–31.

[4] Moshe G. Ultrasound of the hip. Eur J Ultrasound. 2001; 14: 35–43.

[5] Cho KH, Park BH, Yeon KM. Ultrasound of the adult hip. Semin Ultrasound CT MR. 2000; 21: 214–30.

[6] Nestorova R, Vlad V, Petranova T, Porta F, Radunovic G, Micu MC, et al. Ultrasonography of the hip. Med Ultrason. 2012; 14: 217–24.

[7] Naredo E, editor. Joint ultrasonography. Sonoanatomy and examination technique. Barcelona: Euromedice, 2007: 134–45.

[8] O'Neill J, editor. Musculoskeletal ultrasound, anatomy and technique. New York: Springer, 2008: 167–78.

[9] Valley VT, Stanhmer SA. Targeted musculoarticular sonography in the detection of joint effusions. Acad Emerg Med. 2001; 8: 361–7.

[10] Gruber H, Peer S, Kovacs P et al. The ultrasonographic appearance of the femoral nerve and cases of iatrogenic impairment. J Ultrasound Med. 2003; 22: 163–72.

[11] Molini L, Precerutti M, Gervasio A, Draghi F, Bianchi S. Hip: anatomy and US technique. J Ultrasound. 2011; 14: 99–108.

[12] McNally EG. Practical musculoskeletal ultrasound. Philadelphia: Elsevier, 2005: 23–8; 136–41.

[13] Bass CJ, Connell DA. Sonographic findings of tensor fascia lata tendinopathy: another cause of anterior groin pain; Skeletal Radiol. 2002; 31: 143–8.

[14] Martinoli C, Miguel-Perez M, Padua L, Gandolfo N, Zicca A, Tagliafico A. Imaging of neuropathies about the hip. Eur J Radiol. 2013; 82: 17–26.

[15] Blankenbaker DG, De Smet AA, Keen JS. Sonography of the iliopsoas tendon and injection of the iliopsoas bursa for diagnosis and management of the painful snapping hip. Skeletal Radiol. 2006; 35: 565–71.

[16] Blankenbaker DG, Tuite MJ. The painful hip: new concepts. Skeletal Radiol. 2006; 35: 352–70.

[17] Pfirrmann CW, Chung CB, Theumann NH, Trudell DJ, Resnick D. Greater trochanter of the hip: attachment of the abductor mechanism and a complex of three bursae – MR imaging an MR bursography in cadavers and MR imaging in symptomatic volunteers. Radiology. 2001; 221: 469–77.

[18] Bianchi S, Martinoli C. Hip. In: Bianchi S, Martinoli C, editors. Ultrasound of the musculoskeletal system. Berlin: Springer, 2007: 551–610.

[19] Graif M, Seton A, Nerubai J, Horoszowski H, Itzchak Y. Sciatic nerve: sonographic evaluation and anatomic-pathologic considerations. Radiology. 1991; 181: 405–8.

[20] Klauser AS, Tagliafico A, Allen GM, Boutry N, Campbell R, Court-Payen M, et al. Clinical indications for musculoskeletal ultrasound: a Delphi-based consensus paper of the European society of musculoskeletal radiology. Eur Radiol. 2012; 22: 1140–8.

[21] Bancroft LW, Merinbaum DJ, Zaleski CG, Peterson JJ, Kransdorf MJ, Berquist TH. Hip ultrasound. Sem Musculoskelet Rad. 2007; 11: 126–36.

[22] Valley VT, Stanhmer SA. Targeted musculoarticular sonography in the detection of joint effusions. Acad Emerg Med. 2001; 8: 361–7.

[23] Martino F, Silvestri E, Grassi W, Garlaschi G, editors. Musculoskeletal sonography–Technique, Anatomy, Semeiotics and Pathological Findings in Rheumatic Diseases. Milan: Springer, 2006: 52–61; p. 97–107.

[24] Iagnocco A, Filippucci E, Meenagh G, Delle

Sedie A, Riente L, Bombardieri S, et al. Ultra-sound imaging for the rheumatologist III. Ultra-sonography of the hip. Clin Exp Rheumatol. 2006; 24: 229–32.

[25] Schmidt WA, Schmidt H, Schicke B, Gromni-ca–Ihle E. Standard reference values for mus-culoskeletal ultrasonography. Ann Rheum Dis. 2004; 63: 988–94.

[26] Koski JM, Isomaki H. Ultrasonography may reveal synovitis in a clinically silent hip joint. Clin Rheumatol. 1990; 9: 539–41.

[27] Qvistgaard E, Torp–Pedersen S, Christensen R, Bliddal H. Reproducibility and inter–reader agreement of a scoring system for ultrasound evaluation of hip osteoarthritis. Ann Rheum Dis. 2006; 65: 1613–9.

[28] Safran O, Goldman V, Applbaum Y, Milgrom C, Bloom R, Peyser A, et al. Sonography as a screening test for occult hip fractures. J Ultra-sound Med. 2009; 28: 1447–52.

[29] Bianchi S, Martinoli C, Keller A, Bianchi-Zamorani MP. Giant iliopsoas bursitis: sono-graphic findings with magnetic resonance cor-relations. J Clin Ultrasound. 2002; 30: 437–41.

[30] Sofka CM, Adler R, Danon M. Sonography of the acetabular labrum. J Ultrasound Med. 2006; 25: 1321–6.

[31] Kantarci F, Ozpeynirci Y, Unlu M, Gulsen F, Ozbayrak M, Botanlioglu H, et al. Cross–sec-tional area of the labrum: role in diagnosis of anterior acetabular labral tears. Eur Radiol. 2012; 22: 1350–6.

[32] Mukherjee K, Perrin SM, Hughes PM. Morel–Lavallée lesion in an adolescent with ultrasound and MRI correlation. Skelet Radiol. 2007; 36: 43–5.

[33] Puig J, Pelaez I, Banos J, Balliu E, Casas M, Maroto A, et al. Long–standing Morel–Lavallée lesion in the proximal thigh: ultrasound and MR findings with surgical and histopathological correlation. Australas Radiol. 2006; 50: 594–7.

[34] Kalaci A, Karazincir S, Yanat AN. Long-standing Morel–Lavallée lesion of the thigh simulating a neoplasm. Clin Imaging. 2007; 31: 287–91.

[35] Choskhi FH, Jose J, Clifford PD. Morel–Laval-lée lesion. Am J Orthop. 2010; 39: 252–3.

[36] Robinson P, Barron DA, Parsons W, Grainger AJ, Schilders EM, O'Connor PJ. Adductor-related groin pain in athletes: correlation of MR imaging with clinical findings. Skeletal Radiol. 2004; 33: 451–7.

[37] Schaberg JE, Harper MC, Allen WC. The snapping hip syndrome. Am J Sports Med. 1984; 12: 361–5.

[38] Wahl CJ, Warren RF, Adler RS, Hannafin JA, Hansen B. Internal coxa saltans (snapping hip) as a result of overtraining. Am J Sports Med. 2004; 32: 1302–9.

[39] Deslandes M, Guillin R, Cardinal E. The snap-ping iliopsoas tendon: new mechanisms using dynamic sonography. Am J Roentgenol. 2008; 190: 576–81.

[40] Bureau N. Sonographic evaluation of snapping hip syndrome. J Ultrasound Med. 2003; 32: 895–900.

[41] Pisacano RM, Miller TT. Comparing sonogra-phy with MR imaging of apophyseal injuries of the pelvis in four boys. Am J Roentgenol. 2003; 181: 223–30.

[42] Slavotinek JP, Verrall GM, Fon GT. Hamstrings injury in athletes: using MR imaging measure-ments to compare extent of muscle injury with amount of time lost from competition. Am J Roentgenol. 2002; 179: 1621–8.

[43] Fornage BD. Soft tissue masses. In: Fornage BD, editor. Musculoskeletal ultrasound. New York: Churchill Livingstone, 1995: 21–42.

[44] Thomas EA, Cassar–Pullicino VN, Mc Call IW. The role of ultrasound in the early diagnosis and management of heterotopic bone formation. Clin Radiol. 1991; 43: 190–6.

第九章 膝关节超声检查

İbrahim BATMAZ，Fevziye Ünsal MALAS，Levent ÖZÇAKAR

9.1 概述

超声正逐渐被认为是评估膝关节的一种有价值的诊断方式[1]，它已被用于评估膝部的肌腱、血管、神经、关节和关节周围结构[2]。然而，对半月板、软骨和骨的评价仍有一定的局限性[1]。虽然MRI是这些结构相关病理的首选检查，但是超声有显著的优势，如易接受、方便检查、利于医患交流、检查成本低、无辐射，且可提供膝关节的动态成像[2, 3]。

9.2 检查技巧及患者体位

膝关节的超声检查一般需要频率为7~10 MHz的线阵探头。但是，某些特殊情况下低频率（约5 MHz）的探头可能更适合，如腘窝深部囊肿的可视化或对后交叉韧带的评估[4]。常规的膝关节超声检查先从前部开始，然后评估内侧、外侧和后部。检查膝关节前部时，患者取仰卧位，腘窝下放置枕头有助于被动拉伸伸肌，可提供更好的视觉效果且各向异性伪影较少[5]。检查膝关节内侧时，患者依然取仰卧位，膝关节稍微屈曲，髋关节轻度屈曲且外旋。检查膝关节外侧时，患者取仰卧位，下肢内旋，也可取侧卧位[6]。检查膝关节后部时，患者取俯卧位，膝关节伸展，但

膝关节轻微弯曲，可在检查后部结构时减少后方肌腱的紧张度。此外，膝关节屈曲增加了静脉内压，使静脉得到充分的扩张[7]。各种结构，如关节副韧带、肌腱和相关的肌肉可在休息时检查，也可在主动运动时检查。

9.2.1 膝关节前侧

依次对髌上区、髌周和髌下区进行检查。首先，探头在髌上区从内侧到外侧或从外侧到内侧的纵向平面上扫查。在这个区域可探查股四头肌肌腱、髌上囊滑膜隐窝、髌上脂肪垫、股骨前脂肪垫、股骨远端干骺端和滑车。

正常的股四头肌肌腱是一个高回声、清晰的纤维结构，其从股四头肌延伸至髌骨。股四头肌肌腱前缘为皮下脂肪，后缘为髌上脂肪和髌上囊。髌上囊也称为髌上隐窝，位于髌上高回声区和股前脂肪垫之间的股四头肌肌腱远端下方。通过超声可见，正常的髌上囊位于股四头肌肌腱深部，是一条薄壁、清晰可见的无回声线（图9.1）。同样的结构在轴向也可以观察到。

最大限度地屈曲膝关节，可在横断面上扫描股骨滑车和覆盖的软骨。在股四头肌肌腱的深处，软骨是一条界线清晰、光滑的低回声线，其覆盖高回声的软骨下骨

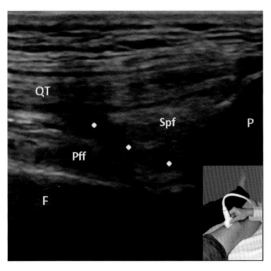

图9.1 髌上区。股四头肌肌腱（QT）长轴成像。滑膜隐窝（菱形）前方被髌上脂肪（Spf）包围，后方被股骨前脂肪垫（Pff）包围。P：髌骨；F：股骨

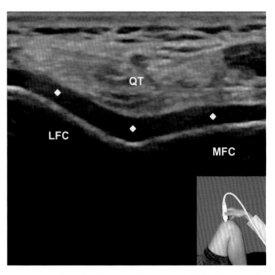

图9.2 正常股骨软骨。超声显示滑车软骨（菱形）呈无声带，覆盖在软骨下骨板明亮的高回声线上。QT：股四头肌肌腱；LFC：股骨外侧髁；MFC：股骨内侧髁

板（图9.2）。根据局部测量，它的平均厚度为1.8~2.5 mm[8]。

髌下区包括髌韧带、髌前囊、髌下囊和Hoffa脂肪垫。髌韧带类似股四头肌肌腱，是清晰可见、高回声的纤维结构。髌韧带位于高回声皮下脂肪和Hoffa脂肪垫之间，后者通常被视为由薄的高回声纤维间隔分隔的低回声脂肪小叶的集合（图9.3）。髌下浅囊和髌下深囊位于髌韧带与胫骨的结合处。超声下远端髌韧带止点（髌下深囊）后方常可见少量液体，而通常看不到薄的髌下浅囊[1]。髌前囊位于髌骨下极和髌韧带近端的皮下组织，正常条件下，由于其囊壁很薄且内部没有液体，超声检查无法显示髌下浅囊[7]。

因为前交叉韧带位置较深且为斜向，其很难利用超声检查。但是，在最大屈曲时将探头（髌下中线）外旋30°（右膝为逆时针方向，左膝为顺时针方向）放置，有助于该韧带在长轴上显示。由于各向异性，韧带

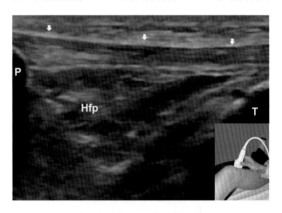

图9.3 髌韧带纵轴的超声图像（箭头）；Hoffa脂肪垫（Hfp）位于髌韧带深部，外观不均匀，低回声。P：髌骨；T：胫骨

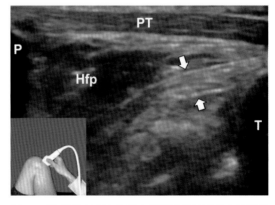

图9.4 髌韧带（PT）的纵向超声图像显示前交叉韧带（箭头）在其长轴上，深至Hoffa脂肪垫（Hfp）。P：髌骨；T：胫骨

的回声可能会发生变化，通常远端部分可以更好或更容易看到（图9.4）[2]。

9.2.2 膝关节内侧

膝关节内侧主要由内侧副韧带、内侧半月板和鹅足组成。超声图像上，内侧副韧带呈1~3 mm厚的狭长条带，由两层高回声层构成，包含内侧副韧带的浅表部分、深层的半月板股骨韧带和半月板胫骨韧带部分，以及一个低回声的结缔组织间隔层[9]（图9.5）。

由于各向异性伪像和超声穿透力受限，利用超声成像内侧半月板可能是有困难的。然而，内侧半月板外部可以被很好地观察到：一个三角形的高回声结构，位于关节腔内浅方紧贴内侧副韧带（图9.5）。

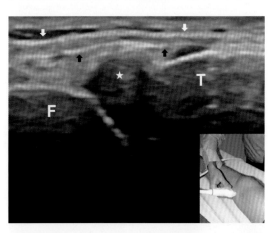

图9.5 内侧副韧带。表层为粗而直的纤维带（白色箭头）；深层由半月板股骨韧带和半月板胫骨韧带（黑色箭头）组成，可见连接半月板的高回声带（星号）。F：股骨；T：胫骨

缝匠肌、股薄肌和半腱肌的肌腱位于胫骨干骺端前部，形成鹅足。胫骨近端前内侧表面的凹陷被这三个肌腱的薄的高回声纤维覆盖。因三者集中在一起，超声无法区分（图9.6）。鹅足囊位于与胫骨的腱骨结合处之间和下方，只有滑膜囊扩张时超声才可见[2]。

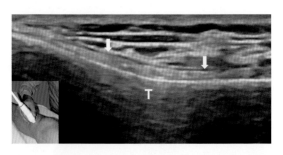

图9.6 鹅足长轴显示一条高回声带（白色箭头）附着于胫骨（T）近端干骺端前外侧

9.2.3 膝关节外侧

膝关节外侧的主要组成部分是髂胫束远端、外侧半月板、外侧副韧带和股二头肌肌腱。这些结构可以通过超声解剖和特定的骨标志正确识别[10]。在膝关节外侧最前方，髂胫束从远端、前侧的阔筋膜延伸到胫骨前外侧的Gerdy结节。髂胫束远端长轴扫描成像，显示为一个薄的、高回声鞘，广泛地覆盖在膝关节前外侧（图9.7）。

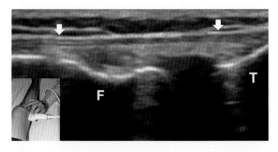

图9.7 髂胫束长轴切面超声图像，显示一条高回声带（箭头）附着于胫骨Gerdy结节。T：胫骨；F：股骨

同样在长轴上，稍微向后移动探头，外侧副韧带（关节囊外，长5~7 cm）呈低回声的紧密结构，连接股骨外侧髁和腓骨

头前部（图9.8）。外侧副韧带厚3~4 mm，位于股二头肌肌腱偏前的平面上（在相同的位置下，可以看到更靠后的位置）。膝关节屈曲20°~30°时，外侧副韧带呈垂直斜位，与髂胫束方向有较大差异[10]。

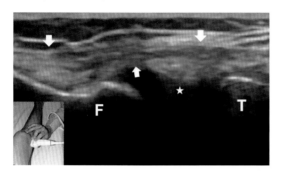

图9.8 超声图像显示的外侧副韧带（箭头）和外侧半月板（★）。F：股骨；T：胫骨

9.2.4 膝关节后侧

患者俯卧，从内侧到外侧进行系统的关节后侧评估。膝关节后侧的主要组成部分为腓肠肌、半膜肌肌腱、半膜肌–腓肠肌滑囊和后交叉韧带。

半膜肌–腓肠肌滑囊是一种位于腓肠肌内侧头和半膜肌肌腱之间的薄壁低回声结构，极少或几乎没有液体。当滑膜囊发生病理性肿胀时，称为腘窝囊肿（又称为贝克囊肿，Baker cyst）。因此，为了不误诊囊性病变，超声医生应谨慎对待半膜肌或腓肠肌肌腱和滑膜囊的各向异性伪像。无论声束的倾斜角大小，滑膜囊始终是相对高回声的，而当超声束垂直于滑膜囊表面时，肌腱是高回声的（图9.9）。

在纵向超声图像上，后交叉韧带可以看作是一个深而厚的低回声带，从胫骨后缘延伸进关节内。探头近端朝向内侧。后交叉韧带的股骨结合处（近端部分）很难用超声来评估（图9.10）[3, 11]。

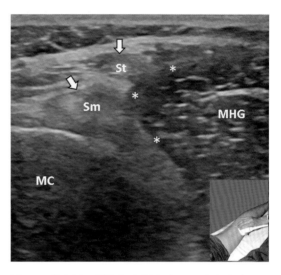

图9.9 超声显示腓肠肌内侧头（MHG）与半腱肌肌腱（St，箭头）和半膜肌肌腱（Sm，箭头）之间的滑膜囊（＊）。MC：内侧髁

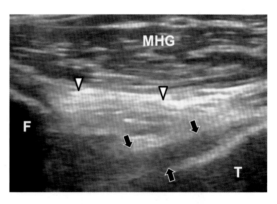

图9.10 矢状位斜位超声图像显示深部的交叉韧带是一个厚的低回声索状结构（箭头）。韧带后方可见三角形脂肪垫（三角）和腓肠肌内侧头（MHG）。F：股骨；T：胫骨

9.3 膝关节病理学

9.3.1 膝关节前侧

关节腔积液及滑膜肥厚

从髌上区开始评估检查。膝关节轻度屈曲20°~30°（更容易使滑膜囊分离），以便在中线处找到积液；也可完全伸展，以更好地于髌上囊的内侧和外侧定位积液。因

此，较好的评估应该是适当的内外侧扇形移动探头且探头无须加压，以避免积液位移或消失。基于这点，虽然超声可以在膝关节中检测到超过3 mL的液体[7]，但始终要记住，膝关节的位置与股四头肌的收缩是有影响的[4, 12]。

当怀疑有积液时，探头下压可用于区分液体与滑膜肥厚。关节内可压缩和可移动的不显示多普勒信号的低回声或无回声被认为是渗出液；如果可压缩性差且显示多普勒信号，则更可能是滑膜肥厚[13]。关节积液表现为无回声，表明是急性期，如果包含一些碎片，则会表现为低回声。碎片或内部回声可能来自小的疏松体、炎症、出血或脂肪球（图9.11）。虽然有时可能无法得出确切的根本原因，但超声仍是这一类病变的首选影像学检查方法[14]。

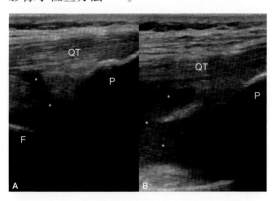

图9.11 A：股四头肌（QT）肌腱下的髌上囊内有少量液体（*）；B：髌上囊内有大量液体，类似血肿（*）。F：股骨；P：髌骨

股四头肌肌腱

股四头肌肌腱从股四头肌延伸到髌骨的上极。正常的股四头肌肌腱呈高回声，由一束纤维结构组成。股四头肌肌腱炎是由局部炎症或过度使用损伤引起的，肌腱失去其纤维状外观，变得低回声和增厚；在慢性炎症时，肌腱内也可见钙化[3]（图9.12）。

股四头肌或肌腱撕裂常见于年轻运动员[2, 9]，强烈的肌肉收缩和直接创伤是主要原因。撕裂多为创伤性的，有时也可是特发性的或见于全身性疾病，如系统性红斑狼疮、痛风、类风湿性关节炎、甲亢、糖尿病及慢性肾衰竭。部分撕裂表现为无回声或低回声区，肌腱纤维结构杂乱扭曲[15]。完全撕裂时，破裂的肌肉部分边缘呈圆形且彼此分离。部分撕裂与完全撕裂的鉴别很重要，因为完全撕裂需要手术治疗。

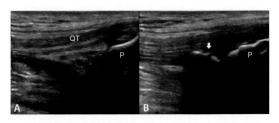

图9.12 髌骨（P）股四头肌肌腱（QT）超声成像比较。A.正常。B.股四头肌肌腱炎。肌腱纤维结构消失，低回声，钙化（箭头）

髌韧带

髌韧带连接髌骨尾端和胫骨结节。髌腱炎通常是由伸膝肌群重复使用引起的，这种情况也称为跳跃者膝，常会影响髌骨顶端肌腱的近端部分。跳跃者膝常见于年轻的运动员，如长跑运动员和足球运动员。在髌腱炎中，肌腱可能出现多处低回声增厚或表现为均匀增厚和低回声（图9.13A）。如上所述，慢性肌腱炎时还可能出现肌腱钙化[3, 16]。

辛丁–拉森–约翰逊病（Sinding–Larsen–Johansson disease，髌骨骨突炎）和胫骨粗隆骨软骨病（Osgood–Schlatter disease，胫骨骨

突炎）是影响青少年未成熟软骨肌腱结合处的两种疾病。由于负荷过载，腱骨结合处最终会发炎。超声成像可以很容易地显示异常回声结构、增大和高回声钙化（图9.13C）[17]。彩色多普勒检查还可以显示较丰富的血流信号，提示进展期炎症（图9.13B）。

髌韧带完全撕裂可能发生于直接创伤或肌腱病变后，撕裂可通过体格检查得以诊断，表现为膝关节肿胀、髌下区疼痛和压痛。但是，超声显示断裂的肌腱末端呈中断的波浪状肌腱[18]。不完全撕裂极为少见[7]（图9.14，图9.15）。

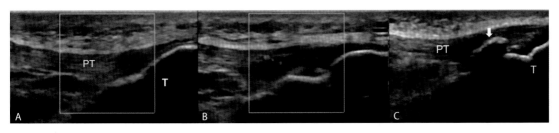

图9.13 膝关节屈曲30° 过程中髌韧带（PT）的纵向成像。与正常侧（A）比较，肌腱炎侧（B）髌韧带肿大、回声降低，彩色多普勒可显示血流信号。箭头表示胫骨（T）结节上方钙化区（C）

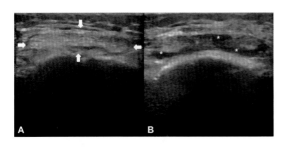

图9.14 髌韧带短轴切面。A.正常侧的髌韧带边界（箭头）；B.患者有症状一侧的撕裂区域（＊）

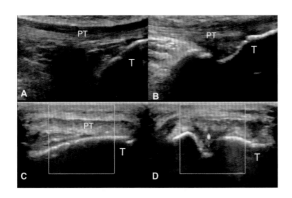

图9.15 骨-肌腱-骨移植术后髌韧带（PT）成像对比。正常侧（C）的纵向（A）和轴位图。手术侧肌腱水肿变大（B），骨皮质缺损区显示血流信号（D）。T：胫骨

滑囊炎

膝关节周围有多个滑囊，任何影响周围结构的疾病都有可能累及滑囊，表现为积液。髌前皮下囊位于髌骨下部的皮下组织中。髌前滑囊炎通常称为女佣膝，主要发生于外伤。在超声下，可看到低回声液体的形成和增厚的髌前皮下组织[19]（图9.16）。正常情况下看不到髌前皮下囊腔。由于囊腔的定位较浅，在检查时应避免下压探头。在急性期，彩色多普勒可表现为血流信号增多[4]。

髌下囊位于髌腱和Hoffa脂肪垫之间。值得注意的是，除了过度使用的损伤类型，髌下滑囊炎可以伴随entheseal区域的病变[20]（图9.17B）。另一方面，在健康的受试者中也能看到少量的髌下囊液[7]（图9.17A）。

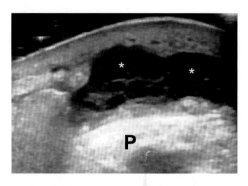

图9.16　髌前滑囊炎（女佣膝）。图示髌前皮下囊内无回声或低回声积液形成，髌前皮下组织增厚。P：髌骨

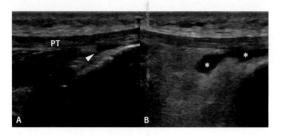

图9.17　髌下囊的纵向超声图像。A.正常侧的滑膜囊（三角）。B.患侧可见异常积液（∗），与髌下滑囊炎一致。PT：髌腱

9.3.2　膝关节内侧

内侧副韧带

内侧副韧带超声下呈三层：两层高回声区（浅层和深层）和中间结缔组织的低回声层[9]。深层更容易发生撕裂[21]，当深层有一个单独的撕裂时，由于积液或血液的积累，表层会发生侧向位移。内侧副韧带撕裂常合并内侧半月板和前交叉韧带撕裂[1]。增厚的或钙化的韧带提示既往损伤[21]。Pellegrini-Stieda病是一种发生在韧带上部的异位骨化，其发生可能与内侧副韧带股骨侧的慢性部分撕脱有关（图9.18），通常与外翻压力所致的慢性损伤有关[3]。

鹅足

正常被检查者可能看不到鹅足囊；肌腱炎、滑囊炎和腱鞘囊肿形成可能是该区域常见的相关病理改变（图9.19）。滑囊炎表现为膝关节前内侧鹅足腱和内侧副韧带之间的低回声肿块。彩色多普勒评估有助于鉴别急性和慢性滑囊炎[3]。

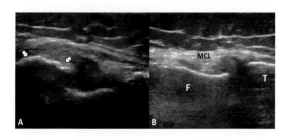

图9.18　Pellegrini-Stieda病。A.在内侧副韧带（MCL）近端可见云状的异位骨化（箭头）。B.正常侧。T：胫骨；F：股骨

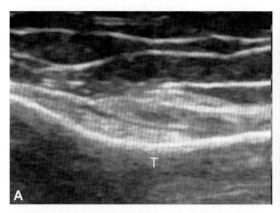

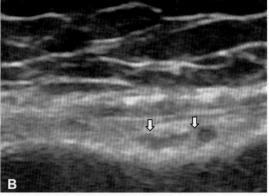

图9.19　鹅足肌腱炎。A.正常侧。B.纵向图像显示模糊的肌腱和胫骨（T）之间有异常的积液（箭头）

9.3.3 膝关节外侧

外侧副韧带

外侧副韧带病变较内侧副韧带病变少见，通常与膝关节内翻压力所致损伤有关[22]。局部撕裂时，外侧副韧带表现为低回声、增大、梭形增厚（图9.20）。外侧副韧带完全撕裂较少见[3]。虽然腓骨结合处的外侧副韧带撕脱也不常见，但当发生时，股二头肌肌腱也会受到损伤。慢性摩擦所致损伤可引起外侧副韧带与腘肌腱之间的滑囊炎，在超声图像上表现出不规则的积液[3]。

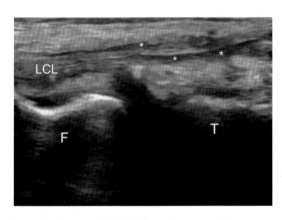

图9.20 外侧副韧带（LCL）部分撕裂表现为增厚韧带内的异常回声区（＊）。T：胫骨；F：股骨

髂胫束

髂胫束最常见的病理是髂胫束摩擦综合征[3]，常见于剧烈活动时髂胫束对股外侧髁的慢性局部撞击[7]，这种病变称为跑步者膝。髂胫束增厚发炎，在髂胫束和股骨髁之间可见滑囊[3]。超声下，髂胫束的边界变得模糊，呈低回声且梭形增厚[3]。膝关节屈伸动态评估有助于髂胫束摩擦综合征的诊断。

外侧半月板和内侧半月板

虽然MRI是评估半月板病变的金标准[23]，但超声可用于检查怀疑半月板病变的患者，以及因幽闭恐惧症、肥胖和不兼容的植入物而无法进行MRI检查的患者[9]。

半月板撕裂通常包括半月板内的无回声或低回声的裂隙，但也有高回声撕裂[9]。周围和后方的撕裂可以更好地可视化，而小的内部或内侧撕裂容易漏掉。半月板退行性变可表现为半月板肿胀，超声下回声降低[1]。半月板常突出于关节间隙外，也可包含小囊肿（图9.21）。线状高回声表现可见于半月板软骨钙质沉着症[2, 24]。

半月板囊肿（多位于外侧）为囊性病变，囊内充满黏稠样液体。这些囊肿可伴有水平撕裂，通常包含间隔或碎片，呈低回声或部分无回声结构[1, 3, 25]。半月板囊肿多见于外侧半月板[25]。

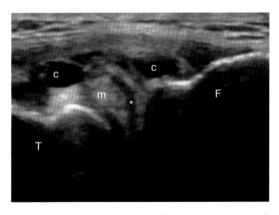

图9.21 膝关节内侧纵向显示突出的半月板（m），形成水平撕裂（＊）和囊肿（c）。T：胫骨；F：股骨

交叉韧带病理学

膝关节过度屈曲是检查前交叉韧带远端纤维的必要条件。然而，这对于膝关节受

伤的患者是比较困难的，因为它会使膝关节压力更高。因此，检测一些间接问题，如液体、肿块或血肿可能是有用的[3]。髁间切迹侧壁的低回声被认为是前交叉韧带近端血肿，代表急性前交叉韧带断裂[26]。

后交叉韧带损伤较前交叉韧带损伤少见[3]。后交叉韧带断裂通常与前交叉韧带和副韧带损伤等其他病理有关。过度旋转、伸展或屈膝的直接创伤是后交叉韧带损伤最常见的原因[3]。超声下后交叉韧带断裂可表现为正常形态的丧失，低回声，厚度达10 mm以上[27]。

股骨软骨

股骨远端软骨最好于膝关节过度屈曲位在髌骨水平进行评估[20]。清晰、锐利的轮廓丧失、边缘不规则是软骨病理学的征象[28]。尽管骨关节炎常出现关节软骨的变薄和不对称，但在类风湿性关节炎等其他疾病中，受累关节软骨常为对称表现[20]。骨赘在骨性关节炎患者中也可见。胫股关节是观察这些骨赘的最佳部位，骨赘即关节边缘处的骨性突起[20]。

9.3.4 膝关节后侧

腘窝囊肿

腘窝囊肿由腘窝内侧的腓肠肌-半膜肌滑囊扩张所致（图9.22A）。正常情况下，超声下这两个结构之间很少或没有液体（图9.22B）。该滑膜囊与膝关节相通，膝关节屈曲可使黏液单向流向滑膜囊内[7]。腘窝囊肿可由任何使滑膜囊内液体增多的疾病引起，如关节炎症、绒毛结节性滑膜炎、骨坏死、半月板撕裂及游离体[3, 29-31]，滑膜囊内可能有隔膜或间隔。

依靠滑膜囊圆形形状的消失及液体扩散到腓肠肌-比目鱼肌复合体，我们可发现滑膜囊的破裂（图9.22C）。表现为肌肉复合体内尖锐的角状无回声区[32]，以及小腿疼痛、肿胀和压痛。有时这种并发症（也称为假血栓性静脉炎）可能产生类似血栓性静脉炎的炎症变化。破裂囊肿周围组织的炎症可导致囊肿内仅剩很少的无回声液体，并可表现出不明确的回声区域[9, 16, 33, 34]。腘窝囊肿的鉴别诊断包括腘动脉瘤（图9.22D）、静脉曲张和软组织肿块（如黏液样肉瘤、半月板囊肿），尤其是在半膜肌和腓肠肌内侧头之间没有流体流动的情况下[32]。

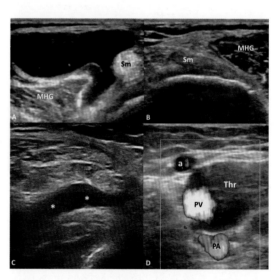

图9.22 A.腘窝囊肿的膝关节后侧超声图像对比。B.正常侧。C.注意腓肠肌内侧头（MHG）和半膜肌肌腱（Sm）之间的无回声液体。游离液体（*）扩散到腓肠肌筋膜层代表腘窝囊肿破裂。D.多普勒显示腘静脉（PV）血栓（Thr）形成引起的动脉瘤样扩张（a）。腘动脉（PA）或静脉瘤样扩张更倾向于外侧位，很容易被误认为是腘窝囊肿

腱鞘囊肿和滑膜囊肿

可在膝关节后侧的非典型位置看到的

囊肿，如在股二头肌和腓肠肌外侧头之间或胫腓关节近端的囊肿，这些囊肿不是腘窝囊肿[3]。腱鞘囊肿含有黏性、黏液样物质，很少与关节相通。滑膜囊肿起源于肌腱鞘、关节囊（通常是胫腓骨囊）或邻近的滑囊，表现为无回声的单个或多房肿块[24]。

腘动脉瘤

真正的腘动脉瘤（动脉壁各层均异常扩张）是最常见的外周动脉瘤，由于存在严重血栓性并发症的风险，因此诊断动脉瘤非常重要[35]。此外，腘动脉瘤是双侧动脉瘤，与腹主动脉瘤高度并存。腘动脉瘤通常见于老年男性。如果动脉瘤较大，可引起腘静脉的外部压迫，导致腿部肿胀和深静脉血栓形成[7]。超声检查可以非常方便地描述动脉瘤的存在或通畅性及是否有血栓。此外，多普勒超声可以帮助区分动脉瘤和其他腘窝肿块病变（如腘窝囊肿，图9.22D）。超声还可以鉴别由骨软骨瘤等骨异常引起的腘动脉假性动脉瘤[36]。

腘动脉挤压综合征

腘动脉挤压综合征是由于腘动脉周围肌腱结构解剖关系异常而引起肢体跛行的罕见病因。异常解剖位置会引起腘动脉的偏移和压迫。它主要发生于年轻的运动参与者，运动导致小腿肥大及解剖异常[37]。体格检查时，应在踝关节被动背屈位和强迫跖屈位检查腘动脉和足部搏动[38, 39]。不同活动状态下的动态多普勒成像有助于诊断。

参考文献

[1] Friedman L, Finlay K, Jurriaans E. Ultrasound of the knee. Skeletal Radiol. 2001; 30: 361–77.

[2] Grobbelaar N, Bouffard JA. Sonography of the knee, a pictorial review. Semin Ultrasound CT MR. 2000; 21: 231–74.

[3] Lee D, Bouffard JA. Ultrasound of the knee. Eur J Ultrasound. 2001; 14: 57–71.

[4] Paczesny L, Kruczynski J. Ultrasound of the knee. Semin Ultrasound CT MRI. 2011; 32: 114–24.

[5] Kane D, Balint PV, Sturrock RD. Ultrasonography is superior to clinical examination in the detection and localization of knee joint effusion in rheumatoid arthritis. J Rheumatol. 2003; 30: 966–71.

[6] Jong IL, Song IS, Jung YB, Young GK, Wang CH, Hyun Y, et. al. Medial collateral ligament injuries of the knee: ultrasonographic findings. J Ultrasound Med. 1996; 15: 621–5.

[7] Martinoli C, Bianchi S. Knee. In: Bianchi S, Martinoli C, editors. Ultrasound of the Musculoskeletal System. Berlin: Springer; 2007. p. 637–744.

[8] Iagnocco A, Coari G, Zoppini A. Sonographic evaluation of femoral condylar cartilage in osteoarthritis and rheumatoid arthritis. Scand J Rheumatol. 1992; 21: 201–3.

[9] van Holsbeeck M, Introcaso JH. Musculoskeletal ultrasound. St Louis: Mosby–Year Book; 2001.

[10] De Maeseneer M, Vanderdood K, Marcelis S, Shabana W, Osteaux M. Sonography of the medial and lateral tendons and ligaments of the knee: The use of bony landmarks as an easy method for identification. AJR Am J Roentgenol. 2002; 178: 1437–44.

[11] Suzuki S, Kasahara K, Futami T, Iwasaki R, Ueo T, Yamamuro T. Ultrasound diagnosis of pathology of the anterior and posterior ligaments of the knee joint. Arch Orthop Trauma Surg. 1991; 110: 200–3.

[12] Delaunoy I, Feipel V, Appelboom T, Hauzeur JP. Sonography detection threshold for knee effusion. Clin Rheumatol. 2003; 22: 391–2.

[13] Wakefield RJ, Balint PV, Szkudlarek M, Filippucci E, Backhaus M, D'Agostino MA, et al. OMERACT 7 Special Interest Group. Musculoskeletal ultrasound including definitions for ultrasonographic pathology. J Rheumatol. 2005; 32: 2485–7.

[14] Wang SC, Chhem RK, Cardinal E, Cho KH. Joint sonography. Radiol Clin North Am. 1999; 37: 653–68.

[15] La S, Fessell DP, Femino JE, Jacobson JA, Jamadar D, Hayes C. Sonography of partial–thickness

quadriceps tendon tears with surgical correlation. J Ultrasound Med. 2003; 22: 1323–9.

[16] Gibbon W. Musculoskeletal ultrasound. Baillieres Clin Rheumatol. 1996; 10: 561.

[17] De Flaviis L, Nessi R, Scaglione P, Balconi G, Albisetti W, Derchi LE. Ultrasonic diagnosis of Osgood–Schlatter and Sinding–Larsen–Johansson diseases of the knee. Skeletal Radiol. 1989; 18: 193–7.

[18] Carr JC, Hanly S, Griffin J, Gibney R. Sonography of the patellar tendon and adjacent structures in pediatric and adult patients. AJR Am J Roentgenol. 2001; 176: 1535–9.

[19] Myllymäki T, Tikkakoski T, Typpö T, Kivimäki J, Suramo I. Carpet-layer's knee. An ultrasonographic study. Acta Radiol. 1993; 34: 496–9.

[20] Vlad V, Iagnocco A. Ultrasound of the knee in rheumatology. Med Ultrason. 2012; 14: 318–25.

[21] Strome GM, Bouffard JA, van Holsbeeck M. Knee. Clin Diagn Ultrasound. 1995; 30: 201–19.

[22] Chernye S. Disorders of the knee. In: Dee R, et al., editors. Principles of orthopedic practice, Vol. 2. New York: McGraw Hill; 1989.

[23] Azzoni R, Cabitza P. Is there a role for sonography in the diagnosis of tears of the knee menisci? J Clin Ultrasound. 2002; 30: 472–6.

[24] Ptasznik R. Ultrasound in acute and chronic knee injury. Radiol Clin North Am. 1999; 37: 797–830.

[25] Rutten MJ, Collins JM, van Kampen A, Jager GJ. Meniscal cysts: detection with high-resolution sonography. AJR Am J Roentgenol. 1998; 171: 491–6.

[26] Ptasznik R, Feller J, Bartlett J, Fitt G, Mitchell A, Hennessy O. The value of sonography in the diagnosis of traumatic rupture of the anterior cruciate ligament of the knee. AJR Am J Roentgenol. 1995; 164: 1461–3.

[27] Cho KH, Lee DC, Chhem RK, Kim SD, Bouffard JA, Cardinal E, et al. Normal and acutely torn posterior cruciate ligament of the knee at US evaluation: Preliminary experience. Radiology. 2001; 219: 375–80.

[28] Balint PV, Kane D, Wilson H, McInnes IB, Sturrock RD. Ultrasonography of entheseal insertions in the lower limb in spondyloarthropathy. Ann Rheum Dis. 2002; 61: 905–10.

[29] Yeh H, Rabinowitz J. Ultrasonography of the extremities and pelvic girdle and correlation with computed tomography. Radiology. 1982; 143: 519.

[30] Moss G, Dishuk W. Ultrasound diagnosis of osteochondromatosis of the popliteal fossa. J Clin Ultrasound. 1984; 12: 232.

[31] Kaufman R, Towbin R, Babcock D, Crawford AH. Arthrosonography in the diagnosis of pigmented villonodular synovitis. AJR Am J Roentgenol. 1982; 139: 396–8.

[32] Ward EE, Jacobson JA, Fessell DP, Hayes CW, van Holsbeeck M. Sonographic detection of Baker's cysts: Comparison with MR imaging. AJR Am J Roentgenol. 2001; 176: 373–80.

[33] Wylie E. Musculoskeletal and small parts ultrasound. Aust Fam Physician. 1995; 24: 562.

[34] McDonald D, Leopold G. Ultrasound B-scanning in the differentiation of Baker's cyst and thrombophlebitis. Br J Radiol. 1972; 45: 729.

[35] Wright LB, Matchett WJ, Cruz CP, James CA, Culp WC, Eidt JF, et al. Popliteal artery disease: diagnosis and treatment. Radiographics. 2004; 24: 467–79.

[36] Vanhegan IS, Shehzad KN, Bhatti TS, Waters TS. Acute popliteal pseudoaneurysm rupture secondary to distal femoral osteochondroma in a patient with hereditary multiple exostoses. Ann R Coll Surg Engl. 2012; 94: e134–e136.

[37] Roche-Nagle G, Wong KT, Oreopoulos G. Vascular claudication in a young patient: popliteal entrapment syndrome. Hong Kong Med J. 2009; 15: 388–90.

[38] Pham TT, Kapur R, Harwood MI. Exertional leg pain: teasing out arterial entrapments. Curr Sports Med Rep. 2007; 6: 371–5.

[39] Gourgiotis S, Aggelakas J, Salemis N, Elias C, Georgiou C. Diagnosis and surgical approach of popliteal artery entrapment syndrome: a retrospective study. Vasc Health Risk Manag. 2008; 4: 83–8.

第十章 足踝部超声检查

Erhan ÇAPKIN，Murat KARKUCAK

10.1 概述

虽然常规放射学检查在评估和诊断足踝部问题方面很重要，但是超声在关节、肌腱、韧带、神经和其他软组织病变中的应用越来越广泛。

与其他检查一样，进行超声检查之前，超声医生应该详细了解患者病史，如运动和日常生活习惯。询问受伤过程、了解受伤机制有助于预判可能的病变部位，缩短超声筛查的时间，同时也能更准确、细致地评估病变部位的解剖结构。

10.2 踝关节

10.2.1 检查技术

标准的踝关节超声检查应从关节的前部开始，然后向内、向外，最后检查后踝。通常使用5~15 MHz的线阵探头检查踝关节和周围的软组织。具体操作中，探头频率应当根据不同腱滑膜鞘的深度（如前浅层和后深层）而调整，在手法加压时加用一个薄的耦合垫片可以较好地保持探头和皮肤之间的紧密接触[1]。

前踝

当患者处于坐位或仰卧位时，最好屈膝45°，使足底紧贴检查台平面。需要检查的主要解剖结构为伸肌腱、胫前动脉和踝关节前隐窝（图10.1）。

纵切面图像用于评估胫距关节积液。在横断面图像中，胫骨前肌肌腱（最内侧肌腱）几乎是其他伸肌腱的两倍，而趾长伸肌肌腱（最外侧肌腱）可分成四束，止于2~5趾。将探头从近端移至远端时，可以换用高频探头来检查肌腱的腱鞘。胫前动脉在踇长伸肌肌腱外侧的深面，采用多普勒成像或通过无回声和血管搏动的特征可以诊断。此外，还可以使用纵切面图像来验证横断面图像结果（图10.2）。

外踝

为了检查外踝，嘱患者稍微将足内旋。外踝能检查到的解剖结构包括腓骨肌腱、外侧韧带复合体、下胫腓前韧带和相

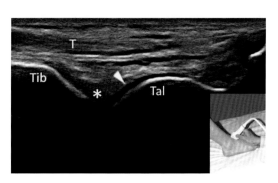

图10.1 前踝（纵切面观）。可见胫骨前肌腱（T）、无回声的关节软骨（三角）和踝关节前隐窝（*）。Tib：胫骨；Tal：距骨

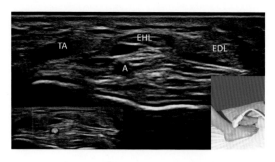

图10.2 前足踝（横轴面观）。观察到胫骨前肌肌腱（TA）、踇长伸肌肌腱（EHL）、趾长伸肌肌腱（EDL）和胫前动脉（A）。下图显示的是同一区域的胫前动脉的多普勒图像。

关骨结构。外踝尖是分辨外侧各韧带的主要骨性标志，检查中应特别注意将探头尽可能地平行于所观察的韧带。另外，踝关节的主动/被动活动有助于检查[2-4]。

距腓前韧带连接外踝尖前方与距骨颈之间，呈扁平的带状纤维结构（图10.3）。检查右踝时，探头置于4点钟方位；检查左踝时，则将探头置于8点钟方位。检查跟腓韧带时，将探头放置在冠状面（6点钟位置）。在短轴上，跟腓韧带呈椭圆状，有时类似不连续的关节内结构（特别是当它被积液包绕时），凭借这一点可以与腓骨肌腱区别开来。即便如此，由于跟腓韧带位置较深，超声检查常常不易观察。评估下胫腓

前韧带时，应将探头置于外踝尖前方，并向内上倾斜。

超声可以准确评估腓骨肌腱的踝上、踝后和踝下部分。与踝关节的其他部位一样，先进行横断面检查，以便更好地定位。如果存在腓骨肌腱脱位/半脱位，背伸或外翻踝关节时可以观察到。

内踝

踝关节的内侧韧带通常称为三角韧带，超声检查时，患者取仰卧位足外旋或坐位"青蛙腿"姿势，将探头尽可能与其对齐平行放置，才能更好地成像。三角韧带是连接内踝和距骨的低回声结构（图10.4）。患者取俯卧位，把足悬空于检查台外使其自由下垂，可以评估胫骨后肌肌腱[5]，如果胫骨后肌肌腱不稳定，当足处于背屈–内翻时，也可以在内踝后方扫描到该肌腱。通过短轴和长轴切面扫查踝上/踝下区可观察胫骨后肌肌腱、趾骨长屈肌肌腱和踇长屈肌肌腱。通常，胫骨后肌肌腱为直径4~6 mm的椭圆形高回声结构[6]。趾长屈肌肌腱位于胫骨后肌肌腱后方，略偏外侧。踇长屈肌肌腱因其位置较深（下后方）而较难扫查到。在趾长屈肌肌腱的后面和踇

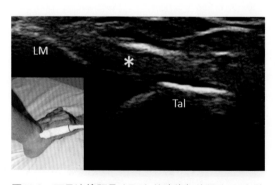

图10.3 可见连接距骨（Tal）的边缘与外踝（LM）的距腓前韧带（＊）为薄的高回声带

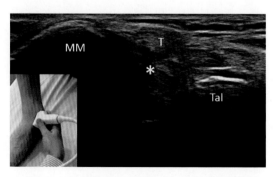

图10.4 连接距骨（Tal）和内踝（MM）前缘的三角韧带（＊）显示为厚的低回声带。T：胫骨后肌肌腱

长屈肌肌腱的浅面可见胫后动、静脉和胫神经及其远端分支（图10.5）。

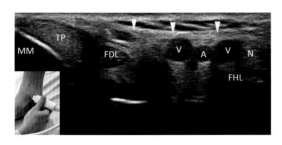

图10.5 内踝（MM）后方可见穿过踝管和屈肌支持带（三角）的结构。N：胫神经；A：胫后动脉；V：胫后静脉；TP：胫骨后肌肌腱；FDL：趾长屈肌肌腱；FHL：蹞长屈肌肌腱

后踝

为了更好地检查后踝，患者取俯卧位并把足悬空于检查台外使其自由下垂。通过短轴和长轴，从腱腹结合部到跟骨止点扫查跟腱，其平均厚度为5~6 mm[7]。需要记住的是，通过短轴切面扫查才能准确测量卵圆结构的厚度[8]。跟腱在跟骨上的止点长度约为1 cm，跟腱纤维呈斜行走向，扫查时可能表现为低回声，类似跟腱病（图10.6）。因此，为了迅速区分连接肌腱与骨的低回声的纤维软骨，通常需要变换声束的角度。跟腱内侧的蹞肌腱在横向扫查中也表现为小的椭圆形低回声结构[9]。跟腱的跟骨止点附近有两个滑膜囊：一个是跟皮下囊（跟腱后囊），另一个是跟腱囊。前者位于皮肤和肌腱之间，后者位于跟腱止点和跟骨后上角之间。正常情况下，跟腱后囊不能显示，而跟腱囊在足背屈时可见逗号状的低回声结构[10]。无症状患者跟腱囊内也能观察到液体，其前后径<3 mm为正常[5]。Kager脂肪垫位于跟

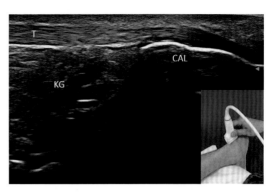

图10.6 后踝（纵切面）。T：跟腱；KG：kager脂肪垫；CAL：跟骨。

腱深面，是一个充满脂肪小叶的软组织区域。小隐静脉和腓肠神经沿着皮下组织穿过踝关节后外侧区域。通过静脉可以很容易地识别小的腓肠神经（位于其内侧）。

10.3 足部

10.3.1 检查技术

背侧

足部超声检查的标准程序从足背开始。患者仰卧位，屈膝90°，脚平放在检查台上。通过横向和纵向切面可以很容易扫查蹞伸肌肌腱和趾伸肌肌腱的起止点。蹞短伸肌和趾短伸肌位于趾长伸肌分支带下方较深的位置。横切面扫查，近端可以观察到足背动脉的内侧支和腓深神经。在扫查远端时，应注意跖趾关节或趾骨间关节背侧隐窝内少量积液是正常的，而不应误诊为滑膜炎。

足底

足底超声检查，可以让患者取坐位或仰卧位，放松状态下进行。一般来说，跖筋膜是第一个要评估的结构。探头手法

为长轴置于跟骨结节上，探头远端朝内。跖筋膜为独特的高回声纤维带，类似平行于皮肤的肌腱（图10.7）。当探头向远端移动时，它逐渐变薄、变浅。跖筋膜最粗的一束在趾短屈肌表面[11，12]。将探头向外移，可以检查小趾展肌上足底筋膜较薄的外侧部分。筋膜内侧束位于姆外展肌之下，是最薄的部分。在较深的位置，可见第二肌层的跖方肌、蚓状肌、姆长屈肌和趾长屈肌。脚趾的主动/被动运动有助于识别各个结构，如浅层的趾长屈肌肌腱和深层的姆长屈肌肌腱。足底内外侧神经血管束与长屈肌肌腱密切相关，可在短轴切面识别。同样，骨间肌和外部肌腱也可以在跖骨水平进行横向评估。在第1跖趾关节水平，应注意不要将籽骨误认为撕脱骨折。在这方面，虽然超声检查可能有助于鉴别诊断，但对于籽骨炎可能没有太大的帮助[13]。

10.4 踝部病变

10.4.1 肌腱病变

踝关节最常见的肌腱病变是跟腱病变，使用超声基本可以诊断[14]。跟腱病作为一个通用的术语，包括跟腱炎、跟腱变性和腱周炎。由于跟腱周围没有真正的滑膜鞘，不会发生腱鞘炎，因此炎症可能继发于跟腱后滑囊炎[15]。跟腱炎超声表现为低回声、增厚及水肿。能量多普勒可以在炎症活动期显示血流信号。超声检查腱周炎可见正常的腱内结构、腱周积液，以及肌腱周围的不规则带和粘连（图10.8）[16]。

跟腱是最常受代谢性疾病影响的结构之一。痛风时尿酸盐结晶的沉积可导致腱内结节和弥漫性增厚。在家族性高胆固醇血症中，超声检查可见双侧跟腱肿胀、纤维调节蛋白丢失并伴有结构异质性和局灶性/弥漫性低回声区（腱内黄色瘤）[17]。跟腱也可能出现钙化，但它们并不总是与跟腱变性有关。在跟腱反复损伤后，可能出现大直径斑块样骨化[18]（图10.9）。跟骨赘生物是跟腱止点最常见的骨异常，通常见于运动员，可能会引起疼痛。在超声检查中，可在跟骨后部发现不规则的高回声骨刺。

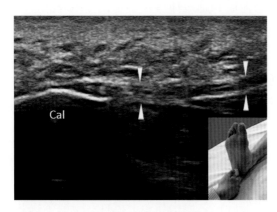

图10.7 足底（纵切面）。跖筋膜（三角）起源于跟骨结节（Cal），表现为较薄的低回声带

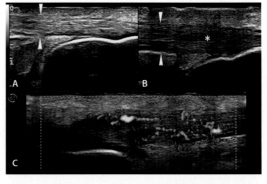

图10.8 跟腱病。A.正常。B.肌腱增厚水肿，显示低回声（星号）。C.能量多普勒显示炎症活动期

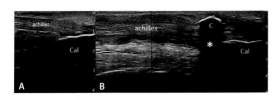

图10.9 跟腱病。A.正常面。B.腱内可见钙化（C）及其声影（＊）。Cal：跟骨

跟腱在退化进程中可能导致部分间质撕裂，特别是缺氧和黏液样肌腱变性，这在男性（40~50岁）较为常见。在体育运动（如跳跃、跑步和敏捷性活动）中，偏心负荷和爆发性的强力收缩是造成该伤害的主要原因。撕裂区域通常位于跟腱止点近端2~6 cm的位置，即乏血管区[19]。此外，还必须评估腱腹结合部和跟骨止点。跟腱完全撕裂时，其撕裂的两端之间可能见到局部缺损，可能会变钝和回缩，产生折射阴影（图10.10）。被动跖屈或挤压小腿肌肉的动态试验可验证撕裂，并有助于区分部分撕裂和全层撕裂。从这个意义上说，超声在评估跟腱撕裂时显示出100%的敏感性和83%的特异性[20]。

其他肌腱病，如胫骨前肌肌腱的问题最常发生在前腱滑膜鞘，超声表现为肌腱肿胀和低回声改变。反复撕裂在年轻人和运动员中较为普遍，自发性断裂多发生于

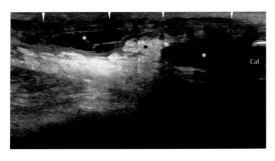

图10.10 分屏纵切面图显示跟腱撕裂（白色＊）和纤维化（黑色＊）区域。Cal：跟骨

高龄患者[21]，其他伸肌腱病变较罕见。在外侧，腓骨肌腱鞘炎存在无回声的积液，其半脱位/脱位和支持带的损伤常伴随慢性踝关节扭伤[22]。胫骨后肌肌腱是踝关节内侧腱滑膜鞘最常受累的肌腱。炎症性疾病通常累及该肌腱，引起肌腱炎、腱鞘炎（图10.11）或撕裂[23]。在大多数情况下，胫骨后肌肌腱的撕裂发生在内踝周围或足舟骨止点[24, 25]。

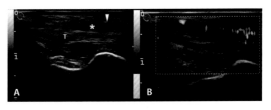

图10.11 胫骨后肌腱鞘炎长轴视图。在踝下区域的灰阶（A）和能量多普勒图像（B）显示胫骨后肌肌腱（T）滑膜鞘（三角）内渗出（＊）

10.4.2 韧带损伤

超声动态评估对韧带损伤至关重要[26]。韧带损伤通常分为：I级，最小张力时无撕裂或不稳；II级，部分撕裂；III级，完全撕裂。

距腓前韧带是踝关节创伤中最常受损的韧带。在超声检查时，部分撕裂可能表现为局部或弥漫性低回声区（图10.12）。在韧带的断端（回缩和波状）之间也可以检测到血肿的低回声信号。诊断关节松弛的应力测试可以在扫查期间提供帮助[27, 28]。

三角韧带损伤通常见于严重外翻并伴有外踝骨折和距骨外侧移位。全层撕裂罕见，超声通常表现为韧带增厚（弥漫性或局部低回声）和韧带内线性缺损。若超声无法观察到三角韧带提示其完全撕裂[29]。

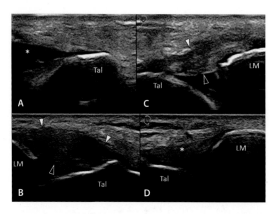

图10.12　距腓前韧带仅部分撕裂的两个不同病例。"*"表示正常韧带（A，D）。伤侧（B，C）可见低回声、增厚和水肿的韧带（三角）。Tal：距骨；LM：外踝

10.4.3 骨和软组织病变

腱鞘囊肿

除腕/手部，腱鞘囊肿也常见于足部，但很少有症状[30]。它们一般发生在跗骨窦和踝管、Lisfranc关节周围及跖趾关节背侧[31]，其超声表现为圆形、椭圆形和小叶性无回声病变（图10.13）。鉴别诊断包括脓肿、浆液瘤和静脉曲张。当腱鞘囊肿很大并包围肌腱时，应注意将其与腱鞘炎进行鉴别。

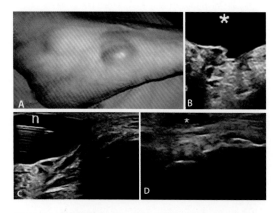

图10.13　腱鞘囊肿。A.图片显示足背外侧有硬结。B.边界清楚的无回声囊性病变（*）。C.超声引导穿刺。n：针。D.穿刺后图像显示极小残余病变（*）

跖筋膜炎

跖筋膜炎是足跟疼痛最常见的原因。它是由跖筋膜过度紧张或过度运动（跳跃和跑步）造成的，但也发现其与体重的增加有关[32]。其发病机制可能是跖筋膜跟骨止点处的局部细小撕裂继发炎性改变。现已有许多跖筋膜超声显像的研究[33-35]。最常见的病变部位是筋膜后部靠近跟骨结节止点的位置。超声主要表现为筋膜增厚、回声降低，纤维样结构消失，筋膜表层和深层界限不清，但筋膜周围积液少见（图10.14）。超声也可有效地用于指导治疗（如注射、体外冲击波治疗）[36, 37]。

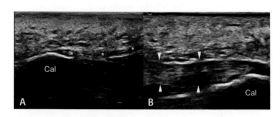

图10.14　纵向足底扫查。A.正常的足底筋膜（*）。B.明显肿胀（三角）且回声不均匀，符合跖筋膜炎。Cal：跟骨

退行性骨关节炎

退行性骨关节炎最常见于踝关节和第1跖趾关节。神经源性骨关节病（尤其是糖尿病）通常累及跗骨中部和跖跗关节。虽然X线片可以很全面地显示，但超声可迅速检测出软组织水肿/充血、关节积液、不规则的骨皮质和骨碎片[38]。

隐匿性骨折

细小骨折（距骨外侧常见）在正常的X线片中容易被忽略。因患者有踝关节肿胀、疼痛和敏感等非特异性症状，因此很难诊断这类骨折。但超声很容易就能发现韧带损伤伴有骨皮质局部中断。一些作者

甚至强调创伤后用超声评估距骨应作为踝关节的常规检查，尤其是当距下关节有积液时[39]。

应力性骨折

应力性骨折在绝经后妇女中较为常见，尤其是在长时间步行后。跑步者、舞蹈家和士兵（行军骨折）是跖骨应力性骨折的高危人群[40]，其症状通常是非特异性的，急性期X线片可能无法发现骨折。MRI和核素骨显像对诊断很敏感，超声可见积液、骨膜增厚低回声带和骨周围血管增生[41]。

跖间神经瘤病

跖间神经瘤病（Morton's neuroma）在中年妇女中很常见，已有多种病因被提出，如慢性重复性损伤、局部缺血、跖骨间滑囊炎。组织病理学上，跖间神经瘤并不是真正的神经瘤，因为它是由血管增生和轴突变性的神经纤维性肿块组成的[42]。常见于第3趾神经，少见于第4趾神经。有人提出诸多理由：首先，因为第3趾神经由足底内、外侧神经分支组成，所以比其他神经粗；其次，该神经紧贴第3跖骨头；最后，第3和第4跖骨之间空间窄、活动度大[43]。

临床检查对本病的诊断有重要意义，但超声检查（足背和足底入路）才能确诊，具有100%的敏感性和83%的特异性。由于跖间神经瘤病可能是多发性的，必须仔细检查所有跖骨间区域。跖间神经瘤病表现为跖间卵圆形低回声结节（图10.15），但也可为无回声或混合回声[44]。在超声下进行Mulder试验，神经瘤活动时可伴/不伴"咔嗒"声，这是相当典型的表现[45]。正常趾间神经的直径为1~2 mm，位于跖骨

头水平，不易在超声下显示。大多数有症状的神经瘤直径大于5 mm，但其大小与症状严重程度并不完全一致[44]。值得注意的是，鉴别诊断时应考虑趾间滑囊炎。

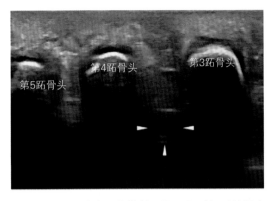

图10.15 跖骨头水平的横断面视图显示第3趾神经瘤（三角）。低回声

踝管综合征

踝管综合征发生的原因是胫神经的主支和/或分支在内踝受压。超声有助于显示可能的病因，如屈肌腱鞘炎、距下关节相关囊肿、脂肪瘤、胫后静脉曲张、副肌腱或肌肉（趾长屈肌）（图10.16）。给予超声探头适当的加压有利于超声评估[46]。

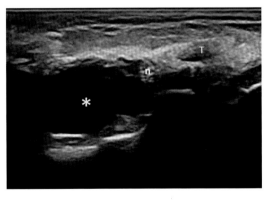

图10.16 踝管综合征。可以看到邻近胫神经（n）和屈肌腱（T）的踝管（*）中的腱鞘囊肿

滑囊炎

跟腱滑囊炎是足踝部常见的滑囊炎，可伴有慢性后踝疼痛（因踝关节背伸而加剧），通常伴有炎性疾病或跟腱病。超声检查显示跟腱和跟骨后上方之间有无回声或低回声逗号状结构，在多普勒成像中也可能出现血管增生[47]。跟腱后滑囊炎通常表现为疼痛和敏感的跟腱皮下肿胀。超声检查显示跟腱附着处的皮下组织局部积液和增厚。跟骨下滑囊炎的发生与其浅面、深面的足底脂肪垫和跖筋膜的退化有关（图10.17）。

软组织肿块

踝关节软组织肿块很少见。可能无症状，也可能导致疼痛、肿胀、周围神经压迫和关节疾病[48]。超声成像可显示肿块的性质、来源、血管分布及其与周围组织的关系[14]。踝关节大部分软组织肿块为良性，如腱鞘囊肿、脂肪瘤、滑囊炎、异物肉芽肿、足底纤维瘤病、色素沉着绒毛结节性滑膜炎、腱鞘巨细胞瘤。脂肪瘤是由成熟脂肪细胞聚集而成的非恶性肿瘤，超声表现为各种类型的回声，常为卵球形，轮廓清晰，其最大直径与皮肤平行。关节内的色素沉着绒毛结节性滑膜炎表现为单个结节或弥漫性绒毛结节性肿块，通常见于踝关节或后足的单关节病变[49]。前足腱鞘巨细胞瘤多出现在足趾间。超声显示，增生血管周围或肌腱旁边的巨细胞瘤表现为无痛、实性低回声结节。足底纤维瘤病是跖筋膜成纤维细胞非恶性增生所致，表现为梭形、低回声或混合回声肿块。神经鞘瘤和神经纤维瘤也可以在足踝部看到。在恶性肿块中，滑膜肉瘤是最常见的肿瘤，主要见于青少年[50]。

足踝炎性疾病详见第十三章。

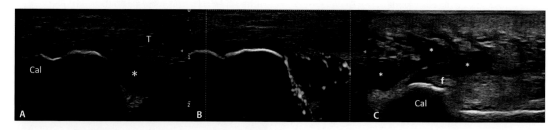

图10.17　跟腱滑囊炎和跟骨下滑囊炎。A.纵向灰度图像显示低回声、肿胀的跟腱囊（＊），深至增厚的跟腱（T）。B.彩色多普勒显像示囊周区血管增生。C.跟骨（cal）和足底筋膜（f）之间有积液（＊），符合跟骨下滑囊炎

参考文献

[1]Sobel M, Levy ME, Bohne WH. Congenital variations of the peroneus quartus muscle: an anatomic study. Foot Ankle. 1990; 11: 81–8.

[2]Campbell DG, Menz A, Isaacs J. Dynamic ankle ultrasonography. A new imaging technique for acute ankle ligament injuries. Am J Sports Med. 1994; 22: 855–8.

[3]Brasseur JL, Luzzati A, Lazennec JY, Guérin-Surville H, Roger B, Grenier P. Ultrasonoanatomy of the ankle ligaments. Surg Radiol Anat. 1994; 16: 87–91.

[4]Milz P, Milz S, Putz R, Reiser M. 13 MHz high-frequency sonography of the lateral ankle joint ligaments and the tibiofibular syndesmosis in anatomic specimens. J Ultrasound Med. 1996; 15: 277–84.

[5]Nazarian LN, Rawool NM, Martin CE, Schweitzer ME. Synovial fluid in the hindfoot and ankle: detection of amount and distribution with US. Radiology. 1995; 197: 275–8.

[6]Miller SD, van Holsbeeck M, Boruta PM, Wu KK, Katcherian DA. Ultrasound in the diagnosis

of posterior tibial tendon pathology. Foot Ankle Int. 1996; 17: 555-8.

[7] Weinfeld SB. Achilles tendon disorders. Med Clin North Am. 2014; 98: 331-8.

[8] Fornage BD. Achilles tendon: US examination. Radiology. 1996; 159: 759-64.

[9] Wening JV, Katzer A, Phillips F, Jungbluth KH, Lorke DE. Detection of the tendon of the musculus plantaris longus: diagnostic imaging and anatomic correlate. Unfallchirurgie. 1996; 22: 30-5.

[10] Mathieson JR, Connell DG, Cooperberg PL, Lloyd-Smith DR. Sonography of the Achilles tendon and adjacent bursae. AJR Am J Roentgenol. 1988; 151: 127-31.

[11] Gibbon WW, Long G. Ultrasound of the plantar aponeurosis (fascia). Skeletal Radiol. 1999; 28: 21-6.

[12] Walther M, Radke S, Kirschner S, Ettl V, Gohlke F. Power Doppler findings in plantar fasciitis. Ultrasound Med Biol. 2004; 30: 435-40.

[13] Frankel JP, Harrington JZ. Symptomatic bipartite sesamoids. J Foot Surg. 1990; 29: 318-23.

[14] Ozcakar L, Tok F, De Muynck M, Vanderstraeten G. Musculoskeletal ultrasonography in physical and rehabilitation medicine. J Rehabil Med. 2012; 44: 310-8.

[15] Wijesekera NT, Calder JD, Lee JC. Imaging in the assessment and management of Achilles tendinopathy and paratendinitis. Semin Musculoskelet Radiol. 2011; 15: 89-100.

[16] Martinoli C, Bianchi S, Derchi LE. Tendon and nerve sonography. Radiol Clin North Am. 1999; 37: 691-711.

[17] Kainberger F, Seidl G, Traindl O, Trattnig S, Breitenseher M, Schneider B, et al. Ultrasonography of the Achilles tendon in hypercholesterolemia. Acta Radiol. 1993; 34: 408-12.

[18] Yu JS, Witte D, Resnick D, Pogue W. Ossification of the Achilles tendon: imaging abnormalities in 12 patients. Skeletal Radiol. 1994; 23: 127-31.

[19] Hess GW. Achilles tendon rupture: a review of etiology, population, anatomy, risk factors, and injury prevention. Foot Ankle Spec. 2010; 3: 29-32.

[20] Hartgerink P, Fessell DP, Jacobson JA, van Holsbeeck MT. Full-versus partial-thickness Achilles tendon tears: sonographic accuracy and characterization in 26 cases with surgical correlation. Radiology. 2001; 220: 406-12.

[21] Dooley BJ, Kudelka P, Menelaus MB. Subcutaneous rupture of the tendon of tibialis anterior. J Bone Joint Surg. 1980; 62: 471-2.

[22] Rosenberg ZS, Bencardino J, Astion D, Schweitzer ME, Rokito A, Sheskier S. MRI features of chronic injuries of the superior peroneal retinaculum. AJR Am J Roentgenol. 2003; 181: 1551-7.

[23] Johnson K. Tibialis posterior tendon rupture. Clin Orthop Relat Res. 1983; 177: 140-7.

[24] Jacobson JA, Andresen R, Jaovisidha S, De Maeseneer M, Foldes K, Trudell DR, et al. Detection of ankle effusions: comparison study in cadavers using radiography, sonography, and MR imaging. AJR Am J Roentgenol. 1998; 170: 1231-8.

[25] Nallamshetty L, Nazarian LN, Schweitzer ME, Morrison WB, Parellada JA, Articolo GA, et al. Evaluation of posterior tibial pathology: comparison of sonography and MR imaging. Skeletal Radiol. 2005; 34: 375-80.

[26] Van Dijk CN, Mol BW, Lim LS, Marti RK, Bossuyt PM. Diagnosis of ligament rupture of the ankle joint: physical examination, arthrography, stress radiography and sonography compared in 160 patients after inversion trauma. Acta Orthop Scand. 1996; 67: 566-70.

[27] Peetrons P, Creteur V, Bacq C. Sonography of Ankle Ligaments. J Clin Ultrasound. 2004; 32: 491-9.

[28] Carli AB, Akarsu S, Tekin L, Kıralp MZ. Sonographic diagnosis of recurrent peroneal tendon subluxation. Wien Klin Wochenschr. 2013; 125: 717-8.

[29] Mansour R, Jibri Z, Kamath S, Mukherjee K, Ostlere S. Persistent ankle pain following a sprain: a review of imaging. Emerg Radiol. 2011; 18: 211-25.

[30] Waldt S, Rechl H, Rummeny EJ, Woertler K. Imaging of benign and malignant soft tissue masses of the foot. Eur Radiol. 2003; 13: 1125-36.

[31] Woertler K. Soft-tissue masses in the foot and ankle: characteristics on MR Imaging. Semin Musculoskelet Radiol. 2005; 9: 227-42.

[32] Kane D, Greaney T, Shanahan M, Duffy G, Bresnihan B, Gibney R, et al. The role of ultrasonography in the diagnosis and management of idiopathic plantar fasciitis. Rheumatology. 2001; 40: 1002-8.

[33] McNally EG, Shetty S Plantar fascia: imaging diagnosis and guided treatment. Semin Musculoskelet Radiol. 2010; 14: 334-43.

[34] Cardinal E, Chhem RK, Beauregard CG, Aubin B, Pelletier M. Plantar fasciitis: sonographic evaluation. Radiology. 1996; 201: 257-9.

[35] Walther M, Radke S, Kirschner S, Ettl V, Gohlke F. Power Doppler findings in plantar

fasciitis. Ultrasound Med Biol. 2004; 30: 435–40.

[36] Tsai WC, Wang CL, Tang FT, Hsu TC, Hsu KH, Wong MK. Treatment of proximal plantar fasciitis with ultrasound–guided steroid injection. Arch Phys Med Rehabil. 2000; 81: 1416–21.

[37] Hyer CF, Vancourt R, Block A. Evaluation of ultrasound–guided extracorporeal shock wave therapy（ESWT）in the treatment of chronic plantar fasciitis. J Foot Ankle Surg. 2005; 44: 137–43.

[38] Ashman CJ, Klecker RJ, Yu JS. Forefoot pain involving the metatarsal region: differential diagnosis with MR imaging. Radiographics. 2001; 21: 1425–40.

[39] Bonvin F, Montet X, Copercini M, Martinoli C, Bianchi S. Imaging of fractures of the lateral process of the talus, a frequently missed diagnosis. Eur J Ultrasound. 2003; 47: 64–70.

[40] Shindle MK, Endo Y, Warren RF, Lane JM, Helfet DL, Schwartz EN, et al. Stress fractures about the tibia, foot, and ankle. J Am Acad Orthop Surg. 2012; 20: 167–76.

[41] Bodner G, Stöckl B, Fierlinger A, Schocke M, Bernathova M. Sonographic findings in stress fractures of the lower limb: preliminary findings. Eur Radiol. 2005; 15: 356–9.

[42] Jain S, Mannan K. The diagnosis and management of Morton's neuroma: a literature review. Foot Ankle Spec. 2013; 6: 307–17.

[43] Levitsky KA, Alman BA, Jevsevar DS, Morehead J. Digital nerves of the foot: anatomic variations and implications regarding the pathogenesis of interdigital neuroma. Foot Ankle. 1993; 14: 208–14.

[44] Quinn TJ, Jacobson JA, Craig JG, van Holsbeeck MT. Sonography of Morton's neuromas. AJR Am J Roentgenol. 2000; 174: 1723–8.

[45] Torriani M, Kattapuram SV. Technical innovation. Dynamic sonography of the forefoot: the sonographic Mulder sign. AJR Am J Roentgenol. 2003; 180: 1121–3.

[46] Martinoli C, Bianchi S, Gandolfo N, Valle M, Simonetti S, Derchi E. Ultrasound of nerve entrapments in osteofibrous tunnels. Radiographics. 2000; 20: 199–217.

[47] Checa A, Chun W, Pappu R. Ultrasound–guided diagnostic and therapeutic approach to Retrocalcaneal Bursitis. J Rheumatol. 2011; 38: 391–2.

[48] zdemir HM, Yildiz Y, Yilmaz C, Saglik Y. Tumors of the foot and ankle: analysis of 196 cases. J Foot Ankle Surg. 1197; 26: 403–8.

[49] Kerimoglu S, Aynaci O, Saraçoglu M, Cobanoglu U. Synovial chondromatosis of the subtalar joint: a case report and review of the literature. J Am Podiatr Med Assoc. 2008; 98: 318–21.

[50] Pham H, Fessell DP, Femino JE, Sharp S, Jacobson JA, Hayes CW. Sonography and MR imaging of selected benign masses in the ankle and foot. AJR Am J Roentgenol. 2003; 180: 99–107.

第三部分

超声成像技术在物理与康复医学中的应用

第十一章 超声成像技术在运动医学领域的应用

Fatih TOK

近年来，随着健康水平的提高与对身体素质重视程度的增加，由运动导致的损伤数量和类型也随之增长。在各类损伤数量激增的同时，对快速成像技术的需求也在增加。总体来说，肌骨超声（MSUS）和MRI一直是检查运动损伤的主要手段[1, 2]。此外，超声（US）技术的发展与可带入运动场地的便携式仪器的出现也增强了人们在运动医学领域应用MSUS的兴趣[1, 3-6]。

超声与MRI相比，除了更便宜、应用更加广泛外，还有许多其他优点，如可以实时成像、具有更高的画面分辨率等[7-10]。值得注意的是，通过超声能密切监测治疗过程及指导治疗的进行，这对运动损伤的监管非常重要[11-14]。而且，MSUS可以通过测量肌肉的厚度和横截面积来进行健康评估[15-18]。MSUS也存在一些缺点：由于它无法呈现骨组织内的结构或病理情况，因此，对整个解剖结构无法进行完整的评估[19-23]。

本章将重点介绍超声在各种常见运动损伤中的应用示例。

11.1 检查技术

与其他检查技术相同，超声检查也是由临床病史和体格检查开始的。为确保结果的有效性，检查者应采取一些简单的措施来避免患者产生不适感。除此之外，检查时应在患者产生症状的区域进行纵向和横向平面上的仔细扫描，必要时还应与健侧进行对比或采取动态（被动或主动）成像的方式进行检查。另外，根据病史和体格检查的结果，还可以进行除症状区域外的相关结构（如协同肌）整体成像。能量多普勒成像技术也可以帮助进行血管的病理学评估。

11.2 肌肉超声检查

骨骼肌是人体中质量占比最大的组织，几乎占普通人体重的50%[24]。运动员在训练和比赛期间经常会产生肌肉相关的运动损伤；并且随着越来越多的人采取运动的方法来提高自己的健康水平，运动损伤在普通人群中发生的概率也越来越高[25]。研究表明，肌肉损伤约占所有运动损伤的1/3[26, 27]。虽然一些轻微损伤并不需要进行影像学检查，但通过影像学检查进行损伤诊断或确定损伤位置与受伤程度对指导专业运动员的康复治疗具有积极意义[28-30]。

利用超声进行肌肉损伤的检查应该从询问近期病史开始，由患者确定目前存在的最主要的问题与损伤部位，还应分别在受伤肌肉的松弛状态与收缩状态下进行触诊。只有对整个肌肉（包括肌腹、肌腱、肌内膜和肌外膜）仔细进行检查，才能准确发现问题。检查附近神经血管束和定位损伤关节等也会对检查结果的确认产生一定的帮助。

探头加压扫描是一种非常有价值的检查方法，旨在通过探头在皮肤上进行轻柔的、连续的加压探查来寻找病灶区域内的最大压痛点。因此，可以通过此方法来寻找和确定患者的痛点，从而引导检查的进行。值得注意的是，与对侧肢体的动态成像进行比较是必要的，特别是在寻找肌疝时，探头必须非常轻柔地放在皮肤上，以避免疝气因压力过大而消失。

通常情况下，会使用高频探头进行纵向与横向平面的评估，但有时也会根据损伤面积的大小及所涉及的肌肉深度选择较低频率（5~7 MHz）甚至低频（2~4 Hz）凸阵探头（如梨状肌的成像）。然而，超声成像技术的空间分辨率与检测微小损伤的能力会随着频率的降低而下降，因此可以通过进行复合成像或组织谐波成像等软件的调整来进一步改善成像的显著性[31-33]。能量多普勒成像技术常用于与急性损伤相关疾病的诊断。宽视野成像对肌肉拉伤的评估及肌肉间隙长度的确定都非常有帮助，然而，该技术对于局部病变或局部症状的评估检查可能具有局限性。

11.2.1 正常超声解剖

肌纤维是骨骼肌的基本组成部分，它们形成的肌束超出了超声显像的范围。肌束由平行排列的纤维脂肪组织形成的膜包围，呈羽毛状。这些隔膜在肌肉的两端相互连接形成肌腱。围绕整个肌肉并将两块肌肉分开的隔膜又称为腱膜（图11.1）。对于超声成像来说，肌纤维本身是低回声的，但附着在

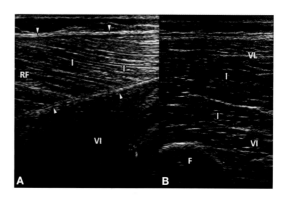

图11.1 A.正常股直肌的纵切成像。其中，纵向条纹是倾斜走向的肌束膜（箭头），它向肌肉腱膜汇聚（三角），是典型的"叶脉"结构。B.正常股外侧肌的横切成像。代表肌束膜的点与线在其中呈现出"星空"状。RF：股直肌；VI：股中间肌；VL：股外侧肌；F：股骨

肌纤维群上的结缔组织是高回声的。因此，在长轴切面上，正常骨骼肌的回声纹理通常表现为一条具有高回声间隔，并且薄而明亮的线状条带（叶脉征）。在短轴切面中，肌束以点的形式出现，在低回声背景中呈短的、弯曲的、明亮的线条（星空征）[1, 34]。肌束膜和肌腱束是一种高回声结构，二者从肌肉腹部伸出时融合在一起形成肌腱。肌腱呈具有多道高回声条纹的纤维状结构，易产生各向异性伪像。同样，各向异性伪像一定程度上也可在肌纤维（肌内膜和肌外膜纤维）内看到。

11.2.2 肌肉损伤

肌肉损伤可分为急性损伤和慢性损伤。急性损伤绝大多数是肌肉挫伤、肌肉拉伤或撕裂等，最常见于运动员，可能产生骨筋膜室症候群等严重并发症。慢性损伤包括肌肉瘢痕、肌疝和骨化性肌炎等。

急性肌肉损伤

进行急性肌肉损伤超声成像的主要目

的是评估损伤的严重程度，并确定是否需要进行手术修复，以及判断职业运动员是否/何时能重返赛场[25, 35]。绝大多数急性肌肉损伤都是创伤性的，通常是由特定的运动项目或不适当的运动训练造成的[1, 36]。这些损伤可分为外源性损伤和内源性损伤两大类。前者发生于外伤后，无论是挫伤还是穿透性损伤，病变通常位于外伤部位深方。后者发生于肌肉在拉长的同时又进行收缩运动。两种类型的损伤通常都以出血和肿胀结束，主要见于整块肌肉中最薄弱的肌肉–肌腱连接处[37]。

肌肉挫伤通常由直接压力造成，尤其在接触类运动中最为常见。在肌肉挫伤后，毛细血管和肌纤维在微观层面发生断裂，断裂的肌纤维之间存在出血现象，并会浸润未损伤的肌纤维[38]。在超声影像学中，肌肉挫伤表现为界限不清的高回声区，并且穿过高回声区，而血肿通常是可能含有损伤组织的低回声液体[25, 39]。损伤24 h内，病灶血肿的表现为从无回声或低回声到高回声的不断变化[31]，并在第2~3天发生改变，变成低回声或无回声。最终，在液–液平面血肿表现出回声增加，并在接下来的几周变得有序，形成病灶瘢痕[40]。但有时病灶也可能发生一些更严重的慢性变化。

虽然肌肉挫伤可以通过病史和体格检查进行诊断，但超声仍然发挥着其他作用，尤其是对运动员损伤的诊断（图11.2）。它可帮助排除已存在的典型的肌肉撕裂损伤。除此之外，在非典型的肌肉挫伤中，应在重返运动前的损伤时期采取短间隔固定的方法（如48 h）并适当应用抗炎药物。而对于联合性肌肉撕裂伤，应考虑进行更长时间的康复治疗或手术修复[38]。

肌肉拉伤、断裂、撕裂通常发生在肌肉–肌腱连接处，此处是肌肉最薄弱的位置。肌肉–肌腱连接处不仅包括从肌腹附近延伸的肌腱，也包括很长一段肌间成分，这部分肌组织紧邻肌肉的中心肌腱。除了肌肉–肌腱连接处，另外一个重要的交界区是肌外膜下肌肉被固定在骨膜处[31]。

肌肉损伤的易发因素有肌肉离心收缩（肌肉在被拉长时被迫收缩）、复杂的肌肉内部结构[24]、快肌纤维的蛋白质数量增加及肌肉跨双关节等[31, 41]。曾经受伤的肌肉也容易发生再次损伤。这些撕裂损伤的症状都很相似，最常见的还是肌肉的过度收缩。与挫伤类似，肌肉损伤的检查可以根据临床情况进行，患者的体格检查如损伤部位的压痛点和明显的组织抵抗感可能更有助于结果

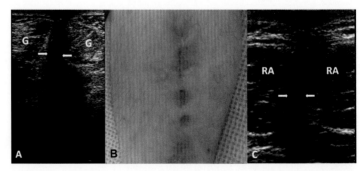

图11.2　A.22岁男性，非贯通性直接创伤导致的陈旧性腓肠肌完全撕裂。超声影像（横切）显示，在腓肠肌两个头之间存在低回声间隙（箭头）。B.注意撕裂处皮肤凹陷的区域。C.21岁男性，被刺伤后慢性腹直肌撕裂。超声影像（横切）显示撕裂区域是一个低回声间隙（箭头）

的诊断，而超声可用来证实诊断并确定损伤的类型和分级[31, 42]，从而判断患者的预后情况并确定康复治疗方案[43]。

在超声成像中，一级肌肉损伤可能仍表现出正常状态或仅比正常区域的回声轻微增强（5%），或筋膜周围的液体和肌腹部呈"火焰"形的低回声空腔（图113A，B）。同时为了区别其他微细损伤，多平面检查也是至关重要的。一级损伤的患者常在肌肉被拉伸至弹性极限时产生严重且痛点不清的弥漫性疼痛，加大了实际临床诊断的难度。

二级肌肉损伤（部分肌肉撕裂）表现为肌纤维不连续且被血管包绕[39]，肌肉肌腱附着点出现肌束膜纹路的消失[31]（图11.3C，D），肌肉中出现低回声间隙，在低回声间隙的血肿中可以观察到源于血肿腔壁的损伤肌肉碎片。损伤的肌肉超过5%但小于肌肉的横截面积。超声影像中可以观察到肌肉内部的液体聚集，其周围绕着一低回声圈。需要注意的是，肌腱周围的血肿是二级肌肉拉伤的典型表现[31]（图11.4）。肌腱纤维排列不规则且变细。检查过程中可以进行轻微加压以显示血肿及肌肉组织碎片。在损伤后的即刻，患者通常描述损伤时伴随"啪"的一声并突然产生剧痛[44]。二级损伤同一级损伤相比，存在压痛点、肿胀及渗出。渗出区域并不能够代表损伤的确切位置，因此需要通过超声进行更为准确的诊断。

三级肌肉损伤（肌肉完全断裂）表现为肌纤维的完全断裂及血肿[39]，通常伴随肌肉断裂末端的回缩。一般检查有时会因为损伤部位的严重水肿和出血而无法进行，超声检查也会由于出血和水肿充满损伤肌肉的间隙而无法判断损伤肌肉断裂的程度。此时可以采用实时动态成像的方法，固定肌肉表面，能够触诊到肌肉回缩末端的间隙。在三级损伤中，常见表现为损伤部位及周围瘀斑。

损伤初期肌肉的康复程度对预后有着很大的影响。在康复过程中，持续进行超声的影像学评定及对肌肉撕裂的运动员进行随访有积极意义。肌肉内部瘢痕的数量与肌肉

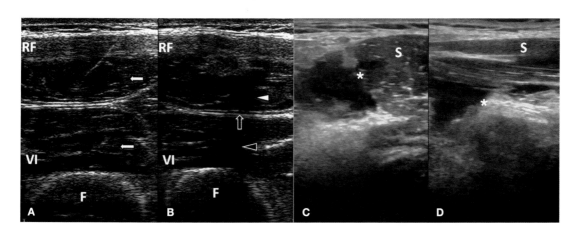

图11.3 A，B.21岁男性，一级股直肌（右侧）肌肉撕裂损伤，横切成像显示低回声及损伤侧（B）结构上的破坏（白色箭头）及正常侧（A）星空样表现（白色箭头）。注意股中间肌（VI）镜影伪像（黑色三角）由肌筋膜表面的高反射性（黑色箭头）造成。C，D.22岁男性，缝匠肌（S）近端联合肌腱伴发二级撕裂。在邻近肌肉附着点处存在一个很大的与血肿相连的无回声区域（*）。横切视图（C）、纵切视图（D）

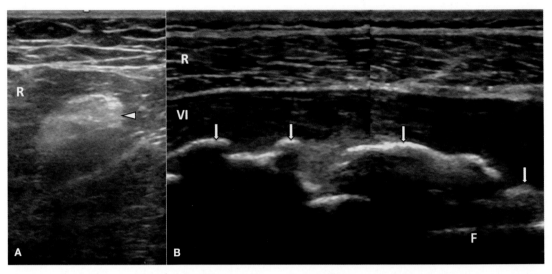

图11.4　A.23岁男性，可能是重复损伤的股直肌（右侧）的纤维性瘢痕（三角）超声图像（横切）；B.一位橄榄球运动员的股中间肌（VI）由于血肿后出现的骨化性肌炎。纵向分屏显示为与股骨平行的大面积钙化（箭头）

收缩能力成反比，与再次损伤的风险成正比[1, 44, 45]。分级较低的损伤通常会在1~2周内愈合，而分级较高的损伤可能需要4~8周[31, 46, 47]。需要注意的是，利用超声进行结构上的随访并不能替代决定高水平运动员是否能重返赛场的功能及物理评估。

　　肌肉裂伤是一种肌肉部分撕裂的损伤，由直接穿透性的创伤导致，损伤涉及肌外膜和其下的肌肉组织。临床和超声发现与二级损伤非常相似，都会出现相似的皮下瘀血。

　　急性骨筋膜室综合征最常见的原因是创伤后局部压力升高（通常是由血肿和水肿引起的）。当肌肉损伤后出现水肿，肌肉就会膨胀，毛细血管也因此而受压。此时，血流量减少导致组织缺氧，进而导致进一步的肌肉损伤、肿胀，最终甚至会导致肌肉坏死[31]。在严重的病例中，这种情况可能最终导致横纹肌溶解、肾衰竭，甚至死亡。由于在超过平均动脉压之前已达到毛细血管闭合压，因此，对远端动脉血流量进行评估来判断骨筋膜室综合征是较差和较晚的方法。在临床上，骨筋膜室综合征诊断存在困难，但超声有助于识别可能的根本因素或显示相关肌腱滑膜鞘增大的尺寸和回声变化[1]。影像学特征包括从损伤较轻的组织肿胀、轻微损伤致肌肉反应性变大到缺血性坏死引起肌肉组织不均匀表现。积液聚集是该综合征的根本原因，可以通过微创进行腱滑膜鞘减压。在出现明显的临床变化之前，多普勒动脉和静脉血流的检查都保持正常[24]。

慢性肌肉损伤

　　损伤恢复需要时间，只要肌纤维膜鞘不破裂，肌肉就能再生。大多数急性损伤会在几周到几个月的时间内愈合，不留下任何残留的超声异常。虽然运动员的肌肉拉伤或断裂的康复程度取决于临床情况，但超声声像图的改变可作为能否恢复正常体育活动的参考指标[1, 47, 48]。

肌肉内瘢痕呈线状或不规则的高回声结构，它位于低回声区的中央，通常见于肌肉-肌腱连接处[31, 40, 43]。瘢痕的形成通常是在创伤较大、伤后复发或恢复体育活动过早时出现，会产生不良症状并且其本身很容易再次出现肌肉撕裂。因此，瘢痕组织的存在可能会给优秀运动员带来巨大挑战[40, 42, 49, 50]。虽然发生创伤后囊肿的情况非常罕见，但是肌肉断裂后可继发该问题，并可持续数月，因此有时候也需要进行一些必要的干预治疗（图11.4）。

创伤后骨化性肌炎是一种较为常见的并发症，其发生率为9%~17%。然而，许多患者无既往外伤史主诉[51]。其病理生理学尚不清楚，可能表现为无症状或疼痛。由于它可继发于非常轻微的肌肉损伤，因此临床诊断非常困难。这种情况在年轻人中最为常见，尤其是在大块肌肉中，其中股四头肌发生概率最大。当表现为疼痛的肿块时，也需要与软组织肿瘤区分开来。从这个意义上说，超声成像在早期及不同阶段的随访中起到了至关重要的作用[43]。然而，与其他成像技术相比，超声影像能较早发现非钙化期和钙化期之间的过渡。在超声影像中，骨化性肌炎表现为一个低回声、非均匀的肿块，其周边呈强回声带[47, 52]。随着时间的推移和病变的成熟，周围骨化会产生声影。

肌疝是一种罕见的良性疾病，是肌肉直接损伤造成的肌肉筋膜获得性局限性缺损。虽然临床上常建议行超声诊断，但动态影像才是确诊的理想方式。当一个典型的无痛软组织肿块伴随下层肌肉收缩时，超声显示正常的肌肉组织通过局灶性肌外膜缺损而扩增。纵切图像显示肌束膜弯曲或向缺损区膨出[31]。超声探头应使用最小的压力，因为肌疝的影像可能因为太多的压力在不经意中消失而导致错过对其的观察。多发性疝也可能提示潜在的慢性骨筋膜室综合征。

11.3 肌腱超声检查

肌腱病变是日常运动医学中常见的病理现象。虽然临床评估仍然是肌腱病变早期准确诊断的主要依据，但创伤后出现的局部水肿和剧烈疼痛可能会限制体格检查，甚至可能忽略掉肌腱完全断裂。但由于早期诊断有助于减少患者的不适并进行适时的管理，所以利用超声成像进行检查很有必要。MUSU和MRI在这个意义上是相互竞争的两种方法，不过，由于肌腱的性质（含有很少的移动质子），MRI不能像超声一样显示其内部结构。此外，由于高频探头的快速发展，超声在显示肌腱排列及韧带、滑膜囊等腱周结构等方面的诊断能力也得到进一步的提升。

肌腱由嵌在细胞外基质中的Ⅰ型胶原纤维构成，具有与骨骼相似的高抗张强度。在肌腱及其肌肉和骨骼附着的相互作用过程中，纤维的方向与所施加的力有关。内膜和内膜周围形成的疏松结缔组织与弹性纤维和小血管组成的胶原束与腱外膜连续，腱外膜是紧密结合在肌腱外表面的致密结缔组织层[53-55]。在其直接环境中，肌腱可被滑膜鞘（如肱二头肌肌腱、腕部和踝部肌腱）或血管疏松结缔组织（如髌韧带和跟腱）的副腱所包裹或包围[56-57]。滑膜鞘是一个复杂的结构，由相互连接的两层组成：一层是覆盖肌腱外部的脏层，另一层是与相邻连接空间连续的壁层。鞘折叠包裹肌腱，脏层和壁层由腱系膜连接，这为血液供应提供了通道。两层之间的腔内含有少量的液体，有助于鞘内肌腱的无摩擦滑动。因此，由于其中一些鞘（如近端肱二头肌、拇长屈肌）直接与邻近关节相连，在误诊为腱病变（而不是关节积液）之前，应给予注意[56]。最后，有些肌腱也有邻近的滑膜囊（如肩袖和髂腰肌），过度使用会在形成肌腱炎之前就产生滑囊炎。

大部分浅表肌腱可用带有较厚耦合凝胶层的高频线阵探头进行评估。即便是在运动场上，小型便携式超声扫描仪也可用于伤后的即刻检查。与肌肉损伤类似，肌腱超声检查也从病史询问和体格检查开始。应特别注意各向异性伪像，它可能会对肌腱成像造成巨大影响，对它的及时识别能帮助诊断的进行。此外，动态扫描对评估撕裂、半脱位和粘连具有重要的诊断价值。能量多普勒技术可灵敏地显示炎症或新血管的愈合[58, 59]。

与通常用于评估肌腱撕裂和肌腱病变的紧张体位不同，在超声检查过程中，还应结合肌腱的放松状态。

11.3.1 正常超声解剖

肌腱的纵向成像显示为一个由许多细小的、紧密平行的高回声组成的类似纤维图案的内网。这种线性内部纤维回声不是来自肌腱束，而是来自肌腱的包膜[60, 61]。横向图像显示肌腱为一个强回声结构，其表现为由多个小回声点组成的内部均质结构（图11.5）。腱鞘在肌腱的深部和浅部均表现为一条高回声线。除非肌腱周围有液体，否则即使用高分辨率探头也观察不到薄的滑膜鞘。正常情况下，彩色多普勒和能量多普勒技术不显示肌腱内的血流信号，但可以检测到滑膜和腱鞘上的小血管。

11.3.2 肌腱损伤

与肌肉损伤相似，能检测到的病变肌腱的回声是不均匀的，且强弱差异很大。

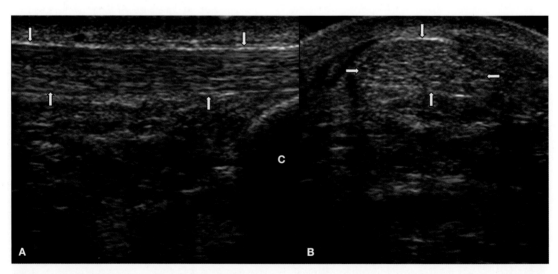

图11.5 正常的跟腱。纵切图像（A）显示了附着于跟骨（C）的肌腱（具有典型的纤维状高回声）。横切图像（B）显示了具有固有点状外观的卵圆形结构的肌腱

肌腱变性

肌腱退化通常称为肌腱变性，其特征不是炎症反应，而是成纤维细胞和血管的浸润[62]。肌腱变性是运动医学中一种常见的病理学现象，通常认为肌腱变弱是由持续的慢性退行性变-修复循环的重复性微创伤导致的。从临床角度来看，肌腱变性通常表现为肌腱肿胀、压痛、活动后无症状或疼痛中度加剧[57]。从超声上看，早期肌腱变性表现为肌腱增厚，因此观察比较正常轮廓和回声结构的变化比单独观察病变轮廓和回声结构更加实用。所以，相比于健侧的非常微小的变化对于诊断来说都是非常有价值的。

随着肌腱病变的进展，纤维状结构消失，取而代之的是低回声变化和进一步肿胀[56, 63]。这些特征可以是局部的，也可以蔓延至涉及整个肌腱厚度，有时也伴有钙化。能量多普勒诊断可以为活动性炎症提供参考（图11.6）。

断裂

正常肌腱断裂非常罕见，通常是较严重的急性损伤的一部分。需要注意的是，有肌腱病变既往史很可能会发生肌腱断裂。肌腱的断裂（部分或完全）可通过肌腱表面或肌腱本身的低回声或无回声表现被观察到[64]。在肌腱部分断裂附近可见连续纤维，回缩不是明显的标志。当肌腱超声图像出现不均匀回声时，区分肌腱变性和部分断裂就变得十分困难[61]，有时还可能伴随重叠现象[65]。

部分肌腱断裂的临床诊断通常比完全肌腱断裂更具挑战性。由于其他肌腱的代偿或软组织水肿掩盖了病变的肌腱，体格检查可能会受到阻碍。此外，肌腱随着时间的推移而回缩，使得恢复和再附着变得复杂。超声检查不仅对早期诊断至关重要，对后续治疗也非常关键[66]。在超声影像学的主要表现中，肌腱完全断裂和断裂边缘回缩通常伴有血肿[66]。当腱鞘伴随破裂时，血肿通常较大，且边缘不规则、不清晰[61, 66]。由于散在肌腱末端的回声折射，可能进而观察到在肌腱断裂处或回缩的肌腱残端后面存在声影。

另一种能让所有该类型损伤成像的更好方法是使用超声的动态成像功能，即以主动和被动运动打开肌腱间隙。间隙被液体回声填满这个征象在区分静态成像期间残骸碎片与不连续肌腱时常用。间隙的大小可进行测量，这也有助于确定病变是否适合保守治

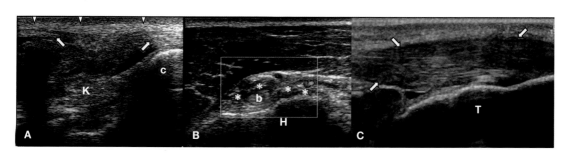

图11.6 A.22岁运动员在五项全能运动中出现事故后跟腱部分断裂。虽然肌腱的表面部分（三角）是完整的，但断裂的末端（箭头）似乎是收缩的。c: 跟骨；K: Kager脂肪垫。B. 21岁男子（链球投掷者），肱二头肌慢性腱鞘炎。横切面图像显示滑膜增厚（*）和多普勒信号。b: 肱二头肌肌腱；H: 肱骨。C.23岁的髌腱末端病患者。纵切图像显示肌腱增厚（箭头）、远侧腱附着端水肿和部分纤维形态丢失。T: 胫骨

疗[67]。

肌腱炎和腱鞘炎

超声图像的表现取决于所涉及的肌腱类型，以及包裹肌腱和相关滑膜囊中发生的相关变化。炎症的进程可导致涉及腱旁组织的腱鞘周围炎和滑膜鞘肌腱的腱鞘炎。这两种肌腱炎在临床条件下都是可能的。没有滑膜鞘的肌腱是运动相关损伤的高发部位，这主要是因为它们通常来源于人体最发达的肌肉。例如，在体育活动中最常涉及的肌腱——跟腱[7]，其腱旁组织可能出现典型的液体积聚和部分增厚，肌腱边缘变得不规则和产生粘连。

腱鞘炎表现为腱鞘低回声或无回声液体膨胀，相关肌腱本身也有炎症改变（水肿和回声不均的肿胀）。可观察到肌腱鞘滑膜增生，从而确认并发滑膜炎，多普勒超声成像能帮助进一步评估肌腱周围或内部的炎症[1, 6]。

在体育运动中，常见的典型肌腱损伤有肩袖损伤、跳跃者膝、跑步者膝和跟腱病变[68-72]（图11.7）。

11.4 韧带的超声成像

韧带的创伤性损伤非常常见，尤其是参与接触性运动的运动员。虽然临床检查是诊断韧带损伤的主要方法，但其影像学形态对诊断的准确性也非常重要。由于缺乏对韧带快速和可靠的检测方法，关节扭伤常得不到正确治疗，从而出现慢性疼痛、肌肉萎缩、关节不稳或撞击综合征，有时需要手术来进行韧带重建[73]。

超声成像是评估韧带完整性的有效方法[49, 74]。韧带可分为关节内韧带和关节外韧带，虽然超声对关节内韧带的评估因隔音屏障的存在而较难进行，但对关节外韧带可以有效地利用超声进行成像。韧带由密集的、规则的结缔组织组成，类似肌腱，表现为高亮回声的线性结构。识别其最好的方法是将探头放在连接它们的两块骨之间来进行

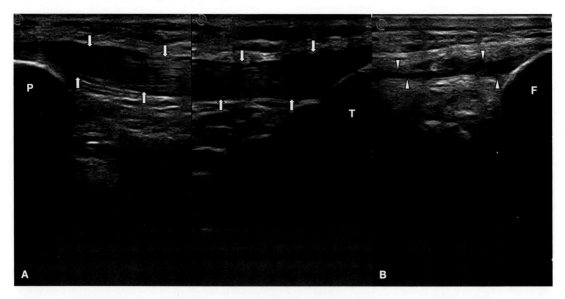

图11.7 A. 22岁篮球运动员，髌骨肌腱病。分屏纵切图像显示髌韧带弥漫性增厚伴有低回声区域（箭头）。P：髌骨；T：胫骨。B. 23岁足球运动员，检查时出现低回声和不规则髂胫束（三角）的纵切图像。F：腓骨

观察。另外，可以通过回声不均的特征来区别韧带周围的高回声脂肪。

韧带损伤的超声检查分为三类[75]。在轻度急性扭伤中，韧带可能正常或略微增厚，其高回声纤维状结构可能略有改变。在中度（部分）断裂中，在韧带的中间或附着处有无回声区域，但动态检查时韧带仍可保持拉紧。在更严重（完全）的韧带断裂中，纤维完全中断或撕裂表现为低回声沟。

韧带可能是波浪状的，并且不受动态应力的影响[73]。这些间隙允许出血性渗出物挤出关节外，进入皮下软组织或邻近腱鞘。韧带附着处的骨性撕脱可能是严重扭伤的另一种表现[76,77]。在慢性损伤中，超声检查可以检测到韧带增厚和异位骨化[49]。

与运动相关的韧带损伤的例子有守门员的拇指损伤、登山者的手指损伤和踝关节扭伤（距腓前韧带、三角韧带、跟腓韧带损伤）（图11.8）。

11.5 关节的超声成像

根据解剖结构的不同，关节主要分为三类：纤维关节、软骨关节和滑膜关节。滑膜关节的活动度最大，也是运动员中最易受伤的关节。该类关节由骨关节面、纤维囊、韧带、滑膜和其他关节内结构（半月板、盂唇、韧带、脂肪垫等）形成。一般来说，超声检查显示关节为两条间断锐利的高回声线（骨），覆盖一层薄的高回声囊，在相对的骨表面常有透明软骨的平滑线性无回声带。通常在滑膜凹陷处可发现少量液体[78]。关节内侧的滑膜组织非常薄，轮廓光滑、规则，清晰可见的高回声线界定了关节囊。

超声成像有助于区分关节内单纯积液与其他类型。在单纯积液中，液体呈低回声或无回声、可压缩、无多普勒血流，并有关节囊的限制。如果液体量少，检查对侧关节可能会有帮助。在血肿或感染性的积液中，液体的回声可能会弥漫性增高，通常伴随液体或微粒碎片的分层，但不能准确区分积液

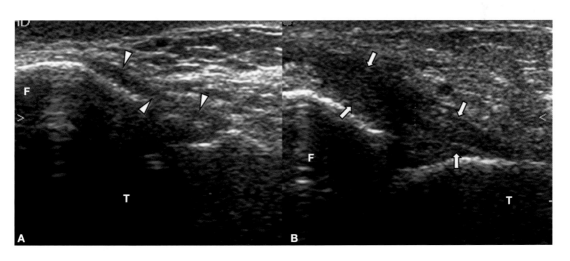

图11.8 24岁足球运动员，距腓前韧带扭伤。A.正常韧带（三角）为在距骨（T）和腓骨（F）之间延伸的薄带；B.可观察到受损的韧带完整但有水肿（箭头）

是炎性的、感染性的，还是血性的。在这种情况下，超声可以帮助准确地进行穿刺并抽取积液，以便对积液进一步分析。除此之外，超声还可以给出流体黏度的基本估计值，这有助于选择合适尺寸的针头进行抽吸。尤其是在某些情况下，如积液浓稠聚集或滑膜增生，超声甚至可以避免进行穿刺，以避免可能的干抽。另一方面，滑囊炎也会导致积液积聚在囊中（通常观察到较薄的无回声带）。单纯性滑囊炎的特点是伴有或不伴有间隔的无回声液体，因慢性撞击或过度使用而出现的慢性滑囊炎常表现为中度回声性滑膜囊增厚[1, 79]（图11.9）。

在超声成像中，关节内出血根据出血持续时间和细胞分层（血细胞比容效应）可以表现为有或没有内部回声，这非常类似血肿。由于血细胞的聚集，出血性液体在最初2~3天内会具有均匀的回声。第3天之后，由于溶解酶的释放，超声回声逐渐降低。最终，因纤维蛋白凝块的出现，在瘀血的无回声区域又会有回声交叉分布。

许多含有纤维软骨结构（如膝关节半月板、髋关节和肩关节盂唇、腕关节三角纤维软骨和手/脚掌等）的关节，由于它们的位置很深，而且与骨紧密相连，所以超声只能对这些结构进行部分评估。静态/动态超声成像可以很容易地检测到肩关节后上唇和髋关节前上唇的撕裂（无回声裂缝）或相关囊肿[9, 80]。

关于半月板损伤，超声主要观察半月板周缘部分，这些区域用关节镜检查效果很差。同样，在膝关节超声检查中可以看到半月板撕裂（延伸到外层）或伴随的其他损伤或囊肿[78, 81]。

11.6 肌腱末端的超声成像

肌腱末端病变，即肌腱、韧带和关节囊连接处的炎症，是运动医学中常见的临床问题之一。肌腱止点（肌腱与骨结合处）主要起分散压力的作用。临床上主要通过压痛和肿胀程度评估肌腱止点受伤程度，通过X线检查评估骨骼的变化情况。

然而，这些方法并不能完全保证诊断结果的准确性。但由于超声对肌腱和韧带的检查有积极作用，所以它对于评估肌腱末端病变也有重要的意义。运动损伤中的肌腱末端病变是一种退行性炎症，通常由肌腱端过度使用引起。典型的例子是高尔夫球肘（内上髁炎）、网球肘（外上髁炎）和足底筋膜炎。

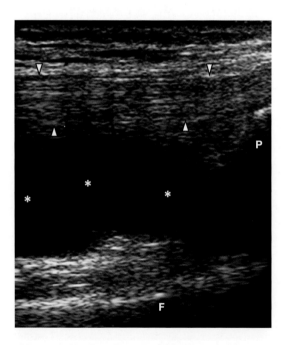

图11.9 膝关节的髌上纵切显示股四头肌肌腱（三角）下方的髌上隐窝（＊）内有弥漫性的关节液。P：髌骨；F：股骨

较多有关超声的研究显示，肌腱末端病与骨皮质（骨膜增厚或骨轮廓不规则，如骨侵蚀、骨刺）和相关软组织（水肿、增厚、回声降低、钙化、滑囊炎）病变有关。多普勒成像显示血流信号的增加（与炎症一致）也有助于判断。进一步说，探头加压扫描对骨性损伤的诊断可能会非常有帮助，因为它可以显示其他影像学检查中观察不到的更小的损伤[82]（图11.10）。

11.7 其他病变

运动引起的小腿疼痛是影响运动员成绩的主要因素，尤其是跑步和跳远运动员。

美国医学会将外胫夹（shin splint）定义为"由于在坚硬表面上重复跑步或强制过度使用足屈肌导致的腿部疼痛和不适"。患者通常表现为胫骨外侧或胫骨中下段后内侧边缘的疼痛和压痛[1]。超声可以观察到沿胫骨后内侧和外侧边缘在肌肉固定点、骨膜局部出现增厚（图11.11）。除此之外，多普勒超声也能够显示炎症[44]。

总体而言，超声成像通过实时功能评估可提供多维视图，这种技术便宜、可重复、有较好的耐受性，且便于携带到运动场。此外，通过整合现代技术，超声的高灵敏度成像模式成为提高急、慢性运动损伤诊疗水平的重要选择。

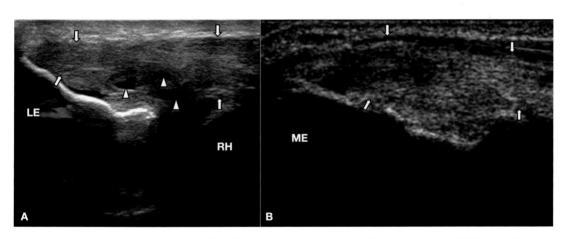

图11.10 A.外上髁炎。肘部侧面的超声图像（纵切）显示肿胀的伸肌总腱（箭头），深部有部分撕裂（三角）。B.内上髁炎。纵切图像显示变厚且不均匀的屈肌总腱（箭头）。LE：外上髁；RH：桡骨头；ME：内上髁

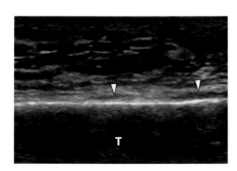

图11.11 胫痛综合征。胫骨内侧（T）的纵向超声图像显示骨膜水肿（三角）与骨膜炎一致

参考文献

[1] Tok F, Özçakar L, De Muynck M, Kara M, Vanderstraeten G. Musculoskeletal ultrasound for sports injuries. Eur J Phys Rehabil Med. 2012; 48: 651–63.

[2] Sofka CM, Pavlov H. Sports injury update: imaging features. Curr Probl Diagn Radiol. 2001; 30: 174–87.

[3] Hashefi M. Ultrasound in the diagnosis of noninflammatory musculoskeletal conditions. Semin Ultrasound CT MR. 2011; 32: 74–90.

[4] Hashefi M. Ultrasound in the diagnosis of

noninflammatory musculoskeletal conditions. Ann N Y Acad Sci. 2009; 1154: 171–203.

[5] Klauser A, Bodner G, Frauscher F, Gabl M, Zur Nedden D. Finger injuries in extreme rock climbers. Assessment of high–resolution ultrasonography. Am J Sports Med 1999; 27: 733–7.

[6] Ozçakar L, Tok F, De Muynck M, Vanderstraeten G. Musculoskeletal ultrasonography in physical and rehabilitation medicine. J Rehabil Med. 2012; 44: 310–8.

[7] Filippucci E, Meenagh G, Delle Sedie A, Riente L, Iagnocco A, Bombardieri S, et al. Ultrasound imaging for the rheumatologist XII. Ultrasound imaging in sports medicine. Clin Exp Rheumatol. 2007; 25: 806–9.

[8] Grassi W, Filippucci E, Farina A, Cervini C. Sonographic imaging of tendons. Arthritis Rheum. 2000; 43: 969–76.

[9] Jacobson JA. Ultrasound in sports medicine. Radiol Clin North Am. 2002; 40: 363–86.

[10] Romagnoli C, Chhem RK, Cardinal E. Muscle and fascia. In: Chhem RK, Cardinal E, editors. Guidelines and gamuts in musculoskeletal ultrasound. New York: Wiley–Liss; 1999. p. 247–79.

[11] Tok F, Demirkaya E, Ozçakar L. Musculoskeletal ultrasound in pediatric rheumatology. Pediatr Rheumatol Online J. 2011; 9: 25.

[12] Rees JD, Wılson AM, Wolman RL. Current concepts in the management of tendon disorders. Rheumatology. 2006; 45: 508–21.

[13] Öhberg L, Lorentzon R, Alfredson H. Eccentric training in patients with chronic Achilles tendinosis: normalised tendon structure and decreased thickness at follow–up. Br J Sports Med. 2004; 38: 8–11.

[14] Ozçakar L, Carli AB, Tok F, Tekin L, Akkaya N, Kara M. The utility of musculoskeletal ultrasound in rehabilitation settings. Am J Phys Med Rehabil. 2013; 92: 805–17.

[15] Gill NW, Mason BE, Gerber JP. Lateral abdominal muscle symmetry in collegiate single-sided rowers. Int J Sports Phys Ther. 2012; 7: 13–9.

[16] McCreesh K, Egan S. Ultrasound measurement of the size of the anterior tibial muscle group: the effect of exercise and leg dominance. Sports Med Arthrosc Rehabil Ther Technol. 2011; 3: 18.

[17] Hyde J, Stanton WR, Hides JA. Abdominal muscle response to a simulated weight–bearing task by elite Australian Rules football players. Hum Mov Sci. 2012; 31: 129–38.

[18] Jansen JA, Mens JM, Backx FJ, Stam HJ. Changes in abdominal muscle thickness measured by ultrasound are not associated with recovery in athletes with longstanding groin pain associated with resisted hip adduction. J Orthop Sports Phys Ther. 2009; 39: 724–32.

[19] Ozçakar L, Carli AB, Tok F, Tekin L, Akkaya N, Kara M. The utility of musculoskeletal ultrasound in rehabilitation settings. Am J Phys Med Rehabil. 2013; 92: 805–17.

[20] Ozçakar L, Tok F, Kesikburun S, Palamar D, Erden G, Ulaşli A, et al. Musculoskeletal sonography in physical and rehabilitation medicine: results of the first worldwide survey study. Arch Phys Med Rehabil. 2010; 91: 326–31.

[21] Imamura M, Özçakar L, Fregni F, Hsing WT, Battistella LR. Exploring a long–term global approach for musculoskeletal ultrasound training: WORLD–MUSCULUS. J Rehabil Med. 2012; 44: 991–2.

[22] Ozçakar L, De Muynck M, Imamura M, Vanderstraeten G. Musculoskeletal ultrasound in PRM. From EURO–MUSCULUS towards WORLD–MUSCULUS. Eur J Phys Rehabil Med. 2012; 48: 649–50.

[23] Ozçakar L, Tunç H, Oken O, Unlü Z, Durmuş B, Baysal O, et al. Femoral cartilage thickness measurements in healthy individuals learning, practicing and publishing with TURK–MUSCULUS. J Back Musculoskelet Rehabil. 2014; 27: 117–24.

[24] Woodhouse JB, McNally EG. Ultrasound of skeletal muscle injury: an update. Semin Ultrasound CT MR. 2011; 32: 91–100.

[25] Blankenbaker DG, Tuite MJ. Temporal changes of muscle injury. Semin Musculoskelet Radiol. 2010; 14: 176–93.

[26] Kirkendall DT, Garrett WE Jr. Clinical perspectives regarding eccentric muscle injury. Clin Orthop Relat Res. 2002; 81: 9.

[27] Best TM. Soft–tissue injuries and muscle tears. Clin Sports Med. 1997; 16: 419–34.

[28] Sallay PI, Friedman RL, Coogan PG, Garrett WE. Hamstring muscle injuries among water skiers. Functional outcome and prevention. Am J Sports Med. 1996; 24: 130–6.

[29] Pomeranz SJ, Heidt RS Jr. MR imaging in the prognostication of hamstring injury. Work in progress. Radiology. 1993; 189: 897–900.

[30] Heiser TM, Weber J, Sullivan G, Clare P, Jacobs RR. Prophylaxis and management of hamstring muscle injuries in intercollegiate football players. Am J Sports Med. 1984; 12: 368–370.

[31] Koh ES, McNally EG. Ultrasound of skeletal muscle injury. Semin Musculoskelet Radiol. 2007; 11: 162–73.

[32] Entrekin RR, Porter BA, Sillesen HH, Wong AD, Cooperberg PL, Fix CH. Real–time spatial compound imaging: application to breast, vascular, and musculoskeletal ultrasound.

Semin Ultrasound CT MR. 2001; 22: 50–64.

[33] Tranquart F, Grenier N, Eder V, Pourcelot L. Clinical use of ultrasound tissue harmonic imaging. Ultrasound Med Biol. 1999; 25: 889–94.

[34] Pinzon EG, Moore RE. Musculoskeletal ultrasound. A brief overview of diagnostic and therapeutic applications in musculoskeletal medicine. Pract Pain Manege. 2009; 1: 34–43.

[35] El-Khoury GY, Brandser EA, Kathol MH, Tearse DS, Callaghan JJ. Imaging of muscle injuries. Skeletal Radiol. 1996; 25: 3–11.

[36] Jarvinen TAH, Jarvinen TLN, Kaariainen M, Kalimo H, Jarvinen M. Muscle injuries: biology and treatment. Am J Sports Med. 2005; 33: 745–64.

[37] Zamorani MP, Valle M. Muscle and Tendon. In: Bianchi S, Martinoli C, editors. Ultrasound of the musculoskeletal system. 1st ed. Berlin: Springer; 2007. p. 45–96.

[38] Beiner JM, Jokl P. Muscle contusion injuries: current treatment options. J Am Acad Orthop Surg. 2001; 9: 227–37.

[39] Lee JC, Healy J. Sonography of lower limb muscle injury. AJR Am J Roentgenol. 2004; 182: 341–51.

[40] Fornage BD. The case for ultrasound of muscles and tendons. Semin Musculoskelet Radiol. 2000; 4: 375–91.

[41] Bianchi S, Martinoli C, Waser NP, Bianchi-Zamorani MP, Federici E, Fasel J. Central aponeurosis tears of the rectus femoris: sonographic findings. Skeletal Radiol. 2002; 31: 581–6.

[42] Cross TM, Gibbs N, Houang MT, Cameron M. Acute quadriceps muscle strains: magnetic resonance imaging features and prognosis. Am J Sports Med. 2004; 32: 710–9.

[43] McNally E. Practical Musculoskeletal Ultrasound. Edinburgh, UK: Churchill Livingstone; 2004.

[44] van Holsbeeck MT, Introcaso JH. Sonography of muscle. In: Bralow L, editor. Musculoskeletal ultrasound. 2nd ed. St Louis, MO: Mosby Inc.; 2001. p. 23–75.

[45] Chew K, Stevens KJ, Wang TG, Fredericson M, Lew HL. Introduction to diagnostic musculoskeletal ultrasound: part 2: examination of the lower limb. Am J Phys Med Rehabil. 2008; 87: 238–48.

[46] Noonan TJ, Garrett WE. Muscle strain injury: diagnosis and treatment. J Am Acad Orthop Surg 1999; 7: 262–9.

[47] Campbell RSD, Wood J. Ultrasound of muscle. Imaging. 2002; 14: 229–40.

[48] Brittenden J, Robinson P. Imaging of pelvic injuries in athletes. Br J Radiol. 2005; 78: 457–68.

[49] Peetrons P, Creteur V, Bacq C. Sonography of ankle ligaments. J Clin Ultrasound. 2004; 32: 491–9.

[50] Cross TM, Gibbs N, Houang MT, Cameron M. Acute quadriceps muscle strains: magnetic resonance imaging features and prognosis. Am J Sports Med. 2004; 32: 710–19.

[51] Beiner JM, Jokl P. Muscle contusion injury and myositis ossificans traumatica. Clin Orthop Relat Res. 2002; 403 Suppl: S110–9.

[52] Peck RJ, Metreweli C. Early myositis ossificans: a new echographic sign. Clin Radiol. 1988; 39: 586–8.

[53] Zamorani MP, Valle M. Muscle and Tendon. In: Bianchi S, Martinoli C, editors. Ultrasound of the musculoskeletal system. 1st ed. Berlin: Springer; 2007. p. 45–96.

[54] Towers JD, Russ EV, Golla SK. Biomechanics of tendons and tendon failure. Semin Musculoskelet Radiol. 2003; 7: 59–65.

[55] Brinckmann P, Frobin F, Leivseth G. Musculoskeletal biomechanics. New York, NY: Thieme, 2002.

[56] Robinson P. Sonography of common tendon injuries. AJR Am J Roentgenol. 2009; 193: 607–18.

[57] Bianchi S, Martinoli C, Abdelwahab IF. Ultrasound of tendon tears. Part 1: general considerations and upper extremity. Skeletal Radiol. 2005; 34: 500–12.

[58] Alfredson H, Ohberg L, Forsgren S. Is vasculoneural ingrowth the cause of pain in chronic Achilles tendinosis? An investigation using ultrasonography and colour Doppler, immunohistochemistry, and diagnostic injections. Knee Surg Sports Traumatol Arthrosc. 2003; 11: 334–8.

[59] Ohberg L, Alfredson H. Effects on neovascularisation behind the good results with eccentric training in chronic mid-portion Achilles tendinosis? Knee Surg Sports Traumatol Arthrosc. 2004; 12: 465–70.

[60] Bertolotto M, Perrone R, Martinoli C, Rollandi GA, Patetta R, Derchi LE. High resolution ultrasound anatomy of normal Achilles tendon. Br J Radiol. 1995; 68: 986–91.

[61] Martinoli C, Bianchi S, Derchi LE. Ultrasound of tendon and nerves. Radiol Clin North Am. 1999; 37: 691–711.

[62] Connell DA, Ali KE, Ahmad M, Lambert S, Corbett S, Curtis M. Ultrasound-guided autologous blood injection for tennis elbow. Skeletal Radiol. 2006; 35: 371–7.

[63] Campbell RS, Grainger AJ. Current concepts in imaging of tendinopathy. Clin Radiol. 2001; 56: 253–67.

[64] J acobson JA. Ultrasound in sports medicine.

Radiol Clin North Am. 2002; 40: 363–86.

[65] Torriani M, Kattapuram SV. Musculoskeletal ultrasound: an alternative imaging modality for sports–related injuries. Top Magn Reson Imaging. 2003; 14: 103–11.

[66] Allen GM, Wilson DJ. Ultrasound in sports medicine—a critical evaluation. Eur J Radiol. 2007; 62: 79–85.

[67] Kijowski R, De Smet AA. The role of ultrasound in the evaluation of sports medicine injuries of the upper extremity. Clin Sports Med. 2006; 25: 569–90.

[68] Wohlwend JR, van Holsbeeck M, Craig J, Shirazi K, Habra G, Jacobsen G, et al. The association between irregular greater tuberosities and rotator cuff tears: a sonographic study. AJR Am J Roentgenol. 1998; 171: 229–33.

[69] Zanetti M, Metzdorf A, Kundert HP, Zollinger H, Vienne P, Seifert B et al. Achilles tendons: clinical relevance of neovascularization diagnosed with power Doppler US. Radiology. 2003; 227: 556–60.

[70] Hollenberg GM, Adams MJ, Weinberg EP. Sonographic appearance of nonoperatively treated Achilles tendon ruptures. Skeletal Radiol. 2000; 29: 259–64.

[71] Blankenbaker DG, De Smet AA. The role of ultrasound in the evaluation of sports injuries of the lower extremities. Clin Sports Med. 2006; 25: 867–97.

[72] Khoury V, Guillin R, Dhanju J, Cardinal E. Ultrasound of ankle and foot: overuse and sports injuries. Semin Musculoskelet Radiol. 2007; 11: 149–61.

[73] Brasseur JL, Luzzati A, Lazennec JY, Guerin–Surville H, Roger B, Grenier P. Ultrasono–anatomy of the ankle ligaments. Surg Radiol Anat. 1994; 16: 87–91.

[74] Morvan G, Mathieu P, Busson J, Wybier M. Ultrasonography of tendons and ligaments of foot and ankle. J Radiol. 2000; 81: 361–80.

[75] Morvan G, Busson J, Wybier M, Mathieu P. Ultrasound of the ankle. Eur J Ultrasound. 2001; 14: 73–82.

[76] Campbell DG, Menz A, Isaacs J. Dynamic ankle ultrasonography. A new imaging technique for acute ankle ligament injuries. Am J Sports Med. 1994; 22: 855–8.

[77] van Holsbeeck MT, Introcaso JH. Sonography of large synovial joints. In: Bralow L, editor. Musculoskeletal ultrasound. 2nd ed. St Louis, MO: Mosby Inc.; 2001. p. 235–75.

[78] Chew K, Stevens KJ, Wang TG, Fredericson M, Lew HL. Introduction to diagnostic musculoskeletal ultrasound: part 2: examination of the lower limb. Am J Phys Med Rehabil. 2008; 87: 238–48.

[79] Hammar MV, Wintzell GB, Aström KG, Larsson S, Elvin A. Role of us in the preoperative evaluation of patients with anterior shoulder instability. Radiology. 2001; 219: 29–34.

[80] Blankenbaker DG, De Smet AA. The role of ultrasound in the evaluation of sports injuries of the lower extremities. Clin Sports Med. 2006; 25: 867–97.

[81] Miller TT, Shapiro MA, Schultz E, Kalish PE. Comparison of sonography and MRI for diagnosing epicondylitis. J Clin Ultrasound. 2002; 30: 193–202.

[82] Sofka CM. Ultrasound in sports medicine. Semin Musculoskelet Radiol. 2004; 8: 17–27.

第十二章　周围神经疾病的超声成像

Murat KARA

12.1 概述

周围神经疾病在康复医学临床实践中比较常见，并且很容易与各种肌肉骨骼疾病相混淆。尽管大量体格检查和后续的电诊断研究常结合用于诊断周围神经病变，但它们不能直接定位损伤的确切部位，也无法揭示神经内部的形态变化或可能潜在的发病原因。此外，在电诊断研究中，电生理学临床工作者可能会遇到各种令人困惑的临床情况或模棱两可或相互矛盾的结果，特别是在使用表面电极进行感觉评估〔甚至使用近神经针技术（near-nerve needle techniques）〕无法实施的情况下，以及在评估某些局灶性病变时（如跗管综合征、感觉异常性股痛和趾间神经瘤病）[1]，利用成像技术，即超声或MRI，直接观察神经和/或相关软组织的异常，可提高诊断的准确性与手术效果。

随着高频探头和增强软件的出现，超声比MRI更具优势：它有更好的空间分辨率（在距离皮肤0.5~1.5 cm的深度，像解率为250~400 μm），使用方便并且费用低廉[2-5]。此外，由于超声具有动态实时性、可以与正常结构同时比较的可用性及较好的患者耐受性等优点，它已成为一种公认的、广泛应用的评估周围神经病变的临床影像学方法。在这种情况下，康复医生可以在临床检查后立即沿神经的解剖走向扫描几条周围神经。值得注意的是，超声造影可作为周围神经的"超声-Tinel"[6]。总之，超声可以帮助发现潜在的/伴随的病因，精确地指导下一步的治疗（注射或手术计划）和随访。此外，伴随能量多普勒的发展和多普勒灵敏度的提高，主要神经节段血管变化的评估成为可能。在比较复杂的情况下，它甚至可以成为一个必要的诊断工具，而不仅仅是一种辅助电诊断或通过肌肉成像对失神经症状（如失神经水肿或慢性脂肪萎缩）做出最终诊断。但是，周围神经病变的超声成像对操作者要求较高，需要其经过特定训练和长期的经验来了解所检查神经的解剖形态，最重要的是，操作者还需要了解超声成像与患者的神经和电诊断结果的临床相关性[7]。

形态学上，周围神经呈圆形或扁圆形，内部结构复杂。它由神经纤维（由有/没有髓鞘和施万细胞的轴突组成）和周围的结缔组织（神经内膜）组成神经束。反过来，每个神经束由结缔组织、血管和淋巴管组成的神经束膜包裹。多条神经束被神经外膜包裹，相对于神经内膜和神经束膜，神经外膜厚，含有疏松的蜂窝状组织，内部主要成分为弹性纤维和神经外膜血管。

12.2 检查技术

在进行周围神经超声检查时，探头的选择取决于所检查区域的解剖结构。周围神经成像需要高频的线性探头（10~18 MHz）对相关软组织进行对比增强造影。随着传感器/仪器性能的提高，几乎所有主要的周围神经（正中神经、尺神经、桡神经、股神经、腓神经、胫神经）、一些细小的神经（如肌皮神经、骨间后神经、正中神经掌皮支、腓肠神经、隐神经、股外侧皮神经）（图12.1），甚至指神经，均可在超声成像中看到[8, 9]。某些脑神经（如视神经、面神经、迷走神经和副神经）沿着它们走向的几个水平，颈神经根在椎旁水平和臂丛也可以被扫描到（图12.2）。但是，一些深层的神经和被骨骼所隐藏的神经（交感神经链和内脏神经）在超声成像中几乎看不到。此外，神经周围的结构（如脂肪组织）对周围神经成像有很大的影响，因为神经在肥胖患

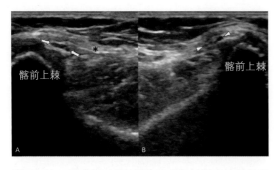

图12.1 一位感觉异常性股痛患者股外侧皮神经的超声成像（轴位图）比较分析。A.患侧，髂前上棘内侧和腹股沟韧带下方（＊）的神经回声降低；B.对比健侧，处于同一水平的神经表现出相对正常的高回声外观（三角）

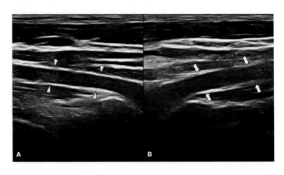

图12.2 颈部超声成像（斜冠状面）的对比图。A.颈神经根（三角）出神经孔时的呈现；B.神经根病变一侧神经增粗（箭头）

者体内走行较深。一般来说，周围神经在下肢的走行比上肢深，因此，下肢超声成像需要低频（2~7 MHz）探头。

对于周围神经卡压综合征，虽然超声检查大多数集中在一个特定的区域，但是在神经广泛受损的情况下，还是需要沿着神经走行进行完整的扫查。扫查过程中需要长轴和短轴相结合，长轴扫查对长距离神经扫描更方便、快捷。短轴扫查切面上，神经看起来像蜂窝状，神经束群呈现低回声，神经内膜和外膜的束间呈现高回声。另一方面，长轴扫查（看起来像是被高回声带分割成多条低回声线）可以在任何需要显示神经管状结构的位置进行。这种低/高回声模式与神经本身、解剖位置（浅或深）和传感器频率有关。有些神经（如位于肘管的尺神经、位于桡神经沟的桡神经）常表现为一个/几个大的低回声神经束，而小型神经（如桡浅神经或骨间后神经）则表现为单个的椭圆形低回声神经束[10]。此外，当神经位于肌肉深方，它们往往会呈现高回声（图12.3）。

检查时应将神经与其他管状结构（肌腱、动脉和静脉）区分开来。肌腱为纤维状，不可压缩，可移动，具有明显的各向异

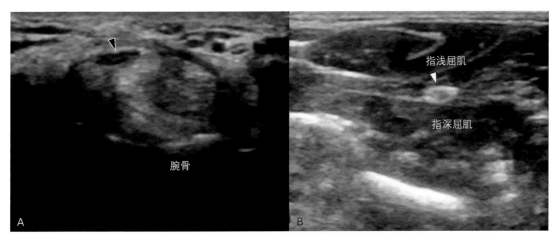

图12.3 A.正中神经在腕骨水平的浅表位置时,超声成像(轴位图)显示低回声(黑色三角);B.正中神经走行在屈肌间隙时,会变成高回声(白色三角)

性。神经是束状的,可压缩性好,活动能力差,各向异性差。周围神经通常非常靠近血管,因此,对无回声血管的初步识别实际上可以用来更好地识别其伴随的神经。动脉可以通过其搏动被检测到,而静脉可以通过压迫塌陷来检测(即使受到轻微的压迫,也很容易塌陷)。此外,彩色多普勒也可用于确认血管结构。

12.3 评估

12.3.1 形状和大小

慢性神经病变最常见的超声表现为神经束增大。在某些类型的夏科-马里-图斯病(Charcot–Marie–Tooth disease,也称为进行性神经性腓骨肌萎缩症)和慢性炎性脱髓鞘性多神经根神经病变中可发现神经束的选择性增大[11-14]。在卡压综合征中,异常压力导致局部微循环紊乱和静脉充血,进而发展成神经束水肿,神经在受压部位变得扁平,并在近端(有时也在远端)扩大[2]。在短轴切面中,最常见的诊断测量是测量横截面积(CSA)和肿胀率。探头应垂直于神经,测量方法是探头轻压,测量内径最大处。

横截面积应仅在神经外膜(高回声边缘)内测量,同时应将肢体保持在一个恒定的位置[15]。高于平均参考值2个标准差或高于或等于同一神经正常内径的1.5倍,通常被认为是神经肿大[16, 17]。如果同时存在多发性神经病变,肿胀比(最大扩张部位的横截面积/未受影响部位的横截面积)可协助诊断神经变异或弥漫性神经水肿的可能性[18]。

12.3.2 回声和血管分布

在某些病理情况下,由于神经束水肿和神经外膜回声反射降低,神经的典型蜂窝状结构可呈现均匀的低回声,同时会伴随束状结构的丧失。有研究表明,在卡压综合征和糖尿病多神经病变中可出现低回声增强[19-21]。

正常情况下,多普勒超声不能观察到神经内部或者周围的血流。但是,当存在炎症时(如慢性卡压综合征或某些炎症性神经病变),多普勒成像可能检测到血流信号[22-29]。这些阳性发现可能表明神经纤维在不同的神经病变中进一步受损，因此对它们进行量化检查有一定的临床意义[22-24]。

12.3.3 移动性

超声既可以测量腕管内正中神经和肘部尺神经的移动范围，也可用于评估其他受卡压的神经/病变神经的移动性。在腕管综合征（CTS）中，神经移动范围呈下降趋势[30, 31]；在肘部尺神经病变中，神经移动范围呈增大趋势[32]。为了评估腕管综合征正中神经的移动性，要求将探针纵向放置在手腕远端横纹处时患者同时移动手指。随着手指的运动，正中神经在远-近端方向轻微滑动（小于肌腱）。腕管综合征患者的外侧和远端-近端的移动能力下降均可得到测量[30, 31]。肘部尺神经在肘关节屈曲过程中可移位至肱骨内上髁顶端（半脱位）或完全移位至肱骨内上髁上方（脱位）。

12.4 神经卡压综合征检查

神经卡压是一种常见的周围神经疾病。特别是在神经穿过骨纤维管的解剖部位，或在异常的肌肉/纤维束下，或在占位性病变（如腱鞘囊肿、腱鞘炎、滑膜囊肿、脂肪瘤）下，周围神经可能受压。腱鞘囊肿是继典型的骨纤维隧道内神经卡压综合征之后，引起周围神经卡压的第二大常见原因。囊肿可分为硬膜内囊肿（少见）或硬膜外（关节囊、肌肉、肌腱和腱鞘周围结构）囊肿[33-38]。在超声检查中，硬膜外囊肿呈葡萄状、无回声、多囊、无血管蒂结构、有/无分隔。常见神经卡压综合征超声检查横断面的参考值和临界值见表12.1。

压迫性神经病变典型的超声表现为压迫部位附近的神经呈梭形膨大、形状发生改

表12.1 常见神经卡压综合征超声检查横断面（mm²）的参考值和临界值

神经	横断面（正常）	综合征	受压部位	横断面（临界值）	敏感性（%）	特异性（%）
正中神经	8.4±2.0[17]	腕管综合征	腕管	≥9.0[40]	87	83
尺神经	6.6（99% CI: 6.1~7.1）[76]	肘管综合征	肘管	≥10.0[73]	88	88
尺神经	5.9（99% CI: 5.4~6.4）[76]	尺管综合征	尺管	—		
桡神经	3.2±1.5[17]	桡神经沟综合征	桡神经沟	—		
腓神经	7.5（95% CI: 7.0~7.9）[101]	腓神经病变	腓骨头	>8.0[101]	86	73
胫神经	6.3±1.45[17]	跗管综合征	跗管	—		
趾间神经	*	趾间神经瘤病	3~4趾骨间隙	—		
股外侧皮神经	1.0±0.4[8]	感觉异常性股痛	腹股沟韧带水平	—		
骨间后神经	1.9[9]	骨间后神经综合征	肘部旋后肌区域	—		

注：CI: 可信区间；*: 直径2 mm。

变（受压迫部位神经扁平）、回声降低、血流增多和神经活动范围改变（图12.4，图12.5）。虽然机制尚不清楚，但长期的压力增加可导致神经肿胀、静脉充血、循环障碍[39]。有研究已经证实，长期的神经压迫会导致炎症、脱髓鞘、再脱髓鞘、纤维化和结缔组织增厚[40, 41]。超声还可以用于识别或排除可能的（前面提到的）继发性原因（图12.6，图12.7）。

12.4.1 腕管综合征

腕管综合征（CTS）是最常见的卡压性神经病变，在普通人群中发病率为1%~5%不等（某些职业群体高达14.5%），其中超过3/4为女性[42-44]。它通常为特发性，或与某些职业或系统性疾病相关（如糖尿病、甲状腺功能减退、怀孕或肥胖）。虽然电诊断测试是其诊断的金标准，但超声也可以作为一线

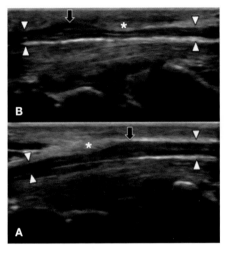

图12.4 双侧腕管综合征患者正中神经（白色三角）的超声成像（纵视图）。与卡压部位（*）相比，肿胀区域（黑色箭头）为手术后手的远端（A）和非手术手的近端（B）

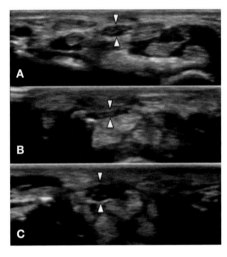

图12.5 先前手术的腕管综合征患者正中神经（白色三角）的超声成像（轴位图）。正中神经在腕管近端（A）正常，在腕管水平处变平（B），在腕管远端出现肿胀且回声较低（C）

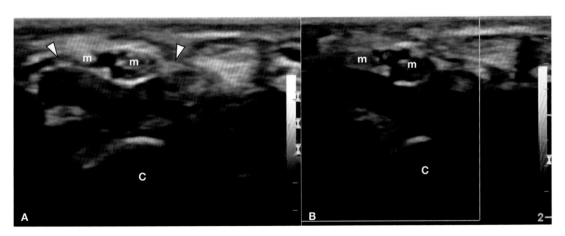

图12.6 腕管综合征患者正中神经（m）超声影像（轴位图）。A.分叉的正中神经在屈肌支持带（白色三角）下正常位置；B.彩色多普勒超声显示分叉的正中神经同时伴随永存正中动脉。C.腕骨

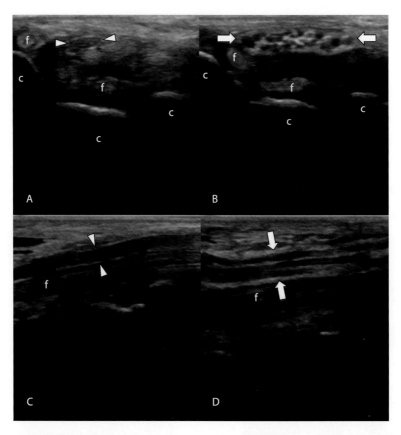

图12.7 纤维脂肪瘤性错构瘤患者腕骨（c）水平正中神经的超声成像比较。正常侧正中神经轴向图（A）和纵向图（C）显示相对正常的低回声（三角）。患侧正中神经轴向图（B）和纵向图（D）显示正中神经（箭头）肿胀，伴有多个无回声束和高回声结缔组织

筛查工具[5]。腕管近端（豌豆骨水平）神经横断面的测量是超声诊断腕管综合征最敏感、最特异的方法[45-49]。

其他超声表现包括低回声、移动性降低和血流增多。虽然电诊断研究的准确性为85%~90%[50, 51]，但在早期并且症状较轻时其准确性较低[52]。此外，正中神经的形态学改变也可能不会发生在腕管综合征的早期，此时血管增加可能是唯一的病理表现。因此，评估血管通透性可以提高我们对腕管综合征诊断的敏感性，尤其是对神经传导试验阴性患者。在这种情况下，多普勒超声对腕管综合征的诊断准确率高达95%，因此，

神经内血流量的多少可以作为一个重要的诊断指标[26]。

超声在腕管综合征诊断中的价值在文献中已被广泛讨论（表12.1）。超声诊断与电诊断的准确率一样高[45-49, 53-59]。最近一项基于循证的指南显示，腕部正中神经横断面的超声评估可作为腕管综合征的诊断依据（证据等级为A级）[49]。此外，还应考虑超声筛查腕管综合征患者的结构异常（证据等级为B级）。另外，由于腕管综合征患者评估的参数不一致，应考虑电生理检查作为辅助手段，提高诊断准确性。

超声也可用于发现继发性腕管综合征

患者的病因。筛查出腕管综合征的病因对于存在非典型症状、创伤、单侧发病或突然发病的患者尤为重要[33, 60]。正中神经可由于一些诱发因素与占位性病变（如囊肿、神经纤维脂肪瘤性错构瘤、腱鞘纤维瘤、淀粉样沉积），或在腕管内出现解剖变异（即正中神经分叉、永存正中动脉、肌腱/肌肉肥厚）而受卡压（图12.6，图12.7）[33, 46, 60-64]。例如，横断面高于正常正中神经，分叉的正中神经可能是导致腕管综合征的独立危险因素[62]。但是，在腕管综合征患者中，有2%~13%的患者正中神经出现分叉[62-64]，9%~13%的患者伴随永存正中动脉[62, 63]，6%的患者存在腱鞘炎，3%的患者存在异常肌肉[63]。在一项评估单侧腕管综合征患者的研究中，超声检测到25%的腕关节疾病患者存在隐匿性囊肿，从而引起腕管综合征[33]。因此，临床医生不仅应在诊断时注意这些变化，而且在以后的治疗（注射或手术）中也应注意这些变化。值得注意的是，超声还可以引导注射或手术的操作，甚至用于在此之后的随访观察（如瘢痕组织、血肿、脓肿或医源性神经损伤）。同样，在腕管减压术后，神经横断面积显著减少，同时伴随症状改善，电诊断也有同样的结果[64-67]。

超声表现也可提供一些关于腕管综合征严重程度的信息[46, 68-71]。据报道，神经横断面积的增加与严重程度参数有关，如临床量表、手功能和电生理表现[69-71]。Lee等人发现，神经横断面积与电生理表现的严重程度有关，他们建议以15 mm²作为手术减压的临界值[71]。通过治疗，神经的横断面积在症状改善后随之恢复，通常需要12~18个月才能恢复正常[72]。另外，彩色多普勒超声显示的高血流量也与电诊断检测腕管综合征的严重程度相关[24, 25]。

12.4.2 肘管综合征

肘部尺神经病变是仅次于腕管综合征的第二大常见的神经卡压综合征（约占同类人群中腕管综合征患者的1/13），并且超过2/3的患者为男性[44, 73]。尺神经穿过骨纤维通道，骨纤维通道由尺神经沟形成，尺神经沟位于内上髁和鹰嘴之间，由肘管支持带桥接。然后，它走行至由弓状韧带（正常肘管）覆盖的尺侧腕屈肌两个头之间的狭窄隧道。尺神经可在尺神经沟或弓状韧带边缘被卡压，称为肘管综合征（CuTS）。肘管综合征患者可能会出现肘部内侧疼痛、第4指和第5指的感觉症状，在慢性期，由尺神经支配的肌肉会出现无力。

尺神经沟的尺神经测量受患者年龄、体重、性别、种族、肘关节位置等因素影响[74]。尺神经可在肘关节屈曲15°~90°时进行检查[15]。正常情况下，由于神经走向曲折（各向异性伪影），表现为较低回声，尺神经沟处（6.8 mm²）较远端（5.7 mm²）和前臂近端（6.2 mm²）的横断面积测量结果略有增大[75]。尺神经包绕在弓状韧带下而受卡压，导致病灶扩大，并且在紧靠受压部位的尺神经沟处束状结构消失（图12.8）。在肘管综合征患者中，肿胀是最主要的诊断性发现，其敏感性>80%（表12.1）[15, 18, 76, 77]。超声还可在肘管综合征患者中提高电诊断检测的灵敏度，其灵敏度高达98%[78]。与健侧进行比较有利于诊断（如果可能的话），在这种情况下，应进行两侧对比。

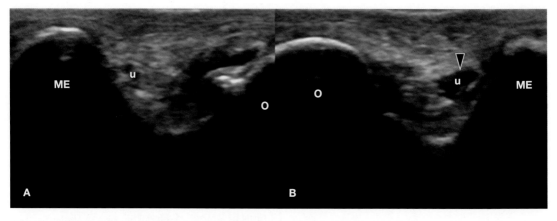

图12.8 肘管综合征患者的尺神经（u）在内上髁（ME）水平的两侧超声成像（轴位图）对比图。A.健侧，神经表现出相对正常的低回声；B.患侧，可看到尺神经横断面扩大（三角）。O：鹰嘴

尺神经横断面的增大与电生理结果相关[77，79，80]，同时超声对尺神经损伤的定位也有帮助，尤其是对缺乏运动或感觉减退的患者。此外，超声还可以帮助明确肘管综合征的严重程度和预后。另外，与其他神经卡压综合征一样，超声可以观察到神经周围解剖结构的改变，如腱鞘囊肿、骨刺、表浅的尺神经沟、肘外翻、异位骨化或滑车上肘后肌肥厚[81，82]。当然，动态成像可以很容易地帮助显示病变，如在肘关节屈曲或肱三头肌内侧头向前、向内挤压时尺神经的半脱位或脱位。24%~47%的无症状健康受试者可观察到尺神经半脱位（通常为双侧），从而导致摩擦性尺神经炎[83-85]。另外，多普勒成像可以显示肘管附近/内可能的血管病变（如尺侧返动脉或异常静脉）[86]。

12.4.3 尺管综合征

腕部尺神经病变（尺管综合征）是一种相对少见、神经在通过尺管时受到卡压的情况。骨纤维管由豌豆骨（内侧壁）、钩骨（外侧壁）、腕横韧带（底）、腕掌韧带

及掌骨短肌（顶）组成[87]。尺管综合征通常与工作或运动过度（如骑自行车）、解剖异常（异常肌肉、发育不良的错构瘤、尺神经分叉和脂肪组织增多）、占位性病变（腱鞘囊肿、尺动脉瘤、脂肪瘤或异位骨化）有关[88-90]。有报道称，腱鞘囊肿引起尺神经受压的病例占尺管综合征患者的30%~40%[38]。

尺管综合征可以表现为各种感觉异常和运动障碍，这取决于受压迫的位置。腕部（掌侧）尺神经轴向看起来呈圆形或椭圆形，位于搏动的尺动脉内侧。将电极在每个方向上分别向近端和远端移动1~2 cm，以检测最大的神经扩大位置。腕部尺神经正常横断面的上限值（均值+2标准差）为8.1 mm²[76]，但该截断值的诊断准确性尚未得到验证（表12.1）。位于豌豆骨水平远端的豌豆骨和尺神经的超声成像也很重要，因为在这个位置可能会发生病理改变[91]。

12.4.4 桡神经沟综合征

桡神经与肱动脉/静脉一起，在肱骨干

后外侧和肱三头肌之间走行。在支配肱三头肌和肘肌后，它在桡神经沟处环绕肱骨。在这个水平，桡神经在穿过外侧肌间隔时，由于其与骨的紧密相连，因此极易受到压迫和创伤的影响[92]。最常见的桡神经病变发生在桡神经沟，常见原因有睡觉期间将手臂长时间放置在坚硬的表面、手术或酒后麻痹（周末晚麻痹）、肱骨干骨折和血管炎引起的梗死[92, 93]。患者由于前臂和手部伸肌失去神经支配而手腕下垂。感觉异常和/或感觉迟钝也可发生在前臂背外侧和有桡神经感觉浅支分布的手上（图12.9）。

患者坐位，并且手臂保持中立位，前臂旋前，肘关节中度屈曲时，桡神经沿轴向面走行[10]。在桡神经沟处，桡神经呈椭圆形，束状结构清晰，横断面积为3~4 mm²[94, 95]。当出现桡神经沟综合征时，桡神经局部会出现肿胀，表现为低回声，束状结构消失[93]。肱骨粉碎性骨折、肱三头肌纤维束受到挤压、肥大形骨痂、瘢痕组织、占位性肿块和累及桡神经的神经源性肿瘤均可在超声下观察到[92, 93, 96]。

12.4.5 腓骨头处腓神经病变

腓骨头周围腓总神经卡压是下肢最常见的单发性神经病变。腓总神经起源于腘窝上方的坐骨神经，在腓骨颈处腓总神经分出腓浅神经和腓深神经。踝关节背屈和外翻肌群由腓总神经支配，因此，当腓总神经完全损伤时会导致足下垂，跨阈步态、小腿前外侧及足背的感觉障碍。腓神经通常在腓骨和筋膜之间的狭窄区域受到压迫，神经缠绕腓骨头。腓总神经由于其走行表浅，且在腓骨头水平相对比较稳固，因此在膝关节内翻–过伸时容易导致牵拉伤或外伤。腓神经病变的主要原因包括习惯性跷二郎腿和蹲、体重急剧下降、小腿打石膏、直接创伤或长期制动（深度睡眠、昏迷、手术等）或占位性病变（腱鞘囊肿/滑膜囊肿、骨折、骨刺、骨软骨瘤、肿瘤和静

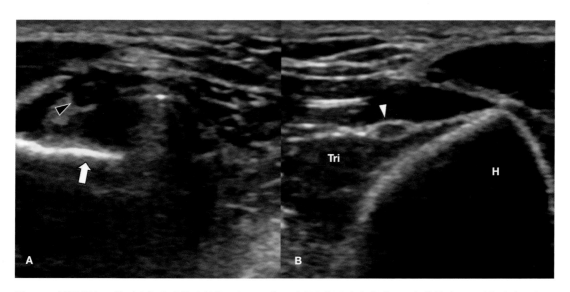

图12.9 桡神经卡压的对比超声成像（轴位图）。A.由于肱骨骨折（白色箭头），螺旋管处可见神经膨大，低回声（黑色三角）。B.对侧神经（白色三角）正常。H：肱骨；Tri：肱三头肌

脉曲张）导致的外在压迫（图12.10）[97-100]。

从坐骨神经分支处开始，腓神经的超声检查比较容易。应从神经的远端开始，直到腓浅神经和腓深神经分支处。由于腓骨头周围的神经较弯曲，因此很难获得准确的横断面图像，但有研究显示，腓骨头的腓神经横断面正常（表12.1）[17, 101]。对于腓神经病变，超声主要用于观察神经的膨大、回声减弱及可能导致卡压的继发性原因（如与胫腓关节或腓总神经鞘相关的囊肿增大）[102, 103]。

12.4.6 跗管综合征

跗管是胫后神经血管束，以及胫后肌、趾长屈肌和蹴长屈肌三个肌腱通过的纤维骨管。跗管综合征是由踝关节后内侧屈肌支持带下面的胫神经及其分支（内侧和外侧足底神经，以及跟骨内侧感觉分支）受压引起的，其临床特征是沿踝关节内侧向足和脚趾的内侧和/或足底方向放射的局部烧灼痛和感觉异常。80%的病例是继发性

的，包括鞋或石膏比较紧（最常见原因）、创伤（即跟骨骨裂或断裂）、退行性骨关节病、局部腱鞘炎、跟距关节融合和占位性病变（如腱鞘囊肿、脂肪瘤、静脉曲张或趾屈肌肥厚）[35, 104, 105]。胫神经可在趾长屈肌肌腱后方（近端至远端）扫描到，并伴有胫后动脉/静脉，定位方便。同样，神经卡压的典型变化（局部呈现梭形，增厚并失去正常的束状结构）和/或潜在的继发性原因可以用超声进行有效地检测（见第十章）。

12.4.7 跖间神经瘤病

跖间神经瘤病（跖间神经炎）是一种常见的卡压综合征，通常发生于中年妇女。主要原因是跖间横韧带下跖间神经（尤其是第2或第3趾的神经）局部反复受压、缺血和跖间滑囊炎。患者通常表现为局部剧痛（受累足底呈放射状疼痛并延伸至足趾），穿窄脚趾的高跟鞋行走时疼痛加重，休息和/或脱鞋后疼痛缓解。

正常情况下，跖间神经的直径约为

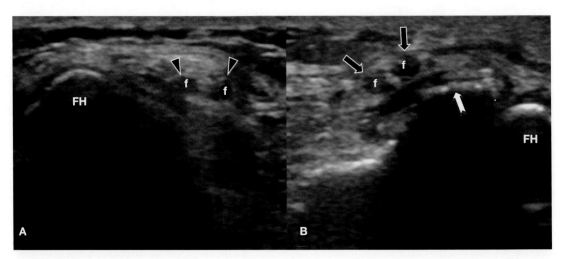

图12.10 腓神经麻痹患者腓神经（f）的超声成像对比（轴位图）。A.正常侧，腓骨头（FH）旁可见神经（黑色三角）；B.患侧，由于骨痂的形成（白色箭头），被卡压的神经呈现膨大和低回声（黑色箭头）

2 mm，很难显示。虽然跖间神经瘤病的诊断通常是通过临床检查来完成的，但仍需要利用超声或MRI来进行精准诊断。通过对超声和MRI诊断的对比研究表明，超声诊断的敏感性略高于MRI（分别为90%~96%和88%）[106, 107]。通过检测邻近的跖骨间血管，多普勒成像可以帮助定位这些神经。跖间神经瘤病是一个小的呈现梭形或卵圆形的低回声结节。局部压痛伴超声触诊（sono-Tinel）或动态评估伴诱发试验后出现超声Mulder征，更加有助于诊断[108]。

12.5 创伤性和术后病变的超声成像

创伤性周围神经损伤（牵拉、穿透性损伤，挫伤或医源性损伤）在临床中较为常见。最常见的损伤神经（依次递减）为上肢的桡神经、尺神经和正中神经，下肢的坐骨神经、腓神经、胫神经和股神经[109]。明确损伤的程度和类型对创伤性神经损伤患者的正确治疗非常重要。虽然临床检查和电生理检查通常为该类损伤的主要检查方法，但它们对于发现确切位置或迅速进行形态学评估的能力有限，特别是电生理检查在损伤早期不起作用。因此，超声对于排除周围神经损伤具有较高的阴性预测值，也可以将其作为临床方法使用[5]。例如，在神经再生前，它可以区分严重的轴索离断和神经离断，在早期进行电生理测试中是不能区分的[110]。另外，区分轴索离断和神经失用也比较困难。

超声能直接对损伤神经的结构（束状结构、神经束膜、神经外膜及周围组织）进行评估（图12.11）。因此，超声成像对于观察轴突肿胀、神经部分/完全断裂、神经

瘤、骨碎片、骨折后骨痂形成、初次检查或随访期间的异物和瘢痕组织至关重要[110-113]。典型的例子是创伤性残肢终末端神经瘤，这是继部分/完全性神经损伤后最严重的慢性疾病。近端残肢（终末神经瘤）的非肿瘤性增生表现为边界清晰、低回声均匀且呈棒状的改变，尤其是在超声造影的帮助下[2]。

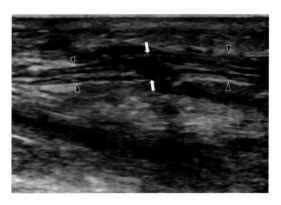

图12.11 前臂中部的尺神经（箭头）超声成像（纵向图）显示，由于创伤性损伤，尺神经呈现膨大和低回声（三角）

12.6 多发性神经病变/神经元病变的成像

诊断多发性神经病变（PNP）的黄金标准包括详细的神经系统检查和电生理测试。然而，在脱髓鞘型PNP中可能会出现振幅下降（轴突型PNP的特征），而在轴突型PNP中则会出现传导速度下降（脱髓鞘型PNP的典型表现）。此外，由于很多类型的PNP表现出轴突型和脱髓鞘型的特点，因此轴突型和脱髓鞘型PNP之间的电生理鉴别不太清楚[114]。然而，髓鞘型和/或轴突型PNP分类可能对病因学和合适的治疗很重要。在这种情况下，神经活检似乎是最准确的方法，但其是有创的。

超声是一种无创、方便的成像技术，可用于评估某些PNP，包括多灶性运动神经病变、夏科-马里-图斯病（图12.12）、糖尿病、血管性神经病变、肢端肥大症、淀粉样变性和慢性炎性脱髓鞘PNP[14, 21, 115-119]。针对这些疾病，在不同的周围神经中可观察到血管增生、低回声和不同大小/部位的膨大。脱髓鞘型PNP通常比轴突型PNP表现出更多的膨大。在糖尿病PNP中，神经的横断面在卡压部位变大[21, 117, 120]，而在非卡压部位则内径正常[121, 122]。脱髓鞘和髓鞘再生过程中可能导致周围神经的横断面增加，这与出现组织学洋葱鳞茎有关[121]。免疫介导的遗传性PNP超声成像显示神经横断面增粗，在脱髓鞘型PNP中表现得更为明显[13, 14, 115, 116, 123, 124]。在慢性炎性脱髓

鞘型PNP和多灶性运动神经病变中可以观察到颈神经根和远端神经干出现多节段的神经膨大[116, 119]。值得注意的是，超声成像也可以作为一种有用的筛选工具，特别是在夏科-马里-图斯1A型神经病变和神经纤维瘤病综合征。

超声在肌束纤维挛缩检查评估方面优于肌电图[125,126]。尽管针式肌电图能清楚地显示肌纤维，但是扫描每一块肌肉并不现实。使用超声检查，检查者可以很容易地观察任何一块肌肉并且被检查者没有任何不适。随着疾病的进展，肌萎缩侧索硬化症运动神经的横断面降低，肌回声增强，肌层厚度减少[127]。疱疹后神经痛患者的感觉神经也可出现萎缩[128]。

超声还可用于评估麻风性神经病变，这是一种炎症性神经病变的并发症，在世界范围内具有较高的患病率和发病率。神经通常呈现肿大（常可触及），尤其在浅表和较冷的部位/组织（如肘部的尺神经、踝关节处的胫神经、腓骨头处的腓神经、耳大神经）[129]。由于麻风病是比较常见的并且可治疗的全身性PNP之一，其早期发现对预防终身残疾具有重要意义。超声能够检测到临床症状并不明显的损伤，所以超声实际上可提供更多关于麻风性神经病变的异常信息，而不仅仅是临床/电生理上的改变[23, 29]。同时，超声还可检测到神经膨大（伴有外膜增厚）和血管增生（炎症）（图12.13）。

12.7 周围神经肿瘤和肿瘤样病变的成像

周围神经肿瘤较少见，约占所有良性肿瘤的12%，恶性软组织肿瘤的8%[14, 130]。它

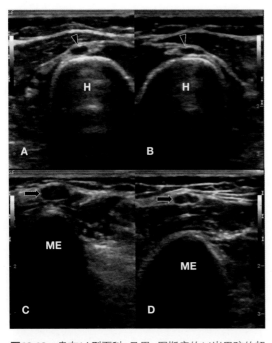

图12.12 患有1A型夏科-马里-图斯病的14岁男孩的超声成像对比图（轴位图），双侧桡神经（三角）和尺神经（箭头）在桡神经沟（A，B）和内上髁（C，D）水平上膨大。H: 肱骨；ME: 内上髁

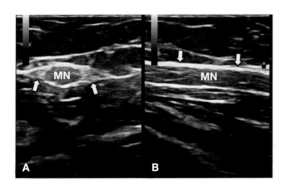

图12.13 麻风病患者腕管附近正中神经（MN）的超声成像。在轴向图（A）和纵向图（B）上，箭头显示神经局限性膨大，神经外膜增厚

们大多是良性的，包括创伤性神经瘤、趾间神经瘤病、神经纤维脂肪瘤性错构瘤、神经鞘囊肿、神经束膜瘤和周围神经鞘瘤（PNST）。影像学方法通常不能明显地显示组织结构，超声则可以很容易地用于检测/区分这些肿瘤（内在的、外在的或来自神经鞘的）或显示其血管分布的信息。

良性PNST（神经纤维瘤和施万细胞瘤）起源于施万细胞。当神经纤维瘤浸润至神经干，需要切除和移植时，通常会将神经鞘瘤从神经束分离出来并剥出，同时保持神经的连续性[131, 132]。这些肿瘤通常为卵圆形/梭形，边界清晰，与神经直接相连，在灰阶超声中含有不同程度的囊性成份和实性成分（图12.14），多普勒超声显示血管增多[133]。通常短轴图像更有助于评估神经/肿瘤的关系。神经鞘瘤和神经纤维瘤的超声鉴别较困难，与神经纤维瘤相比，神经鞘瘤多为偏心性生长，表现出更多的囊性成分和血流量增多（图12.15）[5]。

神经纤维瘤最常见于20~30岁的患者（无性别差异）[134-136]，可分为三种类型：孤立性神经纤维瘤（90%）、弥漫性神经纤维瘤和丛状神经纤维瘤。孤立性神经纤维瘤通常表现为洋葱皮样图像或中心高回声（纤维化区）和周围低回声（黏液瘤组织）的靶征[103]。弥漫性神经纤维瘤影响儿童和年轻人，累及头部和颈部的皮下组织。丛状神经纤维瘤的超声图像为袋状蠕虫形（由弥漫的弯曲神经增厚形成）[137]。恶性PNST非常罕见，通常由神经纤维瘤的肉瘤

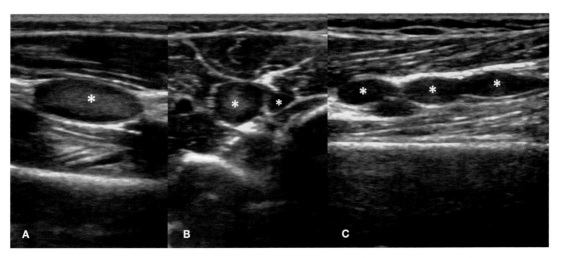

图12.14 I型神经纤维瘤患者的超声成像。神经纤维瘤（＊）可见于正中神经（前臂中部）的纵向图（A）和轴向图（B），坐骨神经（大腿中部）的纵向图（C）

转化而来。丛状神经纤维瘤是Ⅰ型神经纤维瘤的典型表现，65%以上的神经纤维瘤具有恶变的潜能[138]。虽然PNST的良性、恶性较难区分，但从临床和超声检查中能发现一些关键点[134]（表12.2）。超声还可以帮助评估受累程度，这对计划接受手术治疗的患者尤为重要。

除了上述引起周围神经卡压的常见病外，硬膜内囊肿相对少见，其主要位于膝关节[102, 130]，通常发生在神经鞘/束内，似乎

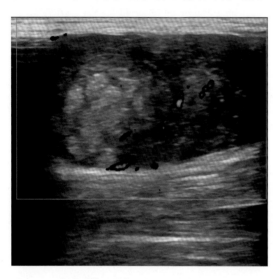

图12.15 超声成像（轴位图）显示腋窝水平处的正中神经存在神经鞘瘤，呈球形，低回声，界限清楚，血管增生

与近端胫腓关节和腓神经或胫神经的关节/关节囊分支有关。它们是导致腓神经在腓骨头水平受卡压的主要原因之一，可引起局部症状和/或神经功能障碍（主要影响腓神经深支），术后复发率高。作为近端胫腓关节的延伸，可以观察到神经鞘内出现梭状的硬膜内囊性病变，由神经束周围移位、神经两端增厚引起。在实时超声的引导下，可通过针吸技术降低囊内压力和缓解神经受压来改善患者的症状。

神经纤维脂肪瘤性错构瘤是一种少见的、生长缓慢的肿瘤样周围神经病变，其特点为神经周围及神经外组织的纤维脂肪增生，常见于幼儿或年轻人（无性别和家族差异）。它最常累及上肢，主要累及腕部的正中神经。其他神经包括桡神经、尺神经和坐骨神经，足部的神经或颅神经很少受累。此外，在多达2/3的病例中，常常伴有一个或多个手指的弥漫性肿大（脂肪瘤性大指）[130]。受影响的神经节段明显肿大，脂肪纤维组织可见高回声、环绕低回声的神经束（图12.7）。彩色多普勒通常观察不到血流信号[12]。

表12.2 用来区分良性PNST和恶性PNST临床检查和超声检查的结果

	良性PNST	恶性PNST
疼痛、感觉/运动障碍	少见	常见
生长模式	稳定/生长较慢	生长较快，神经症状/体征恶化
大小	通常较小	一般较大（>5 cm）
超声表现	低回声，通常质地均匀	低回声，通常质地不均匀
边界	清晰	模糊
靶样征*	常见	少见
多普勒超声表现	周围血管增生改变	反常的血管过度形成，伴随低灌注阻力

*：在周围的低回声边缘（黏液瘤组织）中的高回声中心（纤维化病灶）。

参考文献

[1] Özçakar L, Kara M, Yalçın B, Yalçın E, Tiftik T, Develi S, Yazar F. Bypassing the challenges of lower-limb electromyography by using ultrasonography. AnatoMUS-II. J Rehabil Med. 2013; 45: 604-5.

[2] Kopf H, Loizides A, Mostbeck GH, Gruber H. Diagnostic sonography of peripheral nerves: indications, examination techniques and pathological findings. Ultraschall Med. 2011; 32: 242-63.

[3] Stoll G, Wilder-Smith E, Bendszus M. Imaging of the peripheral nervous system. Handb Clin Neurol. 2013; 115: 137-53.

[4] Özçakar L, Malas FU, Kara G, Kaymak B, Hasçelik Z. Musculoskeletal sonography use in physiatry: a single-center one-year analysis. Am J Phys Med Rehabil. 2010; 89: 385-9.

[5] Fowler JR, Maltenfort MG, Ilyas AM. Ultrasound as a first-line test in the diagnosis of carpal tunnel syndrome: a cost-effectiveness analysis. Clin Orthop Relat Res. 2013; 471: 932-7.

[6] Kara M, Özçakar L, De Muynck M, Tok F, Vanderstraeten G. Musculoskeletal ultrasound for peripheral nerve lesions. Eur J Phys Rehabil Med. 2012; 48: 665-74.

[7] Ozçakar L, Yalçın B, Kara M, Yalçın E, Tiftik T, Gülbar S, Develi S, Yazar F. AnatoMUS-I: ultrasonographic imaging of the peripheral nerves of the upper limb. J Rehabil Med. 2012; 44: 381-2.

[8] Zhu J, Zhao Y, Liu F, Huang Y, Shao J, Hu B. Ultrasound of the lateral femoral cutaneous nerve in asymptomatic adults. BMC Musculoskelet Disord. 2012; 13: 227.

[9] Jelsing EJ, Presley JC, Maida E, Hangiandreou NJ, Smith J. The effect of magnification on sonographically measured nerve cross-sectional area. Muscle Nerve. 2014 May 3. [Epub ahead of print].

[10] Won SJ, Kim BJ, Park KS, Yoon JS, Choi H. Reference values for nerve ultrasonography in the upper extremity. Muscle Nerve. 2013; 47: 864-71.

[11] Martinoli C, Schenone A, Bianchi S, Mandich P, Caponetto C, Abbruzzese M, Derchi LE. Sonography of the median nerve in Charcot-Marie-Tooth disease. AJR Am J Roentgenol. 2002; 178: 1553-6.

[12] Gruber H, Glodny B, Bendix N, Tzankov A, Peer S. High-resolution ultrasound of peripheral neurogenic tumors. Eur Radiol. 2007; 17: 2880-8.

[13] Cartwright MS, Brown ME, Eulitt P, Walker FO, Lawson VH, Caress JB. Diagnostic nerve ultrasound in Charcot-Marie-Tooth disease type 1B. Muscle Nerve. 2009; 40: 98-102.

[14] Sugimoto T, Ochi K, Hosomi N, Takahashi T, Ueno H, Nakamura T, et al. Ultrasonographic nerve enlargement of the median and ulnar nerves and the cervical nerve roots in patients with demyelinating Charcot-Marie-Tooth disease: distinction from patients with chronic inflammatory demyelinating polyneuropathy. J Neurol. 2013; 260: 2580-7.

[15] Beekman R, Visser LH, Verhagen WI. Ultrasonography in ulnar neuropathy at the elbow: a critical review. Muscle Nerve. 2011; 43: 627-35.

[16] Hobson-Webb LD, Massey JM, Juel VC, Sanders DB. The ultrasonographic wrist-to-forearm median nerve area ratio in carpal tunnel syndrome. Clin Neurophysiol. 2008; 119: 1353-7.

[17] Kerasnoudis A, Pitarokoili K, Behrendt V, Gold R, Yoon MS. Cross sectional area reference values for sonography of peripheral nerves and brachial plexus. Clin Neurophysiol. 2013; 124: 1881-8.

[18] Yoon JS, Walker FO, Cartwright MS. Ultrasonographic swelling ratio in the diagnosis of ulnar neuropathy at the elbow. Muscle Nerve. 2008; 38: 1231-5.

[19] Tagliafico A, Tagliafico G, Martinoli C. Nerve density: a new parameter to evaluate peripheral nerve pathology on ultrasound. Preliminary study. Ultrasound Med Biol. 2010; 36: 1588-93.

[20] Boom J, Visser LH. Quantitative assessment of nerve echogenicity: comparison of methods for evaluating nerve echogenicity in ulnar neuropathy at the elbow. Clin Neurophysiol. 2012; 123: 1446-53.

[21] Watanabe T, Ito H, Sekine A, Katano Y, Nishimura T, Kato Y, et al. Sonographic evaluation of the peripheral nerve in diabetic patients: the relationship between nerve conduction studies, echo intensity, and cross-sectional area. J Ultrasound Med. 2010; 29: 697-708.

[22] Ghasemi-Esfe AR, Khalilzadeh O, Vaziri-Bozorg SM, Jajroudi M, Shakiba M, Mazloumi M, Rahmani M. Color and power Doppler US for diagnosing carpal tunnel syndrome and determining its severity: a quantitative image processing method. Radiology. 2011; 261: 499-506.

[23] Bathala L, Kumar K, Pathapati R, Jain S, Visser LH. Ulnar neuropathy in Hansen disease: clinical, high-resolution ultrasound and electrophysiologic correlations. J Clin Neurophysiol. 2012; 29: 190-3.

[24] Mohammadi A, Ghasemi-Rad M, Mladkova-Suchy N, Ansari S. Correlation between the

severity of carpal tunnel syndrome and color Doppler sonography findings. AJR Am J Roentgenol. 2012; 198: W181.

[25] Evans KD, Roll SC, Volz KR, Freimer M. Relationship between intraneural vascular flow measured with sonography and carpal tunnel syndrome diagnosis based on electrodiagnostic testing. J Ultrasound Med. 2012; 31: 729–36.

[26] Mallouhi A, Pülzl P, Trieb T, Piza H, Bodner G. Predictors of carpal tunnel syndrome: accuracy of gray-scale and color Doppler sonography. AJR Am J Roentgenol. 2006; 186: 1240–5.

[27] Goedee HS, Brekelmans GJ, van Asseldonk JT, Beekman R, Mess WH, Visser LH. High resolution sonography in the evaluation of the peripheral nervous system in polyneuropathy–a review of the literature. Eur J Neurol. 2013; 20: 1342–51.

[28] Lolge SJ, Morani AC, Chaubal NG, Khopkar US. Sonographically guided nerve biopsy. J Ultrasound Med. 2005; 24: 1427–30.

[29] Elias J Jr, Nogueira-Barbosa MH, Feltrin LT, Furini RB, Foss NT, Marques W Jr, dos Santos AC. Role of ulnar nerve sonography in leprosy neuropathy with electrophysiologic correlation. J Ultrasound Med. 2009; 28: 1201–9.

[30] Nakamichi K, Tachibana S. Restricted motion of the median nerve in carpal tunnel syndrome. J Hand Surg Br. 1995; 20: 460–4.

[31] Hough AD, Moore AP, Jones MP. Reduced longitudinal excursion of the median nerve in carpal tunnel syndrome. Arch Phys Med Rehabil. 2007; 88: 569–76.

[32] Filippou G, Mondelli M, Greco G, Bertoldi I, Frediani B, Galeazzi M, et al. Ulnar neuropathy at the elbow: how frequent is the idiopathic form? An ultrasonographic study in a cohort of patients. Clin Exp Rheumatol. 2010; 28: 63–7.

[33] Nakamichi K, Tachibana S. Unilateral carpal tunnel syndrome and space-occupying lesions. J Hand Surg Br. 1993; 18: 748–9.

[34] Inaparthy PK, Anwar F, Botchu R, Jahnich H, Katchburian MV. Compression of the deep branch of the ulnar nerve in Guyon's canal by a ganglion: two cases. Arch Orthop Trauma Surg. 2008; 128: 641–3.

[35] Nagaoka M, Satou K. Tarsal tunnel syndrome caused by ganglia. J Bone Joint Surg Br. 1999; 81: 607–10.

[36] Kara M, Yalçin S, Tiftik T, Özçakar L. Proximal median nerve entrapment caused by a distal biceps tendon cyst: an ultrasonographic diagnosis. Am J Phys Med Rehabil. 2013; 92: 942–3.

[37] Kara M, Tiftik T, Yetişgin A, Ural G, Ozçakar L. Ultrasound in the diagnosis and treatment of posterior interosseous nerve entrapment: a case report. Muscle Nerve. 2012; 45: 299–300.

[38] Elias DA, Lax MJ, Anastakis DJ. Musculoskeletal images. Ganglion cyst of Guyon's canal causing ulnar nerve compression. Can J Surg. 2001; 44: 331–2.

[39] Rempel D, Dahlin L, Lundborg G. Pathophysiology of nerve compression syndromes: response of peripheral nerves to loading. J Bone Joint Surg Am. 1999; 81: 1600–10.

[40] Powell HC, Myers RR. Pathology of experimental nerve compression. Lab Invest. 1986; 55: 91–100.

[41] Lundborg G, Myers R, Powell H. Nerve compression injury and increased endoneurial fluid pressure: a "miniature compartment syndrome". J Neurol Neurosurg Psychiatry. 1983; 46: 1119–24.

[42] Atroshi I, Gummesson C, Johnsson R, Ornstein E, Ranstam J, Rosen I. Prevalence of carpal tunnel syndrome in a general population. JAMA. 1999; 282: 153–8.

[43] Roquelaure Y, Ha C, Pelier-Cady MC, Nicolas G, Descatha A, Leclerc A, et al. Work increases the incidence of carpal tunnel syndrome in the general population. Muscle Nerve. 2008; 37: 477–82.

[44] Mondelli M, Giannini F, Giacchi M. Carpal tunnel syndrome incidence in a general population. Neurology. 2002; 58: 289–94.

[45] Wiesler ER, Chloros GD, Cartwright MS, Smith BP, Rushing J, Walker FO. The use of diagnostic ultrasound in carpal tunnel syndrome. J Hand Surg Am. 2006; 31: 726–32.

[46] Kaymak B, Ozcakar L, Cetin A, Candan Cetin M, Akinci A, Hascelik Z. A comparison of the benefits of sonography and electrophysiologic measurements as predictors of symptom severity and functional status in patients with carpal tunnel syndrome. Arch Phys Med Rehabil. 2008; 89: 743–8.

[47] Tai TW, Wu CY, Su FC, Chern TC, Jou IM. Ultrasonography for diagnosing carpal tunnel syndrome: a meta-analysis of diagnostic test accuracy. Ultrasound Med Biol. 2013; 39: 1129–30.

[48] Descatha A, Huard L, Aubert F, Barbato B, Gorand O, Chastang JF. Meta-analysis on the performance of sonography for the diagnosis of carpal tunnel syndrome. Semin Arthritis Rheum. 2012; 41: 914–22.

[49] Cartwright MS, Hobson-Webb LD, Boon AJ, Alter KE, Hunt CH, Flores VH, et al. American Association of Neuromuscular and Electrodiagnostic Medicine. Evidence-based guideline: neuromuscular ultrasound for the

diagnosis of carpal tunnel syndrome. Muscle Nerve. 2012; 46: 287–93.

[50] Jablecki CK, Andary MT, Floeter MK, Miller RG, Quartly CA, Vennix MJ, et al. Practice parameter: electrodiagnostic studies in carpal tunnel syndrome–report of the American Association of Electrodiagnostic Medicine, American Academy of Neurology, and the American Academy of Physical Medicine and Rehabilitation. Neurology. 2002; 58: 1589–92.

[51] Chang MH, Wei SJ, Chiang HL, Wang HM, Hsieh PF, Huang SY. Comparison of motor conduction techniques in the diagnosis of carpal tunnel syndrome. Neurology. 2002; 58: 1603–7.

[52] Wilder–Smith EP, Seet RC, Lim EC. Diagnosing carpal tunnel syndrome: clinical criteria and ancillary tests. Nat Clin Pract Neurol. 2006; 2: 366–74.

[53] Fowler JR, Gaughan JP, Ilyas AM. The sensitivity and specificity of ultrasound for the diagnosis of carpal tunnel syndrome: a meta–analysis. Clin Orthop Relat Res. 2011; 469: 1089–94.

[54] Visser LH, Smidt MH, Lee ML. High–resolution sonography versus EMG in the diagnosis of carpal tunnel syndrome. J Neurol Neurosurg Psychiatry. 2008; 79: 63–7.

[55] Klauser AS, Halpern EJ, Faschingbauer R, Guerra F, Martinoli C, Gabl MF, et al. Bifid median nerve in carpal tunnel syndrome: assessment with us cross–sectional area measurement. Radiology. 2011; 259: 808–15.

[56] Kluge S, Kreutziger J, Hennecke B, Vogelin E. Inter– and intraobserver reliability of pre–defined diagnostic levels in high–resolution sonography of the carpal tunnel syndrome–a validation study on healthy volunteers. Ultraschall Med. 2010; 31: 43–7.

[57] van Neck JW, de Kool BS, Hekking–Weijma JI, Walbeehm ET, Visser GH, Blok JH. Histological validation of ultrasound–guided neurography in early nerve regeneration. Muscle Nerve. 2009; 40: 967–75.

[58] Wong SM, Griffith JF, Hui AC, Lo SK, Fu M, Wong KS. Carpal tunnel syndrome: diagnostic usefulness of sonography. Radiology. 2004; 232: 93–9.

[59] Claes F, Meulstee J, Claessen–Oude Luttikhuis TT, Huygen PL, Verhagen WI. Usefulness of additional measurements of the median nerve with ultrasonography. Neurol Sci. 2010; 31: 721–5.

[60] Kara M, Ozçakar L, Ekiz T, Yalçın E, Tiftik T, Akyüz M. Fibrolipomatous hamartoma of the median nerve: comparison of magnetic resonance imaging and ultrasound. PM R. 2013; 5: 805–6.

[61] Erol O, Ozçakar L, Kaymak B. Bifid median nerve revisited: imaging and clinical aspects. Plast Reconstr Surg. 2004; 113: 1289–90.

[62] Bayrak IK, Bayrak AO, Kale M, Turker H, Diren B. Bifid median nerve in patients with carpal tunnel syndrome. J Ultrasound Med. 2008; 27: 1129–36.

[63] Padua L, Liotta G, Di Pasquale A, Granata G, Pazzaglia C, Caliandro P, et al. Contribution of ultrasound in the assessment of nerve diseases. Eur J Neurol. 2012; 19: 47–54.

[64] Abicalaf CA, de Barros N, Sernik RA, Pimentel BF, Braga–Baiak A, Braga L, et al. Ultrasound evaluation of patients with carpal tunnel syndrome before and after endoscopic release of the transverse carpal ligament. Clin Radiol. 2007; 62: 891–4.

[65] Kim JY, Yoon JS, Kim SJ, Won SJ, Jeong JS. Carpal tunnel syndrome: Clinical, electrophysiological, and ultrasonographic ratio after surgery. Muscle Nerve. 2012; 45: 183–8.

[66] Smidt MH, Visser LH. Carpal tunnel syndrome: clinical and sonographic follow–up after surgery. Muscle Nerve. 2008; 38: 987–91.

[67] Vögelin E, Nüesch E, Jüni P, Reichenbach S, Eser P, Ziswiler HR. Sonographic follow–up of patients with carpal tunnel syndrome undergoing surgical or nonsurgical treatment: prospective cohort study. J Hand Surg Am. 2010; 35: 1401–9.

[68] Bayrak IK, Bayrak AO, Tilki HE, Nural MS, Sunter T. Ultrasonography in carpal tunnel syndrome: comparison with electrophysiological stage and motor unit number estimate. Muscle Nerve. 2007; 35: 344–8.

[69] Lee CH, Kim TK, Yoon ES, Dhong ES. Correlation of high–resolution ultrasonographic findings with the clinical symptoms and electrodiagnostic data in carpal tunnel syndrome. Ann Plast Surg. 2005; 54: 20–3.

[70] Padua L, Pazzaglia C, Caliandro P, Granata G, Foschini M, Briani C, Martinoli C. Carpal tunnel syndrome: ultrasound, neurophysiology, clinical and patient–oriented assessment. Clin Neurophysiol. 2008; 119: 2064–9.

[71] Lee D, van Holsbeeck MT, Janevski PK, Ganos DL, Ditmars DM, Darian VB. Diagnosis of carpal tunnel syndrome. Ultrasound versus electromyography. Radiol Clin North Am. 1999; 37: 859–72.

[72] Ziswiler HR, Reichenbach S, Vögelin E, Bachmann LM, Villiger PM, Jüni P. Diagnostic value of sonography in patients with suspected carpal tunnel syndrome: a prospective study. Arthritis Rheum. 2005; 52: 304–11.

[73] Mondelli M, Giannini F, Ballerini M, Ginann–

eschi F, Martorelli E. Incidence of ulnar neuropathy at the elbow in the province of Siena (Italy). J Neurol Sci. 2005; 234: 5–10.

[74] Thoirs K, Williams M, Phillips M. Ultrasonographic measurements of the ulnar nerve at the elbow. Role of confounders. J Ultrasound Med. 2008; 27: 737–43.

[75] Okamoto M, Abe M, Shirai H, Ueda N. Diagnostic ultrasonography of the ulnar nerve in cubital tunnel syndrome. J Hand Surg Br. 2000; 25: 499–502.

[76] Cartwright MS, Shin HW, Passmore LV, Walker FO. Ultrasonographic findings of the normal ulnar nerve in adults. Arch Phys Med Rehabil. 2007; 88: 394–6.

[77] Volpe A, Rossato G, Bottanelli M, Marchetta A, Caramaschi P, Bambara LM, et al. Ultrasound evaluation of ulnar neuropathy at the elbow: correlation with electrophysiological studies. Rheumatology (Oxf). 2009; 48: 1098–101.

[78] Beekman R, Van Der Plas JP, Uitdehaag BM, Schellens RL, Visser LH. Clinical, electrodiagnostic, and sonographic studies in ulnar neuropathy at the elbow. Muscle Nerve. 2004; 30: 202–8.

[79] Bayrak AO, Bayrak IK, Turker H, Elmali M, Nural MS. Ultrasonography in patients with ulnar neuropathy at the elbow: comparison of cross-sectional area and swelling ratio with electrophysiological severity. Muscle Nerve. 2010; 41: 661–6.

[80] Mondelli M, Filippou G, Frediani B, Aretini A. Ultrasonography in ulnar neuropathy at the elbow: relationships to clinical relationships to clinical and electrophysiological findings. Neurophysiol Clin. 2008; 38: 217–26.

[81] Kara M, Kaymak B, Malas FU, Tiftik T, Yazar F, Erkin G et al. The purview of multifascicle ulnar nerves in cubital tunnel syndrome: single-case sonographic observation. Muscle Nerve. 2009; 40: 664–5.

[82] Ozçakar L, Cakar E, Kiralp MZ, Dinçer U. Static and dynamic sonography: a salutary adjunct to electroneuromyography for cubital tunnel syndrome. Surg Neurol. 2009; 72: 311–2.

[83] Kim BJ, Date ES, Lee SH, Yoon JS, Hur SY, Kim SJ. Distance measure error induced by displacement of the ulnar nerve when the elbow is flexed. Arch Phys Med Rehabil. 2005; 86: 809–12.

[84] Okamoto M, Abe M, Shirai H, Ueda N. Morphology and Dynamics of the ulnar nerve in the cubital tunnel. Observation by ultrasonography. J Hand Surg Br. 2000; 25: 85–9.

[85] Bianchi S, Martinoli C. Elbow. In: Bianchi S, Martinoli C, editors. Ultrasound of the Muscu-

loskeletal System. Berlin: Springer; 2007. p. 349–405.

[86] Kılıc E, Ozcakar L. Ulnar nerve compression possibly due to aberrant veins: sonography is elucidatory for idiopathic cubital tunnel syndrome. Rheumatol Int. 2011; 31: 139–40.

[87] Bachoura A, Jacoby SM. Ulnar tunnel syndrome. Orthop Clin North Am. 2012; 43: 467–74.

[88] Pierre-Jerome C, Moncayo V, Terk MR. The Guyon's canal in perspective: 3-T MRI assessment of the normal anatomy, the anatomical variations and the Guyon's canal syndrome. Surg Radiol Anat. 2011; 33: 897–903.

[89] Dodds GA III, Hale D, Jackson WT. Incidence of anatomic variants in Guyon's canal. J Hand Surg. 1990; 15: 352–5.

[90] Coulier B, Goffin D, Malbecq S, Mairy Y. Colour duplex sonographic and multislice spiral CT angiographic diagnosis of ulnar artery aneurysm in hypothenar hammer syndrome. JBR-BTR. 2003; 86: 211–4.

[91] Cartwright MS, Walker FO. Neuromuscular ultrasound in common entrapment neuropathies. Muscle Nerve. 2013; 48: 696–704.

[92] Bodner G, Buchberger W, Schocke M, Bale R, Huber B, Harpf C, Gassner E, Jaschke W. Radial nerve palsy associated with humeral shaft fracture: evaluation with US-initial experience. Radiology. 2001; 219: 811–6.

[93] Bodner G, Huber B, Schwabegger A, Lutz M, Waldenberger P. Sonographic detection of radial nerve entrapment within a humerus fracture. J Ultrasound Med. 1999; 18: 703–6.

[94] Girtler MT, Krasinski A, Dejaco C, Kitzler HH, Cui LG, Sherebrin S, Gardi L, Chhem RK,Fenster A, Romagnoli C, De Zordo T. Feasibility of 3D ultrasound to evaluate upper extremity nerves. Ultraschall Med. 2013; 34: 382–7.

[95] Foxall GL, Skinner D, Hardman JG, Bedforth NM. Ultrasound anatomy of the radial nerve in the distal upper arm. Reg Anesth Pain Med. 2007; 32: 217–20.

[96] Peer S, Bodner G, Meirer R, Willeit J, Piza-Katzer H. Examination of postoperative peripheral nerve lesions with high resolution sonography. AJR Am J Roentgenol. 2001; 177: 415–9.

[97] Kiliç E, Ozgüçlü E, Erol O, Ozçakar L. Bilateral foot drop after intestinal surgery: peroneal neuropathy unabated in elderly patients. J Am Geriatr Soc. 2007; 55: 1897.

[98] Kara M, Ozçakar L, Erol O, Kaymak B. Peroneal neuropathy due to ground pad burn injury after a radiofrequency ablation surgery. Ann Surg Oncol. 2007; 14: 1243–4.

［99］Erol O, Ozçakar L, Kaymak B. Bilateral peroneal neuropathy after surgery in the lithotomy position. Aesthetic Plast Surg. 2004; 28: 254–5.

［100］Ozçakar L, Aknc A, Aksoy DY, Cetinkaya Y, Aydnl M. Peroneal neuropathy due to a popliteal aneurysm in a patient with infectious endocarditis. Ann Vasc Surg. 2004; 18: 115–7.

［101］Visser LH, Hens V, Soethout M, De Deugd-Maria V, Pijnenburg J, Brekelmans GJ. Diagnostic value of high-resolution sonography in common fibular neuropathy at the fibular head. Muscle Nerve. 2013; 48: 171–8.

［102］Visser LH. High-resolution sonography of the common peroneal nerve: detection of intraneural ganglia. Neurology. 2006; 67: 1473–5.

［103］Chiou HJ, Chou YH, Chiou SY, Liu JB, Chang CY. Peripheral nerve lesions: role of high-resolution US. Radiographics. 2003; 23: e15.

［104］Nagaoka M, Matsuzaki H. Ultrasonography in tarsal tunnel syndrome. J Ultrasound Med. 2005; 24: 1035–40.

［105］Chen WS. Lipoma responsible for tarsal tunnel syndrome. A propos of 2 cases. Rev Chir Orthop Reparatrice Appar Mot. 1992; 78: 251–4.

［106］Fazal MA, Khan I, Thomas C. Ultrasonography and magnetic resonance imaging in the diagnosis of Morton's neuroma. J Am Podiatr Med Assoc. 2012; 102: 184–6.

［107］Pastides P, El-Sallakh S, Charalambides C. Morton's neuroma: A clinical versus radiological diagnosis. Foot Ankle Surg. 2012; 18: 22–4.

［108］Symeonidis PD, Iselin LD, Simmons N, Fowler S, Dracopoulos G, Stavrou P. Prevalence of interdigital nerve enlargements in an asymptomatic population. Foot Ankle Int. 2012; 33: 543–7.

［109］Taylor CA, Braza D, Rice JB, Dillingham T. The incidence of peripheral nerve injury in extremity trauma. Am J Phys Med Rehabil. 2008; 87: 381–5.

［110］Tagliafico A, Altafini L, Garello I, Marchetti A, Gennaro S, Martinoli C. Traumatic neuropathies: spectrum of imaging findings and postoperative assessment. Semin Musculoskelet Radiol. 2010; 14: 512–22.

［111］Karabay N, Toros T. Ultrasonographic evaluation of the iatrogenic peripheral nerve injuries in upper extremity. Eur J Radiol. 2010; 73: 234–40.

［112］Lee FC, Singh H, Nazarian LN, Ratliff JK. High-resolution ultrasonography in the diagnosis and intraoperative management of peripheral nerve lesions. J Neurosurg. 2011; 114: 206–11.

［113］Kömürcü E, Ozçakar L, Safaz I, Göktepe AS. A common peroneal neuroma due to a bony spur in a lower-limb amputee: a sonographic diagnosis. Am J Phys Med Rehabil. 2010; 89: 434–5.

［114］Tankisi H, Pugdahl K, Johnsen B, Fuglsang-Frederiksen A. Correlations of nerve conduction measures in axonal and demyelinating polyneuropathies. Clin Neurophysiol. 2007; 118: 2383–92.

［115］Hobson-Webb LD. Neuromuscular ultrasound in polyneuropathies and motor neuron disease. Muscle Nerve. 2013; 47: 790–804.

［116］Beekman R, van den Berg LH, Franssen H, Visser LH, van Asseldonk JT, Wokke JH. Ultrasonography shows extensive nerve enlargements in multifocal motor neuropathy. Neurology. 2005; 65: 305–7.

［117］Lee D, Dauphinee DM. Morphological and functional changes in the diabetic peripheral nerve: using diagnostic ultrasound and neurosensory testing to select candidates for nerve decompression. J Am Podiatr Med Assoc. 2005; 95: 433–7.

［118］Resmini E, Tagliafico A, Nizzo R, Bianchi F, Minuto F, Derchi L, et al. Ultrasound of peripheral nerves in acromegaly: changes at 1-year follow-up. Clin Endocrinol (Oxf). 2009; 71: 220–5.

［119］Rajabally YA, Morlese J, Kathuria D, Khan A. Median nerve ultrasonography in distinguishing neuropathy subtypes: a pilot study. Acta Neurol Scand. 2012; 125: 254–9.

［120］Watanabe T, Ito H, Morita A, Uno Y, Nishimura T, Kawase H, et al. Sonographic evaluation of the median nerve in diabetic patients: comparison with nerve conduction studies. J Ultrasound Med. 2009; 28: 727–34.

［121］Zaidman CM, Al-Lozi M, Pestronk A. Peripheral nerve size in normals and patients with polyneuropathy: an ultrasound study. Muscle Nerve. 2009; 40: 960–6.

［122］Hobson-Webb LD, Massey JM, Juel VC. Nerve ultrasound in diabetic polyneuropathy: correlation with clinical characteristics and electrodiagnostic testing. Muscle Nerve. 2013; 47: 379–84.

［123］Taniguchi N, Itoh K, Wang Y, Omoto K, Shigeta K, Fujii Y, Namekawa M, Muramatsu S, Nakano I. Sonographic detection of diffuse peripheral nerve hypertrophy in chronic inflammatory demyelinating polyradiculoneuropathy. J Clin Ultrasound. 2000; 28: 488–91.

［124］Hobson-Webb LD, Cartwright MS. Nerve ultrasound in CIDP: Poly-parameters for polyneuropathies. Clin Neurophysiol. 2014; 125: 3–4.

[125] Walker FO, Donofrio PD, Harpold GJ, Ferrell WG. Sonographic imaging of muscle contraction and fasciculations: a correlation with electromyography. Muscle Nerve. 1990; 13: 33-9.

[126] Misawa S, Noto Y, Shibuya K, Isose S, Sekiguchi Y, Nasu S, et al. Ultrasonographic detection of fasciculations markedly increases diagnostic sensitivity of ALS. Neurology. 2011; 77: 1532-7.

[127] Cartwright MS, Walker FO, Griffin LP, Caress JB. Peripheral nerve and muscle ultrasound in amyotrophic lateral sclerosis. Muscle Nerve. 2011; 44: 346-51.

[128] Renna R, Erra C, Almeida V, Padua L. Ultrasound study shows nerve atrophy in post herpetic neuralgia. Clin Neurol Neurosurg. 2012; 114: 1343-4.

[129] Rodrigues LC, Lockwood DNj. Leprosy now: epidemiology, progress, challenges, and research gaps. Lancet Infect Dis. 2011; 11: 464-70.

[130] Murphey MD, Smith WS, Smith SE, Kransdorf MJ, Temple HT. From the archives of the AFIP Imaging of musculoskeletal neurogenic tumors: radiologic-pathologic correlation. Radiographics. 1999; 19: 1253-80.

[131] Tsai WC, Chiou HJ, Chou YH, Wang HK, Chiou SY, Chang CY. Differentiation between schwannomas and neurofibromas in the extremities and superficial body: the role of high-resolution and color Doppler ultrasonog-raphy. J Ultrasound Med. 2008; 27: 161-6.

[132] Beaman FD, Kransdorf MJ, Menke DM. Schwannoma: radiologic pathologic correlation. Radiographics. 2004; 24: 1477-81.

[133] Reynolds DL Jr, Jacobson JA, Inampudi P, Jamadar DA, Ebrahim FS, Hayes CW. Sonographic characteristics of peripheral nerve sheath tumors. AJR Am J Roentgenol. 2004; 182: 741-4.

[134] Abreu E, Aubert S, Wavreille G, Gheno R, Canella C, Cotten A. Peripheral tumor and tumor-like neurogenic lesions. Eur J Radiol. 2013; 82: 38-50.

[135] Kara M, Yilmaz A, Ozel S, Ozçakar L. Sonographic imaging of the peripheral nerves in a patient with neurofibromatosis type 1. Muscle Nerve. 2010; 41: 887-8.

[136] Kara M, Akyüz M, Yılmaz A, Hatipoğlu C, Ozçakar L. Peripheral nevre involvement in a neurofibromatosis type 2 patient with plexiform neurofibroma of the cauda equina: a sonographic vignette. Arch Phys Med Rehabil. 2011; 92: 1511-4.

[137] Valle M, Zamorani MP. Nerve and blood vessels. In: Bianchi S, Martinoli C, editors. Ultrasound of the musculoskeletal system. Berlin: Springer; 2007. p. 97-136.

[138] Riccardi VM. Von Recklinghausen neurofibromatosis. N Engl J Med. 1981; 305: 1617-27.

第十三章　风湿性疾病的超声影像

Erkan KILIÇ, Özgür AKGÜL, Gamze KILIÇ, Salih ÖZGÖÇMEN

13.1 概述

肌骨超声最早在20世纪70年代初期应用于腘窝囊肿与血栓性静脉炎的鉴别，此后也用于滑膜炎的影像学检查，目前已经成为风湿性疾病临床诊断和随访常规、有效的工具[1-3]。得益于高分辨率传感器等众多优势，超声已成为风湿病学专家日常工作的首要影像工具[4-7]。超声影像可提供疾病进展及治疗效果的重要形态学数据，还可用于引导众多治疗过程，如关节穿刺术、滑膜或软组织活检、关节腔或腱鞘注射等[5]。

由于超声波不能穿透骨骼，超声不能用于显示骨内病变（如骨炎、骨髓水肿）和某些关节内结构[4]。

灰阶超声及能量多普勒超声均可用于风湿性疾病成像。灰阶超声可以显示增生滑膜组织、骨侵蚀及腱鞘或关节腔积液的异常形态学[8]。高频率（7.5~20 MHz）线性传感器主要用于评估浅层结构，如皮肤、附着点、肌腱、韧带、滑膜囊和小关节等；而低频率（3.5~5 MHz）传感器主要用于深部组织的检查。能量多普勒具有检测低速血流信号的作用，主要用于评估风湿性疾病组织血管形成[9, 10]。

肌骨超声作为关节的听诊器，正受到越来越多人的关注[11]，势必将在风湿性疾病的诊断和随访中发挥重要作用。本章将讨论超声影像在各种风湿性疾病中的应用，如类风湿性关节炎、脊柱关节病、骨关节炎、痛风、二羟焦磷酸钙沉积病、系统性硬化病、干燥综合征及颞动脉炎等。

13.2 类风湿性关节炎

类风湿性关节炎是一种慢性炎症性疾病，其特征为滑膜炎症和血管翳形成，进而导致进行性关节破坏和畸形。敏感而准确地检测炎症反应对该病的早期诊断和活动期有效监控至关重要。在关节炎症早期，超声相比临床检查能更加准确地检测到不同解剖部位的早期滑膜炎症[12, 13]。此外，超声还可用于评估新发关节损伤和既往损伤进展[14]。

灰阶成像超声对滑膜增生、积液和骨侵蚀等结构异常非常敏感，而能量多普勒可用于显示组织血管化的改变[5, 15]。对滑膜组织进行能量多普勒检查可准确评估关节内炎症活动，并可通过血流信号预测骨侵蚀进展[16-17]。能量多普勒还可对滑膜炎症进行半定量评估。滑膜增生能量多普勒（＋）表明炎症反应处于活动期，预示短期内会再度恶化[14, 18]。在检查过程中，除了进行各种技术调整获得最优图像外，尤其需要注意的是探头不要加压，因为异常压力可能会影响被观察组织的血流动力学，进而导致血流信号消失（图13.1）。

在疾病早期对炎症活动评估可早期诊断类风湿性关节炎，使进一步早期有效治疗成为可能。尽管现在对于哪些关节是评估疾病活动性和治疗反应的最佳预测因子还没有达成一致意见，但目前认为腕部的桡腕关节、腕骨间关节和尺腕关节，掌指关节，近端指骨间关节和跖趾关节对疾病的早期诊断非常重要[13, 19, 20]。

类风湿性关节炎患者常出现的滑膜炎、滑膜增生、腱鞘炎和骨侵蚀均可通过超声进行评估和诊断[4, 15, 21]。

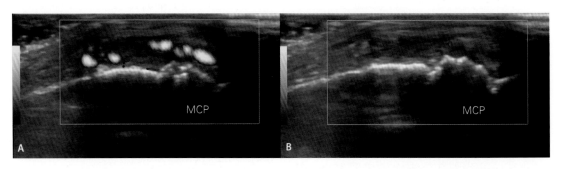

图13.1 右手第2掌指关节（MCP）长轴能量多普勒超声成像。A.图像显示MCP关节内多普勒信号增加，同时观察到滑膜增生和骨皮质不规则。B.对探头施加压力后，多普勒信号消失（两个图像右侧伪影源于患者的手指畸形和成像技术问题，如缺乏足够的耦合剂）

13.2.1 滑膜炎

滑膜是类风湿性关节炎发生炎症反应的主要部位，如果不进行治疗，会导致邻近软骨及骨的不可逆损伤[22]。滑膜炎的超声表现为关节内组织异常低回声，在灰阶超声上不易被压缩，并可显示多普勒信号增强（图13.2 ~ 图13.4）。滑膜炎在掌指关节和近端指骨间关节掌侧较为常见[23]。此外，超声还可用于识别亚临床滑膜炎，预测早期类风湿性关节炎的临床结局[14]。

超声优于传统的X线检查，因为它能同时显示类风湿性关节炎患者的滑膜炎及相关骨皮质损伤。据相关文献报道，类风湿性关节炎患者滑膜炎的灰阶超声成像和能量多普勒表现与MRI成像高度一致[24, 25]。此外，超声在检测类风湿性关节炎滑膜炎方面

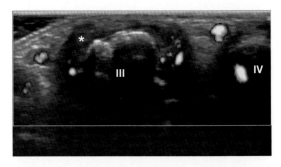

图13.2 第3、第4掌骨头的短轴切面能量多普勒成像显示低回声滑膜组织（*）和增强的能量多普勒信号。注意第4掌骨头镜像伪影

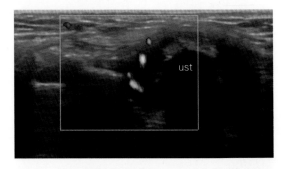

图13.3 长轴能量多普勒成像显示腕关节腔内增生的低回声滑膜内信号增强。注意尺骨茎突（ust）皮质不规则

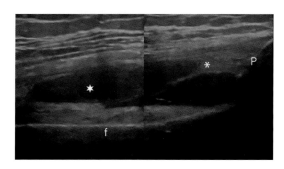

图13.4 类风湿性关节炎患者膝关节腔积液。灰阶超声成像示髌上囊（★）内低回声液体增多和滑膜增生（∗）。f：股骨；P：髌骨

也被报道有较高的观察者内和观察者间一致性[26]。

一些研究使用不同的定量或半定量评分系统评估滑膜炎。由于定量评估尚没有一个已被验证的标准化评分系统[27]，临床试验和日常实践中通常采用半定量评分系统[21, 23, 28]。通常，滑膜炎分级如下：0=无积液/滑膜增生；1=轻度；2=中度；3=广泛[23]。

13.2.2 腱鞘炎

腱鞘炎也是类风湿性关节炎的一个常见特征，而且有时可能是该病活动期的唯一表现。尺侧腕伸肌腱鞘（第6伸肌腱滑膜鞘）、趾伸肌、指伸肌（第4伸肌腱滑膜鞘）和第2~4屈肌是类风湿性关节炎最常见的受累部位[29]。

超声成像诊断腱鞘炎（图13.5）的敏感度高，而且对评估类风湿性关节炎患者的疾病活动也非常重要[30]。其超声表现为肌腱鞘内低回声或无回声增厚组织，可伴或不伴积液；在两个垂直面内多普勒信号（+）[15]。此外，超声可进行半定量评分，在腱鞘炎患者随访中具有重要作用[31]。

肌腱断裂是持续性腱鞘炎的严重并发症，可能需要手术重建（图13.6）。超声可

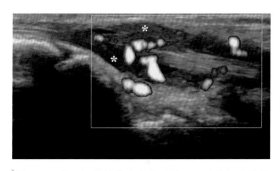

图13.5 类风湿性关节炎患者趾伸肌肌腱的能量多普勒检查（纵切面）。腱鞘炎的超声表现为滑膜不均匀增生（∗），伴肌腱周围能量多普勒信号增强

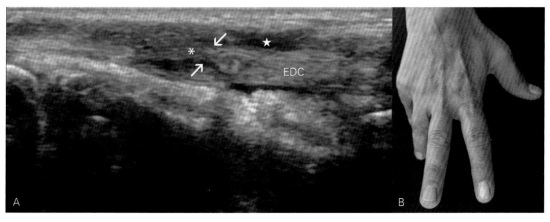

图13.6 类风湿性关节炎患者伸肌断裂。A.第4指长轴灰阶超声成像示滑膜不规则低回声（∗）和腱周积液（★）。箭头所示为指伸肌腱（EDC）断裂部位。B.患者手的照片显示第4指和第5指不能伸直

用来检测肌腱断裂（全部或部分），肌腱断裂的超声表现为规则高回声纤维肌腱缺失或腱内被不规则低回声（如积液、血液或脂肪）取代[32]。动态成像和肌腱压缩性测试等特征使超声成为腱鞘炎的专用诊断工具[33]。最近类风湿性关节炎肌腱损伤的分类也在相关文献中有报道[34]。

13.2.3 骨侵蚀

骨侵蚀是类风湿性关节炎的常见表现。骨侵蚀（图13.7，图13.8）的超声表现为关节内两个垂直面上可见的骨皮质不连续[15]。超声相比传统X线检查能更有效地检测到类风湿性关节炎患者出现的早期骨侵蚀，在再现性方面与MRI的作用相当[35-37]。超声对骨体积损失为1%~10%和>10%的骨侵蚀检测率分别达63%和94%[38]。超声相比MRI能更好地发现早期类风湿性关节炎患者出

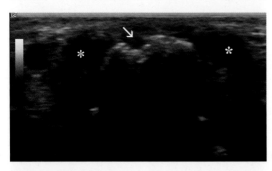

图13.7 短轴灰阶超声成像示类风湿性关节炎患者第3掌骨头有骨侵蚀（箭头）。也可观察到滑膜炎（＊）

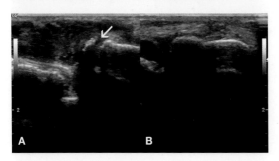

图13.8 比较腕部超声成像（长轴观）。A.右尺骨茎突骨侵蚀（箭头）；B.正常侧

现的骨侵蚀，但对已经诊断明确的类风湿性关节炎，MRI的作用优于超声[19, 39-41]。此外，由于超声无法对腕和手部关节的某些部位进行评估，在检测和随访上述部位骨侵蚀程度方面与MRI相比作用有限[19, 30]。因此，超声检查方案通常只包括易探及的关节（如第2和第5掌指关节与近节指骨间关节），超声在这方面更具优势[35, 39]。一些评分系统可对骨侵蚀大小或严重程度进行半定量分级，已被推荐用于监测类风湿性关节炎的进展情况[28, 35, 42-44]。

13.2.4 软骨损伤

在类风湿性关节炎中，慢性滑膜炎会导致关节软骨进行性变薄和软骨下骨破坏，而超声可以很容易地对关节软骨的变化进行监测。研究证明，超声是评价关节软骨完整性的一种有效且可靠的方法，尤其适用于类风湿性关节炎患者的掌指关节和近节指骨间关节[45]。

13.2.5 其他表现

类风湿结节是类风湿性关节炎患者常见的关节外表现，通常出现在患者伸肌表面。其超声表现为与骨表面紧密相连的椭圆形均匀低回声肿块，内部血管分布稀少[46]。类风湿结节可借此与其他皮下结节进行鉴别。

腘窝囊肿多因腓肠肌-半膜肌囊内滑液分泌增加导致，常见于类风湿性关节炎患者。囊肿可能发生破裂而导致小腿突然出现类似急性血栓性静脉炎的肿胀/疼痛表现，也称为假血栓性静脉炎[47]。无论是检测囊肿、囊肿破裂，还是与其他疾病进行鉴别（如腘血管血栓形成），超声均具有重要作用。小腿中部肌肉之间或皮下组织内出现

无回声或低回声自由移动积液是假性血栓性静脉炎的一个典型且易于检测的特点（图13.9），能量多普勒可用于鉴别不同的血管病理[48]。

腕管综合征是类风湿性关节炎患者最常见的关节外症状之一，高频超声在其诊断中被证明是一种敏感/特异的方法（将在其他章节中详细讨论）。

13.2.6 超声在类风湿性关节炎中的预测作用

数个研究小组评估了超声监测类风湿性关节炎治疗反应的作用，发现经关节腔内注射类固醇或生物制剂治疗后，患者关节腔扩大、积液灌注和血管形成的发生减少[49-52]。另外，亚临床炎症是类风湿性关节炎的一个重要预后因素。无论在疾病活

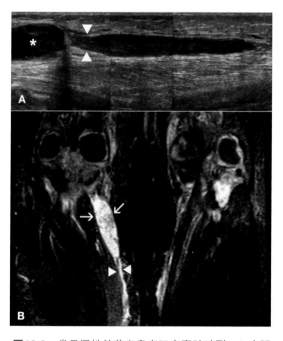

图13.9 类风湿性关节炎患者腘窝囊肿破裂。A.小腿后部纵切面超声显示腘窝囊肿（＊）及向远端扩散的积液（三角）。B.双侧冠状面短时间反转恢复序列（STIR）显示高信号积液（箭头）沿小腿肌肉间隙（三角）向下扩散

动期还是缓解期，超声相比临床检查均能更加灵敏地检测出残留病的活动。"超声缓解"可能对改善类风湿性关节炎的管理至关重要[14, 18]。由超声检查专家和风湿病专家组成的靶向超声倡议小组设计了类风湿性关节炎相关研究的靶向超声。通过对处于持续临床缓解期的类风湿性关节炎患者进行超声检查，以确定是否存在能量多普勒信号。如果能量多普勒检查仍有活动性关节炎的证据，即便临床检查显示患者处于疾病缓解期，仍需增加改善疾病的抗风湿药物（DMARD）治疗。正在进行的随机对照研究结果将确定亚临床滑膜炎超声多普勒检查的意义，以及抑制这些改变是否会对患者的结构和功能表现产生重要影响[53]。

13.3 脊柱关节病

脊柱关节病（SpA）是一组炎性疾病的统称，主要包括强直性脊柱炎（AS）、关节炎性银屑病/脊柱炎性银屑病、反应性关节炎、炎性肠病性关节炎/炎性肠病性脊柱炎和幼年特发性关节炎[54]。脊柱关节病的标志是骶髂关节炎并伴有脊柱炎、关节炎、附着点炎或指关节炎[55]。对强直性脊柱炎和非放射学中轴脊柱关节病均有效的肿瘤坏死因子-α（TNF-α）拮抗剂等新治疗药物发明后，早期诊断变得更加重要[56, 57]。幸运的是，目前有新的检查方法可用于疾病的早期诊断和随访[58]。MRI可以早期发现轴性骨骼受累，甚至要先于X线片上的炎症证据（疾病的非放射学阶段）[59]。超声可以很容易观察到附着点、滑膜、肌腱、韧带和许多其他软组织，因此它在脊柱关节病评估中的应用是至关重要的[60]。除了无法观察到骨

髓水肿，超声对上述部位出现的早期炎症损伤很敏感[61]。

13.3.1 附着点炎

附着点是指肌腱、韧带或关节囊与骨骼之间的结合点。附着点炎指发生于上述结合点的炎症，是脊柱关节病的一个特征性表现。无论是代谢性、炎症性、创伤性还是退化性，任何附着点的病理过程都称为附着点病。然而，附着点炎仅限于炎性附着点病[62]。它由显微镜下可见的局灶性、破坏性炎性损伤演变为纤维瘢痕和新骨形成[63]。强直性脊柱炎患者附着点炎的发生率为25%~58%[64, 65]。附着点炎多在脊柱关节病早期就出现，其发病率在男性中更高，且与脊柱关节病亚组、HLA-B27状态或表现类型无相关性[66]。

附着点炎通常表现为肿胀、孤立性疼痛或压痛，一般采用X线平片检查来对患者的相关骨骼改变进行评估。但体格检查或X线平片检查的敏感性不高，而骨改变往往出现较晚。随着年龄的增长，无症状附着点病的患病率也在增加[67]。超声可有效用于评估脊柱关节病患者附着点的结构变化和/或异常血管形成[68, 69]（图13.10）。超声是体格检查的有效补充。

虽然附着点病有着广泛的定义[70]，但在超声下它们通常都表现为在两垂直面可见的骨附着处异常低回声（正常纤维结构丧失）和/或肌腱或韧带增厚（有时可能含有与钙化一致的高回声病灶），呈现多普勒信号改变和/或附着点增生性、侵蚀性或不规则性骨骼变化[15]。此外，低回声、增厚、腱周积液和邻近滑囊炎等变化被视为附着点的急性改变，而钙化、侵蚀、肌腱撕裂/变薄则被视为其慢性变化[71]（图13.11，图13.12）。

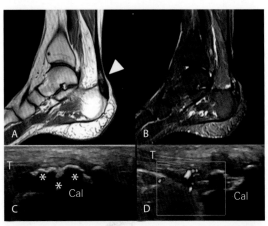

图13.11　37岁女性，强直性脊柱炎患者。A.左脚踝T1加权MRI（矢状面）显示不规则和增厚的跟腱（三角）。B.短时间反转恢复序列成像。C.纵向灰阶成像超声显示跟腱（T）跟骨（Cal）附着点处的钙化声影（*）。D.能量多普勒检查提示有活动性炎症

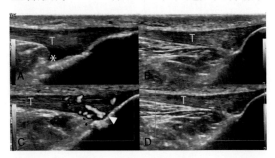

图13.10　35岁男性，强直性脊柱炎患者，出现髌韧带炎。A.长轴灰阶超声成像显示左侧髌韧带（T）胫骨附着端增厚和回声减弱（*）及髌下滑囊炎。B.正常侧。C.能量多普勒出现血流信号提示附着部位有活动性炎症（三角）。D.正常侧

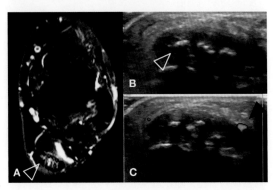

图13.12　37岁女性，强直性脊柱炎患者。A.轴向短时间反转恢复MRI显示跟骨后滑囊炎和跟腱增厚（三角）。B.横向灰阶成像超声显示跟腱内钙化声影（三角）。C.能量多普勒内血流信号提示有活动性炎症

观察者对低回声、钙化、侵蚀、肌腱增厚、附着点赘生物和多普勒信号等的观察具有极好的一致性（>80%）。附着点赘生物的观察者间一致性最低（0.24），而多普勒信号观察者间的一致性最高（0.63）[72]。

在对患者进行超声检查时，最好选择下肢的附着点。因为一项横断面研究[63]显示，最常受累的部位是跟腱和足底筋膜的附着点（图13.13，图13.14）。此外，如果需要对结果进行（半）量化，可以在检查中加入常用的测量方法。例如，格拉斯哥超声附着点炎评分系统评估膝、跟腱和足底筋膜附着点的形态结构变化；马德里超声附着点炎指数评分和能量多普勒纳入对肱三头肌肌腱的评估[73]，超声附着点指数将下肢附着点病变分为急性（可能逆转）和慢性（可能

不活动）两类[74]。需要明确的是，炎症性和机械性附着点病变均可通过灰阶超声成像检测到[75, 76]。

与灰阶超声成像相比，能量多普勒可获得有关附着点炎更加丰富的信息，因为能量多普勒信号意味着附着点处血流的存在[63]。它主要用于监测无症状或影像学表现正常患者的急性附着点炎[73, 77]。最近的研究表明，能量多普勒对检测强直性脊柱炎患者出现的慢性附着点炎具有极好的敏感性（但特异性较差）[78]，附着点炎的能量多普勒结果与患者临床测量指标、疼痛和压痛相关[77]。值得注意的是，能量多普勒也被报道是一种监测治疗效果的有效方式[79, 80]。

脊柱关节病相关的指关节炎临床症状可能包括手指的弥漫性疼痛肿胀，同时伴有

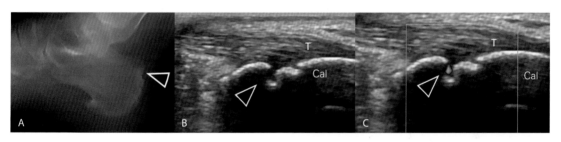

图13.13 35岁男性，强直性脊柱炎患者。A.左足踝侧位片显示跟骨处有骨侵蚀（三角）。B.长轴灰阶超声成像同样显示跟骨（Cal）存在骨侵蚀（三角）和跟腱（T）轻度增厚。C.能量多普勒显示骨侵蚀内存在血流信号是反映炎症活动的典型特征

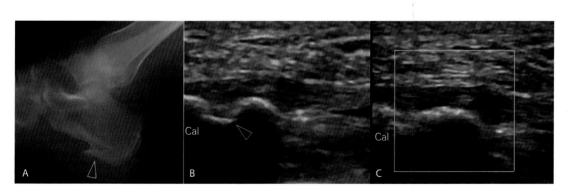

图13.14 35岁男性，强直性脊柱炎患者。A.右足踝侧位片显示跟骨骨侵蚀和骨赘/骨刺。B.长轴灰阶超声成像同样显示骨侵蚀（三角）和足底筋膜增厚。C.能量多普勒无血流信号。Cal：跟骨

附着点炎、滑膜炎和腱鞘炎[81]。超声可以发现肌腱周围水肿、关节旁骨膜反应、假性腱鞘炎、骨改变和多普勒信号（＋）[82]。随着技术（如三维成像）的发展，不同评估者间的信度也得到了提高[83, 84]。

13.3.2 滑膜炎

滑膜炎与类风湿性关节炎的超声检查方法相同。与临床检查相比，超声可以检测出脊柱关节病患者更多的关节炎和积液（膝关节、髋关节和指关节）[85-88]（图13.15）。超声也是用于检测疑似关节炎性银屑病患者手指和脚趾滑膜异常的重要工具[89]，可比MRI检测出更多的骨侵蚀[90, 91]。另一方面，也有研究对超声在类风湿关节炎和银屑病关节炎鉴别诊断方面的潜力进行了探索，但除了可在伸肌腱周围发现炎症（仅见于银屑病关节炎患者）外，还不能确定其他鉴别特点[92]。

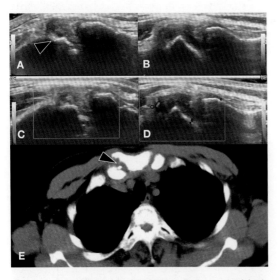

图13.15 35岁男性，强直性脊柱炎患者。A.灰阶超声成像显示右胸锁关节长轴切面骨侵蚀（三角）和滑膜增生。B.患者左侧滑膜增生。C.能量多普勒显示患者右胸锁关节滑膜炎不活跃。D.左侧滑膜炎活跃。E.轴向CT同样显示上述骨侵蚀（三角）

13.3.3 骶髂关节炎和脊柱炎

到目前为止，超声检查骶髂关节（SIJ）和中轴骨的相关资料还很少，缺乏足够的数据对骶髂关节超声检查的有效性得出确切结论。第一项多普勒超声评估骶髂关节的研究表明，与健康者相比，骶髂关节炎患者的周围血管化更常见，平均阻力指数（RI）为$Vmax-Vmin/Vmax$，其中$Vmax$和$Vmin$分别是一个心动周期所记录的最大和最小血流速度。该值在骶髂关节炎患者中较低，经抗炎治疗后增加[93]。另一项研究发现，彩色多普勒可应用同样的方法检测骶髂关节、腰椎和胸椎椎旁区域的炎症程度[94]。最近的研究表明，彩色多普勒可用作诊断活动性骶髂关节炎的一种简便方法，其特异性为92%，敏感性为82%[95]。另一项研究表明，彩色多普勒仅可在19%的活跃性骶髂关节炎患者中检测到骶髂关节的血流增多[96]。但该作者的另一项研究发现，对比增强超声检测活跃性骶髂关节炎具有100%的敏感度和100%的特异性[97]。接受英夫利昔单抗治疗的强直性脊柱炎患者，会出现能量多普勒信号减少或消失及RI值增加的表现，意味着可应用能量多普勒对患者骶髂关节的变化进行随访[98]。骶髂关节关节内注射通常在荧光透视或CT引导下进行。应该指出的是，关节周围有类固醇沉积足以控制骶髂关节炎活动期患者的疼痛等症状[99]。

13.4 骨关节炎

骨关节炎（OA）是最常见的风湿性疾病，其特征是慢性退行性改变和软骨丢失。骨关节炎除了有结构损伤外，往往同时伴有炎症[100]。传统的X线检查仍然是诊断骨关节炎的一线工具。但它只能间接评估关节软骨，不能充分显示软组织的变化。而超声在膝关节、髋关节和手关节骨关节炎评估中，无论是用于研究还是临床实践都在不断发展。超声可以检测到炎症（关节积液、滑膜增生或血管化）和结构损伤（骨赘、骨皮质不规则、关节软骨或半月板异常）[12, 101-104]。此外，与上述风湿性疾病相似，多普勒成像也可以用来鉴别损伤是否处于活跃期[105]。由于不能穿透骨骼，超声无法对软骨下硬化、囊肿或骨髓损伤进行评估。

13.4.1 滑膜炎

滑膜病理改变在骨关节炎的早期和晚期均很常见，并可能会引起疼痛[102]。47%～100%有症状的骨关节炎患者会出现滑膜炎和积液[102]。超声在检测膝关节、手足小关节（尤其是侵蚀性手骨关节炎）滑膜炎方面比临床检查更加敏感，并与MRI、关节镜或组织病理学检查结果存在相关性[102, 106, 107]。通过对手关节骨关节炎进行两年随访发现，超声检测到的持续性炎症与放射学进展呈独立相关[108]。因此，超声检查也可能在特殊类型骨关节炎患者的随访中发挥作用。此外，超声还可以用于检测膝关节骨关节炎伴随的软组织病变，如腘窝囊肿和鹅足滑囊炎[109]。

与上述其他疾病类似，滑膜炎也可使用灰阶超声或能量多普勒超声进行半定量评级（0：无滑膜炎；1：轻度滑膜炎；2：中度滑膜炎；3：重度滑膜炎）[110]。

13.4.2 软骨

透明软骨在超声下呈一平行于软骨下骨的均匀低反射层（图13.16）。超声成像可作

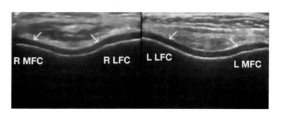

图13.16 正常股骨远端软骨在长轴切面上显示为规则的均匀无回声层（箭头）。R：右；L：左；MFC：股骨内侧髁；LFC：股骨外侧髁

为评估关节软骨或测量其厚度有效且可靠的工具[111, 112]。骨关节炎早期软骨异常的超声表现为边缘模糊和锐度降低[101, 113, 114]，继而软骨均匀性和透明度下降[112, 113, 115]，最后软骨变薄和关节间隙不对称变窄[113]（图13.17）。这些阶段也可用于对骨关节炎软骨进行超声分级[116]。通过超声也可观察到膝关节骨关节炎内侧半月板的突出，这与骨关节炎的临床和放射学表现有很好的相关性[111, 118]。

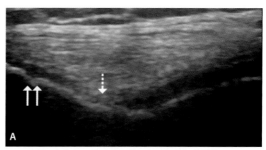

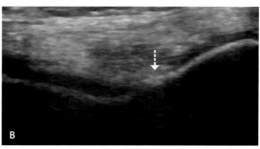

图13.17 灰阶超声成像显示双侧膝关节骨关节炎患者发生断裂、变薄的股骨软骨层长轴切面（虚线箭头）和不规则的骨皮质（双箭头）

13.4.3 骨改变

由于不能穿透骨骼，超声只能显示骨膜和骨皮质（通常为一连续平滑的高回声线）。另一方面，在触诊的帮助下，超声可敏感地显示与骨皮质相关的病变（侵蚀、不规则和骨赘）。骨赘在超声下通常是不规则的骨皮质和关节边缘的骨皮质突出及后方声影[119]。据报道，超声检查在检测手关节骨关节炎骨赘和关节间隙狭窄方面比放射检查更有效[119]。此外，超声相比MRI在识别骨赘方面具有更高的灵敏度（83%）和特异性（75%）[120]。可用二分法和半定量量表对骨赘进行评估（0：无骨赘；1：轻度骨赘；2：中度骨赘；3：重度骨赘）[110]。

骨侵蚀的超声表现为在两个垂直切面上可见的关节内骨表面破裂[15]。虽然骨侵蚀是类风湿性关节炎的特征性表现，但它们也可见于骨关节炎，尤其是侵蚀性手关节骨关节炎[121]。以MRI作为对照，灰阶成像超声是一种评估骨侵蚀可靠且有效的方法[122, 123]。由于骨侵蚀往往位于侵蚀性手关节骨关节炎患者的关节中央，它们的检测可能比类风湿性关节炎更困难[124]。超声在监测骨关节炎治疗反应方面显示出积极的作用[125, 126]。

13.5 结晶性关节病

由关节和关节周围组织可见结晶沉积导致炎症和损伤的一组疾病称为结晶性关节病。因可以检测出这些晶体，超声成为诊断结晶性关节病的一个有用的诊断工具。此外，超声还可显示其他相关发现，如关节积液、滑膜炎、骨侵蚀、软骨受累、肌腱病变和滑囊炎等，并可对相关干预进行精确

指导[127]。

13.5.1 痛风

痛风是一种全身性代谢性炎症性疾病，其特点是组织中单钠尿酸盐晶体（MSU）沉积。关节腔可能含有"尿酸盐牛奶"，痛风结石、滑膜组织炎症及关节液中出现MSU可诊断痛风。肌骨超声对于检测痛风和无症状高尿酸血症中的MSU沉积有较高的可靠性[128]。能够反射超声波的MSU很容易被识别，尤其是在低增益水平下[129]。在充分沉积后，痛风结石的超声表现为伴后方声影的高回声带[130]。

痛风性关节病超声典型表现包括：①关节软骨表面边缘的高回声不规则带（双轨征）；②被小的无回声边缘包围的低到高回声不均匀物质；③靠近痛风结石的骨侵蚀[129]。双轨征的敏感性和特异性分别为0.83和0.76，而痛风结石的敏感性和特异性分别为0.65和0.80[131]。降酸治疗后，由于尿酸水平恢复正常，超声显示透明软骨上MSU沉积消失[132]。在对滑膜炎进行秋水仙碱治疗时，需要应用能量多普勒进行随访和评估[133]。

滑膜炎

痛风患者可出现急性或慢性滑膜炎。急性痛风时，滑液的回声是可变的。MSU多聚集地漂浮于关节腔，表现为似暴风雪。超声下还可能观察到关节内的高回声混浊区，提示此处增厚滑膜内存在MSU沉积。如上所述，能量多普勒信号可用于活跃、发炎的滑膜与非活跃、非发炎的滑膜的鉴别诊断，以及监测痛风性滑膜炎[134]。痛风患者的无症状关节也可以检测到血流信

号，这与其亚临床慢性炎症相对应[135]。

痛风结节

痛风结节是组织对MSU的慢性炎症反应而形成的，常见于疾病晚期[136]。在X线片上，痛风结节表现为弥漫性软组织肿胀。它们可以以结节状沉积物的形式出现在任何部位，并能对邻近的骨骼和关节结构造成侵蚀。

超声有助于评估和鉴别痛风结节与其他皮下结节，如类风湿结节、脂肪瘤和肉瘤结节[46]。痛风结节的超声表现是高回声、不均匀且轮廓不清晰的，周围常伴一无回声晕轮[137]（图13.18）。软的痛风结节表现为不均匀回声的聚集，硬的痛风结节表现为伴后方声影的高回声带，混合痛风结节则可能同时表现为两者的特征。在检测痛风结节方面，超声与MRI有较高的一致性[138]，它对跖趾关节的敏感性为74%，对所有部位的特异性为100%[139]。痛风发作期间，血流信号增加可能反映此处有活动性炎症[140]（图13.19）。

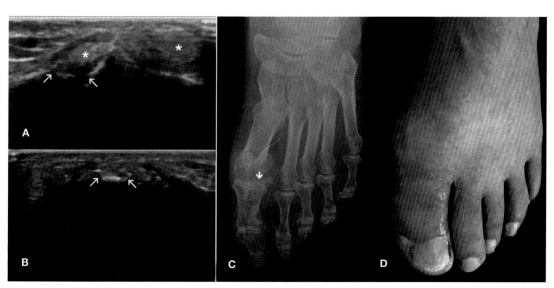

图13.18 痛风。A.长轴切面显示第1跖趾关节骨皮质侵蚀（箭头）和关节内痛风结节——等回声影（＊）伴小的无回声边。B.轴向图像也可见骨皮质侵蚀。C.第1和第2跖骨头X线正位片显示有骨侵蚀（箭头）。D.患者脚的照片

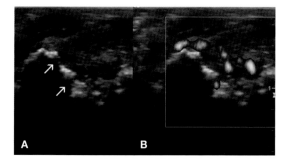

图13.19 A.短轴切面超声成像显示左第1跖骨头皮质不规则（箭头）。B.能量多普勒可见血流信号

骨侵蚀

骨侵蚀是慢性痛风的表现。据报道，骨侵蚀与骨内痛风和滑膜炎密切相关[141, 142]。在成像方面，超声检测出骨侵蚀的概率是X线检查的三倍多[130]。利用超声和MRI可以检测出X线检查正常患者可能存在的隐性破坏性关节病[143]。此外，能量多普勒可以更敏感地检测出这些骨侵蚀存在的持续性亚

临床炎症。因此，超声可以通过对侵蚀性关节损伤和/或临床上无症状的关节内痛风结石沉积进行早期检测来对痛风进行管理[130]。

软骨受累

软骨缺失和关节间隙变窄是痛风的晚期表现。超声下最常见的软骨异常表现是双轨征（图13.20），它是继发于透明软骨表面的MSU沉积形成的[128]。双轨征分别对应高回声骨上的无回声软骨表面边缘和其上的明亮高回声不规则带。对于跖趾关节，双轨征与高尿酸血症和疾病持续时间显著相关。虽然双轨征敏感性存在差异，但其特异性可达98%以上[130, 139]。但是，双轨征对软骨损伤进展的预测价值目前尚不清楚。

在对双轨征进行鉴别时必须考虑以下两个条件：第一个是二羟焦磷酸钙的沉积，它倾向于聚集在透明软骨的中间层（而非表面）[144]；第二个是滑膜炎关节积液表现出的界面征。实际上，界面征会随着探头倾斜的变化而消失，而双轨征通常会持续存在。

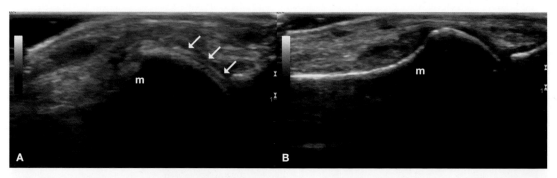

图13.20 A.第1跖骨头（m）纵向超声成像显示双轨征（箭头）。B.正常侧

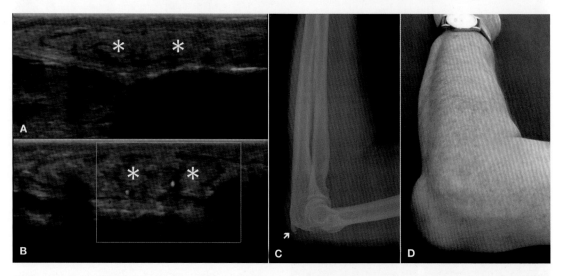

图13.21 A.肘部痛风结石。纵向超声成像显示鹰嘴囊内不均匀高回声痛风结石（*）和滑膜增生。B.能量多普勒显示痛风结石（*）内有血流信号。C.肘部X线片显示鹰嘴有骨刺形成（箭头）。D.患者肘部照片显示软组织肿胀

软组织受累

除骨骼和软骨受累外，痛风还可能影响肌腱、韧带和滑膜囊。如本章前面所述，超声可以很容易地观察到滑膜囊（图13.21）、肌腱和韧带（图13.22，图13.23）的受累情况[135, 145]。即使是无症状的患者，其肌腱中也可能出现谷氨酸钠尿酸盐微沉积（由于局部炎症而出现小的低回声晕）。肌腱断裂是肌腱内结石严重的晚期并发症，通常可以通过超声观察到。

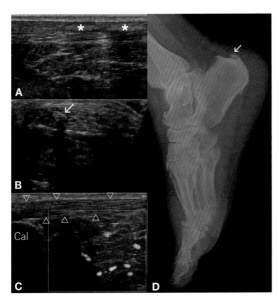

图13.22 跟腱内痛风结石。A.纵向超声成像显示腱内椭圆形高回声痛风结石（＊）。B.轴向显示结石后声影（箭头）。C.能量多普勒检查也显示跟骨后脂肪、跟腱（三角之间）和跟骨（Cal）有炎症。D.足部X线侧位片显示跟腱附着处有骨刺（箭头）形成

13.5.2 二羟焦磷酸钙沉积病

二羟焦磷酸钙沉积病以二羟焦磷酸钙晶体在关节和关节周围组织沉积为主要特点，临床表现为急性滑膜炎、慢性关节炎或无症状性软骨钙化。最常受累的关节包括膝关节、腕关节、耻骨联合和髋

关节[146]。滑液和X线平片中出现二羟焦磷酸钙晶体可诊断。超声对钙化的检测敏感性高于X线检查，而两种方法的特异性均为100%[147, 148]。

二羟焦磷酸钙沉积病的超声表现包括软骨层内的薄高回声带、纤维软骨内的高回声圆形或不规则区，以及滑膜囊或关节凹处的均匀高回声结节或椭圆形沉积物[144, 148]。钙化后方通常没有声影[149]。能量多普勒也可用于评估是否存在炎症及其严重程度。

与痛风不同，二羟焦磷酸钙晶体多积聚于股骨髁和掌骨头的软骨层。超声成像表现各异，积聚物形态从孤立的高回声点扩大到大型沉积物在内的各种类型[150, 151]，滑液中甚至可以检测到高回声、规则圆形漂浮积聚物。此外，在肌腱、韧带、半月板、滑膜囊和关节凹处也可观察到二羟焦磷酸钙晶体[144, 148, 152]。跟腱和足底筋膜钙化常见且易于识别，也可间接诊断二羟焦磷酸钙沉积病[153]。

13.6 其他风湿性疾病

13.6.1 系统性硬化病

系统性硬化病又称为硬皮病，是一种严重的胶原组织疾病，其特点是皮肤和内脏血管的纤维化改变[154]。肌肉骨骼也是该疾病的重要受累部位，并可能导致患者严重残疾[155]。此外，肌肉骨骼系统受累可能是疾病的最初表现和早期指征，通常包括软组织、骨、关节、肌腱和血管受累[156]。超声检查可以检测到系统性硬化病患者可能出现的皮下钙化，以及关节、肌腱和各种皮肤受累的病理特征[157]。

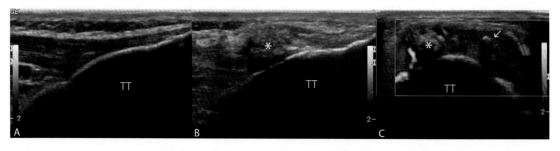

图13.23 痛风患者髌韧带远端受累。与正常侧（A）相比，纵向超声成像（B）显示髌韧带远端胫骨粗隆（TT）附着处有痛风结石（星号）。能量多普勒轴向成像（C）显示两个高回声痛风结石（*和箭头），小结石伴声影（箭头）。同样可以见到血流信号

除了无硬皮表现和患者外，皮肤受累是系统性硬化病患者最具特征性的表现。它通常包括三个阶段：早期水肿期、以胶原沉积为特点的硬化期和与皮肤变薄相关的萎缩期[158]。可利用高频探针对皮肤的表皮、真皮和皮下脂肪进行详细的定量和定性评估[159, 160]。真皮回声在早期水肿期是降低的，随着疾病的发展，回声逐渐恢复正常或增加（反映纤维化）[161, 162]。目前推荐一个总分为17分的超声评分系统，可以对系统性硬化病患者真皮进行可靠测量[163]。

多普勒超声也可用于评估局限性硬皮病，这是儿童群体最常见的系统性硬化病类型。通过与对侧组织的厚度、回声和血管进行比较，不仅可以监测疾病活动（活动性和非活动性病变），还可对深层组织受累情况进行评估[164, 165]。

雷诺现象是90%以上系统性硬化病患者可能会出现的早期表现。由于潜在的结缔组织疾病，有时很难对原发性和继发性雷诺现象进行鉴别。一项研究表明，继发性雷诺现象患者的平均血管分布基线水平要显著低于原发性雷诺现象患者。该研究还发现，多普勒超声可为临床检查提供更多信息[166]。

系统性硬化病最早期表现包括肌痛、疲劳和手部弥漫性肿胀。此外，46%~97%的系统性硬化病患者会出现关节受累（如关节痛、滑膜炎和/或腱鞘炎，关节活动度减少或屈曲挛缩）[167]。然而关节受累并非系统性硬化病的特异性表现，也没有被列为系统性硬化病早期诊断的初步标准[168]。应用超声对系统性硬化病患者受累关节进行检查的报道有限[169-171]。尽管目前仍采用X线检查对系统性硬化病患者进行诊断和随访，但建议应用MRI检测骨侵蚀，应用超声评估滑膜炎和早期钙化[156, 169, 172]。最近的一项研究发现，附着点炎也可能是系统性硬化病患者重要肌肉骨骼受累表现，而超声检查无疑可以发挥重要作用[173]。

约90%的系统性硬化病患者会出现肺受累，这是患者发病和死亡的主要原因之一[174]。虽然高分辨率CT是系统性硬化病相关间质性肺病诊断的金标准，但经胸超声也可用于肺纤维化的评估[175]，据报道，其敏感性和特异性分别为73.58%和88.23%[175]。超声可以对肺纤维化进行半定量评分［0（正常）~3（严重）］[175]。

总之，超声成像技术在系统性硬化病中的应用仍处于起步阶段，还需要进一步的研究。

13.6.2 干燥综合征

干燥综合征（SS）是一种慢性全身性自身免疫性疾病，以淋巴细胞浸润和外分泌腺破坏为特点，其腺外表现包括关节痛/关节炎，肌痛，神经病变，血管炎，肺、肾和胃肠疾病。唾液功能障碍是干燥综合征最常见的表现。虽然有不同的方法可用于唾液腺的评估，如小唾液腺活检、唾液流量测试、唾液腺MRI检查、腮腺造影/唾液腺造影等，但这些方法在诊断干燥综合征方面的敏感性和特异性均不高[176]。

目前，唾液腺超声已成为此领域有前景的检查手段[177, 178]。唾液腺超声的诊断灵敏度为82%，特异性为73%，因此可作为诊断原发性干燥综合征的理想检查手段[179]。大唾液腺的后边界实质不均匀伴低回声区和/或高回声反射是最重要的超声表现[180, 181]。另外，原发性和继发性干燥综合征患者的实质不均匀程度与病程呈正相关[182]。多个半定量评分系统可用于回声均匀性、低回声区数量、高回声反射和唾液腺边界清晰度的分级[180, 181]。Hocevar等人提出的方法与闪烁扫描和唾液腺活检有可比性[183]。此外，唾液腺超声提高了ACR分类标准对干燥综合征的诊断性能[184, 185]。

毫无疑问，超声和能量多普勒可以很容易地对上述干燥综合征的肌肉骨骼表现进行评估[186, 187]。

13.6.3 颞动脉炎

颞动脉炎是成年人最常见的全身性血管炎（患者年龄通常大于50岁），主要影响颈动脉的颅外分支，其超声检查表现为颞动脉狭窄、闭塞、晕轮征（多普勒表现为低回声水肿壁增厚）和压迫征（由于血管壁炎症，动脉壁受压迫后仍可见）。晕轮征和压迫征的敏感性为79%，而特异性为100%[188]。超声结合组织学检查可以提高颞动脉炎的诊断敏感性[189]。早期发现大血管病理变化有助于改善这些患者的治疗效果和预防血管并发症[190]。

参考文献

[1] Gibbon WW, Wakefield RJ. Ultrasound in inflammatory disease. Radiol Clin North Am. 1999; 37: 633-51.

[2] Toprak H, Kilic E, Serter A, Kocakoc E, Ozgocmen S. Ultrasound and Doppler US in evaluation of superficial soft-tissue lesions. J Clin Imaging Sci. 2014; 4: 12.

[3] Toprak H, Kilic E, Serter A, Kocakoc E, Ozgocmen S. Doppler US in rheumatic diseases with special emphasis on rheumatoid arthritis and spondyloarthritis. Diagn Interv Radiol. 2014; 20: 72-7.

[4] Backhaus M, Burmester GR, Gerber T, Grassi W, Machold KP, Swen WA, et al. Guidelines for musculoskeletal ultrasound in rheumatology. Ann Rheum Dis. 2001; 60: 641-9.

[5] Brown AK. Using ultrasonography to facilitate best practice in diagnosis and management of RA. Nat Rev Rheumatol. 2009; 5: 698-706.

[6] Hicks A, Adams H, Szczepanski J. Medical imaging and radiographic analysis of the rheumatoid patient. Clin Podiatr Med Surg. 2010; 27: 209-18.

[7] Schirmer M, Duftner C, Schmidt WA, Dejaco C. Ultrasonography in inflammatory rheumatic disease: an overview. Nat Rev Rheumatol. 2011; 7: 479-88.

[8] Thiele RG. Ultrasonography applications in diagnosis and management of early rheumatoid arthritis. Rheum Dis Clin North Am. 2012; 38: 259-75.

[9] Torp-Pedersen ST, Terslev L. Settings and artefacts relevant in colour/power Doppler ultrasound in rheumatology. Ann Rheum Dis. 2008; 67: 143-9.

[10] Rubin JM, Bude RO, Carson PL, Bree RL, Adler RS. Power Doppler US: a potentially useful alternative to mean frequency-based color Doppler US. Radiology. 1994; 190: 853-6.

[11] Wakefield RJ, Brown A, O'Connor P, Grainger A, Karim Z, McGonagle D, et al. Rheumato-

logical ultrasound. Rheumatology (Oxford). 2003; 42: 1001.

[12] Kane D, Balint PV, Sturrock RD. Ultrasonography is superior to clinical examination in the detection and localization of knee joint effusion in rheumatoid arthritis. J Rheumatol. 2003; 30: 966–71.

[13] Szkudlarek M, Klarlund M, Narvestad E, Court-Payen M, Strandberg C, Jensen KE, et al. Ultrasonography of the metacarpophalangeal and proximal interphalangeal joints in rheumatoid arthritis: a comparison with magnetic resonance imaging, conventional radiography and clinical examination. Arthritis Res Ther. 2006; 8 (2): R52.

[14] Scire CA, Montecucco C, Codullo V, Epis O, Todoerti M, Caporali R. Ultrasonographic evaluation of joint involvement in early rheumatoid arthritis in clinical remission: power Doppler signal predicts short-term relapse. Rheumatology (Oxford). 2009; 48: 1092–7.

[15] Wakefield RJ, Balint PV, Szkudlarek M, Filippucci E, Backhaus M, D'Agostino MA, et al. Musculoskeletal ultrasound including definitions for ultrasonographic pathology. J Rheumatol. 2005; 32: 2485–7.

[16] Kiris A, Ozgocmen S, Kocakoc E, Ardicoglu O. Power Doppler assessment of overall disease activity in patients with rheumatoid arthritis. J Clin Ultrasound. 2006; 34: 5–11.

[17] Newman JS, Adler RS, Bude RO, Rubin JM. Detection of soft-tissue hyperemia: value of power Doppler sonography. AJR Am J Roentgenol. 1994; 163: 385–9.

[18] Yoshimi R, Hama M, Takase K, Ihata A, Kishimoto D, Terauchi K, et al. Ultrasonography is a potent tool for the prediction of progressive joint destruction during clinical remission of rheumatoid arthritis. Mod Rheumatol. 2013; 23: 456–65.

[19] Szkudlarek M, Narvestad E, Klarlund M, Court-Payen M, Thomsen HS, Ostergaard M. Ultrasonography of the metatarsophalangeal joints in rheumatoid arthritis: comparison with magnetic resonance imaging, conventional radiography, and clinical examination. Arthritis Rheum. 2004; 50: 2103–12.

[20] Backhaus M, Ohrndorf S, Kellner H, Strunk J, Backhaus TM, Hartung W, et al. Evaluation of a novel 7-joint ultrasound score in daily rheumatologic practice: a pilot project. Arthritis Rheum. 2009; 61: 1194–201.

[21] Naredo E, Bonilla G, Gamero F, Uson J, Carmona L, Laffon A. Assessment of inflammatory activity in rheumatoid arthritis: a comparative study of clinical evaluation with grey scale and power Doppler ultrasonography. Ann Rheum Dis. 2005; 64: 375–81.

[22] Hitchon CA, El-Gabalawy HS. The synovium in rheumatoid arthritis. Open Rheumatol J. 2011; 5: 107–14.

[23] Scheel AK, Hermann KG, Kahler E, Pasewaldt D, Fritz J, Hamm B, et al. A novel ultrasonographic synovitis scoring system suitable for analyzing finger joint inflammation in rheumatoid arthritis. Arthritis Rheum. 2005; 52: 733–43.

[24] Taouli B, Guermazi A, Sack KE, Genant HK. Imaging of the hand and wrist in RA. Ann Rheum Dis. 2002; 61: 867–9.

[25] Szkudlarek M, Court-Payen M, Strandberg C, Klarlund M, Klausen T, Ostergaard M. Power Doppler ultrasonography for assessment of synovitis in the metacarpophalangeal joints of patients with rheumatoid arthritis: a comparison with dynamic magnetic resonance imaging. Arthritis Rheum. 2001; 44: 2018–23.

[26] Cheung PP, Dougados M, Gossec L. Reliability of ultrasonography to detect synovitis in rheumatoid arthritis: a systematic literature review of 35 studies (1,415 patients). Arthritis Care Res (Hoboken). 2010; 62: 323–34.

[27] Scheel AK, Backhaus M. Ultrasonographic assessment of finger and toe joint inflammation in rheumatoid arthritis: comment on the article by Szkudlarek et al. Arthritis Rheum. 2004; 50: 1008; author reply –9.

[28] Szkudlarek M, Court-Payen M, Jacobsen S, Klarlund M, Thomsen HS, Ostergaard M. Interobserver agreement in ultrasonography of the finger and toe joints in rheumatoid arthritis. Arthritis Rheum. 2003; 48: 955–62.

[29] Filippucci E, Gabba A, Di Geso L, Girolimetti R, Salaffi F, Grassi W. Hand tendon involvement in rheumatoid arthritis: an ultrasound study. Semin Arthritis Rheum. 2012; 41: 752–60.

[30] Hoving JL, Buchbinder R, Hall S, Lawler G, Coombs P, McNealy S, et al. A comparison of magnetic resonance imaging, sonography, and radiography of the hand in patients with early rheumatoid arthritis. J Rheumatol. 2004; 31: 663–75.

[31] Naredo E, D'Agostino MA, Wakefield RJ, Moller I, Balint PV, Filippucci E, et al. Reliability of a consensus-based ultrasound score for tenosynovitis in rheumatoid arthritis. Ann Rheum Dis. 2013; 72: 1328–34.

[32] Grassi W, Filippucci E, Farina A, Cervini C. Sonographic imaging of tendons. Arthritis Rheum. 2000; 43: 969–76.

[33] Bodor M, Fullerton B. Ultrasonography of the

hand, wrist, and elbow. Phys Med Rehabil Clin N Am. 2010; 21: 509-31.

[34] Bruyn GA, Hanova P, Iagnocco A, d' Agostino MA, Moller I, Terslev L, et al. Ultrasound definition of tendon damage in patients with rheumatoid arthritis. Results of a OMERACT consensus-based ultrasound score focussing on the diagnostic reliability. Ann Rheum Dis. 2014 Nov; 73 (11): 1929-34.

[35] Wakefield RJ, Gibbon WW, Conaghan PG, O' Connor P, McGonagle D, Pease C, et al. The value of sonography in the detection of bone erosions in patients with rheumatoid arthritis: a comparison with conventional radiography. Arthritis Rheum. 2000; 43: 2762-70.

[36] Scheel AK, Hermann KG, Ohrndorf S, Werner C, Schirmer C, Detert J, et al. Prospective 7 year follow up imaging study comparing radiography, ultrasonography, and magnetic resonance imaging in rheumatoid arthritis finger joints. Ann Rheum Dis. 2006; 65: 595-600.

[37] Rowbotham EL, Grainger AJ. Rheumatoid arthritis: ultrasound versus MRI. AJR Am J Roentgenol. 2011; 197: 541-6.

[38] Dohn UM, Terslev L, Szkudlarek M, Hansen MS, Hetland ML, Hansen A, et al. Detection, scoring and volume assessment of bone erosions by ultrasonography in rheumatoid arthritis: comparison with CT. Ann Rheum Dis. 2013; 72: 530-4.

[39] Dohn UM, Ejbjerg BJ, Court-Payen M, Hasselquist M, Narvestad E, Szkudlarek M, et al. Are bone erosions detected by magnetic resonance imaging and ultrasonography true erosions? A comparison with computed tomography in rheumatoid arthritis metacarpophalangeal joints. Arthritis Res Ther. 2006; 8: R110.

[40] Reynolds PP, Heron C, Pilcher J, Kiely PD. Prediction of erosion progression using ultrasound in established rheumatoid arthritis: a 2-year follow-up study. Skeletal Radiol. 2009; 38: 473-8.

[41] Baillet A, Gaujoux-Viala C, Mouterde G, Pham T, Tebib J, Saraux A, et al. Comparison of the efficacy of sonography, magnetic resonance imaging and conventional radiography for the detection of bone erosions in rheumatoid arthritis patients: a systematic review and meta-analysis. Rheumatology (Oxford). 2011; 50: 1137-47.

[42] Malattia C, Damasio MB, Magnaguagno F, Pistorio A, Valle M, Martinoli C, et al. Magnetic resonance imaging, ultrasonography, and conventional radiography in the assessment of bone erosions in juvenile idiopathic arthritis. Arthritis Rheum. 2008; 59: 1764-72.

[43] Gutierrez M, Filippucci E, Ruta S, Salaffi F, Blasetti P, Di Geso L, et al. Inter-observer reliability of high-resolution ultrasonography in the assessment of bone erosions in patients with rheumatoid arthritis: experience of an intensive dedicated training programme. Rheumatology (Oxford). 2011; 50: 373-80.

[44] Sommier JP, Michel-Batot C, Sauliere N, Rat AC, Hoenen-Clavert V, Pourel J, et al. Structural lesions in RA: Proposition for a new semi-quantitative score (ScuSSEe: Scoring by ultrasound structural erosion). Arthritis Rheum. 2006; 54 Suppl: S140.

[45] Moller B, Bonel H, Rotzetter M, Villiger PM, Ziswiler HR. Measuring finger joint cartilage by ultrasound as a promising alternative to conventional radiograph imaging. Arthritis Rheum. 2009; 61: 435-41.

[46] Nalbant S, Corominas H, Hsu B, Chen LX, Schumacher HR, Kitumnuaypong T. Ultrasonography for assessment of subcutaneous nodules. J Rheumatol. 2003; 30: 1191-5.

[47] Langsfeld M, Matteson B, Johnson W, Wascher D, Goodnough J, Weinstein E. Baker' s cysts mimicking the symptoms of deep vein thrombosis: diagnosis with venous duplex scanning. J Vasc Surg. 1997; 25: 658-62.

[48] Ward EE, Jacobson JA, Fessell DP, Hayes CW, van Holsbeeck M. Sonographic detection of Baker' s cysts: comparison with MR imaging. AJR Am J Roentgenol. 2001; 176: 373-80.

[49] Filippucci E, Farina A, Carotti M, Salaffi F, Grassi W. Grey scale and power Doppler sonographic changes induced by intra-articular steroid injection treatment. Ann Rheum Dis. 2004; 63: 740-3.

[50] Hau M, Kneitz C, Tony HP, Keberle M, Jahns R, Jenett M. High resolution ultrasound detects a decrease in pannus vascularisation of small finger joints in patients with rheumatoid arthritis receiving treatment with soluble tumour necrosis factor alpha receptor (etanercept). Ann Rheum Dis. 2002; 61: 55-8.

[51] Ribbens C, Andre B, Marcelis S, Kaye O, Mathy L, Bonnet V, et al. Rheumatoid hand joint synovitis: gray-scale and power Doppler US quantifications following anti-tumor necrosis factor-alpha treatment: pilot study. Radiology. 2003; 229: 562-9.

[52] Terslev L, Torp-Pedersen S, Qvistgaard E, Danneskiold-Samsoe B, Bliddal H. Estimation of inflammation by Doppler ultrasound: quantitative changes after intra-articular treatment in rheumatoid arthritis. Ann Rheum Dis. 2003; 62: 1049-53.

[53] Wakefield RJ, D' Agostino MA, Naredo E, Buch MH, Iagnocco A, Terslev L, et al. After

treat-to-target: can a targeted ultrasound initiative improve RA outcomes? Ann Rheum Dis. 2012; 71: 799-803.

[54] Khan MA. Update on spondyloarthropathies. Ann Intern Med. 2002; 136: 896-907.

[55] Rudwaleit M, van der Heijde D, Landewe R, Akkoc N, Brandt J, Chou CT, et al. The Assessment of SpondyloArthritis International Society classification criteria for peripheral spondyloarthritis and for spondyloarthritis in general. Ann Rheum Dis. 2011; 70: 25-31.

[56] Heldmann F, Dybowski F, Saracbasi-Zender E, Fendler C, Braun J. Update on biologic therapy in the management of axial spondyloarthritis. Curr Rheumatol Rep. 2010; 12: 325-31.

[57] Rudwaleit M, Khan MA, Sieper J. The challenge of diagnosis and classification in early ankylosing spondylitis: do we need new criteria? Arthritis Rheum. 2005; 52: 1000-8.

[58] Rostom S, Dougados M, Gossec L. New tools for diagnosing spondyloarthropathy. Joint Bone Spine. 2010; 77: 108-14.

[59] Ozgocmen S, Khan MA. Current concept of spondyloarthritis: special emphasis on early referral and diagnosis. Curr Rheumatol Rep. 2012; 14: 409-14.

[60] Riente L, Delle Sedie A, Filippucci E, Iagnocco A, Meenagh G, Grassi W, et al. Ultrasound imaging for the rheumatologist IX. Ultrasound imaging in spondyloarthritis. Clin Exp Rheumatol. 2007; 25: 349-53.

[61] D' Agostino MA. Ultrasound imaging in spondyloarthropathies. Best Pract Res Clin Rheumatol. 2010; 24: 693-700.

[62] D' Agostino MA, Palazzi C, Olivieri I. Entheseal involvement. Clin Exp Rheumatol. 2009; 27 (4 Suppl 55): S50-5.

[63] D' Agostino MA, Said-Nahal R, Hacquard-Bouder C, Brasseur JL, Dougados M, Breban M. Assessment of peripheral enthesitis in the spondylarthropathies by ultrasonography combined with power Doppler: a cross-sectional study. Arthritis Rheum. 2003; 48: 523-33.

[64] Gerster JC, Vischer TL, Bennani A, Fallet GH. The painful heel. Comparative study in rheumatoid arthritis, ankylosing spondylitis, Reiter's syndrome, and generalized osteoarthrosis. Ann Rheum Dis. 1977; 36: 343-8.

[65] Lehtinen A, Taavitsainen M, Leirisalo-Repo M. Sonographic analysis of enthesopathy in the lower extremities of patients with spondylarthropathy. Clin Exp Rheumatol. 1994; 12: 143-8.

[66] de Miguel E, Munoz-Fernandez S, Castillo C, Cobo-Ibanez T, Martin-Mola E. Diagnostic accuracy of enthesis ultrasound in the diagnosis of early spondyloarthritis. Ann Rheum Dis. 2011; 70: 434-9.

[67] MA DA, Palazzi C, Olivieri I. Entheseal involvement. Clin Exp Rheumatol. 2009; 27 (4 Suppl 55): S50-5.

[68] Balint PV, Kane D, Wilson H, McInnes IB, Sturrock RD. Ultrasonography of entheseal insertions in the lower limb in spondyloarthropathy. Ann Rheum Dis. 2002; 61: 905-10.

[69] Borman P, Koparal S, Babaoglu S, Bodur H. Ultrasound detection of entheseal insertions in the foot of patients with spondyloarthropathy. Clin Rheumatol. 2006; 25: 373-7.

[70] Gandjbakhch F, Terslev L, Joshua F, Wakefield RJ, Naredo E, D'Agostino MA. Ultrasound in the evaluation of enthesitis: status and perspectives. Arthritis Res Ther. 2011; 13 (6): R188.

[71] Kaeley GS. Review of the use of ultrasound for the diagnosis and monitoring of enthesitis in psoriatic arthritis. Curr Rheumatol Rep. 2011; 13: A-338-45.

[72] Terslev L, Naredo E, Iagnocco A, Balint PV, Wakefield RJ, Aegerter P, et al. Defining enthesitis in spondyloarthritis by ultrasound: results of a Delphi process and of a reliability reading exercise. Arthritis Care Res (Hoboken). 2014; 66: 741-8.

[73] de Miguel E, Cobo T, Munoz-Fernandez S, Naredo E, Uson J, Acebes JC, et al. Validity of enthesis ultrasound assessment in spondyloarthropathy. Ann Rheum Dis. 2009; 68: 169-74.

[74] Alcalde M, Acebes JC, Cruz M, Gonzalez-Hombrado L, Herrero-Beaumont G, Sanchez-Pernaute O. A sonographic enthesitic index of lower limbs is a valuable tool in the assessment of ankylosing spondylitis. Ann Rheum Dis. 2007; 66: 1015-9.

[75] Genc H, Cakit BD, Tuncbilek I, Erdem HR. Ultrasonographic evaluation of tendons and enthesal sites in rheumatoid arthritis: comparison with ankylosing spondylitis and healthy subjects. Clin Rheumatol. 2005; 24: 272-7.

[76] Falsetti P, Frediani B, Fioravanti A, Acciai C, Baldi F, Filippou G, et al. Sonographic study of calcaneal entheses in erosive osteoarthritis, nodal osteoarthritis, rheumatoid arthritis and psoriatic arthritis. Scand J Rheumatol. 2003; 32: 229-34.

[77] Kiris A, Kaya A, Ozgocmen S, Kocakoc E. Assessment of enthesitis in ankylosing spondylitis by power Doppler ultrasonography. Skeletal Radiol. 2006; 35: 522-8.

[78] Hamdi W, Bouaziz Chelli M, Ghannouchi MM, Hawel M, Ladeb MF, Kchir MM. Performance of ultrasounds compared with radiographs to detect chronic enthesitis signs in patients with

ankylosing spondylitis. Rheumatol Int. 2013; 33: 497-9.

[79] Ozgocmen S, Kiris A, Ardicoglu O, Kocakoc E, Kaya A. Glucocorticoid iontophoresis for Achilles tendon enthesitis in ankylosing spondylitis: significant response documented by power Doppler ultrasound. Rheumatol Int. 2005; 25: 158-60.

[80] Aydin SZ, Karadag O, Filippucci E, Atagunduz P, Akdogan A, Kalyoncu U, et al. Monitoring Achilles enthesitis in ankylosing spondylitis during TNF-alpha antagonist therapy: an ultrasound study. Rheumatology (Oxford). 2010; 49: 578-82.

[81] Healy PJ, Groves C, Chandramohan M, Helliwell PS. MRI changes in psoriatic dactylitis--extent of pathology, relationship to tenderness and correlation with clinical indices. Rheumatology (Oxford). 2008; 47: 92-5.

[82] Kelly S, Taylor P, Pitzalis C. Ultrasound imaging in spondyloarthropathies: from imaging to diagnostic intervention. Curr Opin Rheumatol. 2008; 20: 408-15.

[83] Iagnocco A, Riente L, Delle Sedie A, Filippucci E, Salaffi F, Meenagh G, et al. Ultrasound imaging for the rheumatologist. XXII. Achilles tendon involvement in spondyloarthritis. A multi-centre study using high frequency volumetric probe. Clin Exp Rheumatol. 2009; 27: 547-51.

[84] Naredo E, Moller I, Acebes C, Batlle-Gualda E, Brito E, de Agustin JJ, et al. Three-dimensional volumetric ultrasonography. Does it improve reliabililty of musculoskeletal ultrasound? Clin Exp Rheumatol. 2010; 28: 79-82.

[85] Delle Sedie A, Riente L, Filippucci E, Scire CA, Iagnocco A, Meenagh G, et al. Ultrasound imaging for the rheumatologist. XXXII. Sonographic assessment of the foot in patients with psoriatic arthritis. Clin Exp Rheumatol. 2011; 29: 217-22.

[86] Riente L, Delle Sedie A, Sakellariou G, Filippucci E, Meenagh G, Iagnocco A, et al. Ultrasound imaging for the rheumatologist XXXVIII. Sonographic assessment of the hip in psoriatic arthritis patients. Clin Exp Rheumatol. 2012; 30: 152-5.

[87] Sakellariou G, Iagnocco A, Meenagh G, Riente L, Filippucci E, Delle Sedie A, et al. Ultrasound imaging for the rheumatologist XXXVII. Sonographic assessment of the hip in ankylosing spondylitis patients. Clin Exp Rheumatol. 2012; 30: 1-5.

[88] Delle Sedie A, Riente L, Filippucci E, Scire CA, Iagnocco A, Gutierrez M, et al. Ultrasound imaging for the rheumatologist XXVI.

Sonographic assessment of the knee in patients with psoriatic arthritis. Clin Exp Rheumatol. 2010; 28: 147-52.

[89] De Simone C, Caldarola G, D'Agostino M, Carbone A, Guerriero C, Bonomo L, et al. Usefulness of ultrasound imaging in detecting psoriatic arthritis of fingers and toes in patients with psoriasis. Clin Dev Immunol. 2011; 2011: 390726.

[90] Wiell C, Szkudlarek M, Hasselquist M, Moller JM, Vestergaard A, Norregaard J, et al. Ultrasonography, magnetic resonance imaging, radiography, and clinical assessment of inflammatory and destructive changes in fingers and toes of patients with psoriatic arthritis. Arthritis Res Ther. 2007; 9: R119.

[91] Weiner SM, Jurenz S, Uhl M, Lange-Nolde A, Warnatz K, Peter HH, et al. Ultrasonography in the assessment of peripheral joint involvement in psoriatic arthritis : a comparison with radiography, MRI and scintigraphy. Clin Rheumatol. 2008; 27: 983-9.

[92] Gutierrez M, Filippucci E, Salaffi F, Di Geso L, Grassi W. Differential diagnosis between rheumatoid arthritis and psoriatic arthritis: the value of ultrasound findings at metacarpophalangeal joints level. Ann Rheum Dis. 2011; 70: 1111-4.

[93] Arslan H, Sakarya ME, Adak B, Unal O, Sayarlioglu M. Duplex and color Doppler sonographic findings in active sacroiliitis. AJR Am J Roentgenol. 1999; 173: 677-80.

[94] Unlu E, Pamuk ON, Cakir N. Color and duplex Doppler sonography to detect sacroiliitis and spinal inflammation in ankylosing spondylitis. Can this method reveal response to anti-tumor necrosis factor therapy? J Rheumatol. 2007; 34: 110-6.

[95] Mohammadi A, Ghasemi-Rad M, Aghdashi M, Mladkova N, Baradaransafa P. Evaluation of disease activity in ankylosing spondylitis; diagnostic value of color Doppler ultrasonography. Skeletal Radiol. 2013; 42: 219-24.

[96] Klauser AS, Wipfler E, Dejaco C, Moriggl B, Duftner C, Schirmer M. Diagnostic values of history and clinical examination to predict ultrasound signs of chronic and acute enthesitis. Clin Exp Rheumatol. 2008; 26: 548-53.

[97] Klauser AS, De Zordo T, Bellmann-Weiler R, Feuchtner GM, Sailer-Hock M, Sogner P, et al. Feasibility of second-generation ultrasound contrast media in the detection of active sacroiliitis. Arthritis Rheum. 2009; 61: 909-16.

[98] Hu Y, Zhu J, Xue Q, Wang N, Hu B. Scanning of the sacroiliac joint and entheses by color Doppler ultrasonography in patients with anky-

losing spondylitis. J Rheumatol. 2011; 38: 1651-5.

[99] Hartung W, Ross CJ, Straub R, Feuerbach S, Scholmerich J, Fleck M, et al. Ultrasound-guided sacroiliac joint injection in patients with established sacroiliitis: precise IA injection verified by MRI scanning does not predict clinical outcome. Rheumatology（Oxford）. 2010; 49: 1479-82.

[100] Iagnocco A, Meenagh G, Riente L, Filippucci E, Delle Sedie A, Scire CA, et al. Ultrasound imaging for the rheumatologist XXIX. Sonographic assessment of the knee in patients with osteoarthritis. Clin Exp Rheumatol. 2010; 28: 643-6.

[101] Moller I, Bong D, Naredo E, Filippucci E, Carrasco I, Moragues C, et al. Ultrasound in the study and monitoring of osteoarthritis. Osteoarthritis Cartilage. 2008; 16 Suppl 3: S4-7.

[102] D'Agostino MA, Conaghan P, Le Bars M, Baron G, Grassi W, Martin-Mola E, et al. EULAR report on the use of ultrasonography in painful knee osteoarthritis. Part 1: prevalence of inflammation in osteoarthritis. Ann Rheum Dis. 2005; 64: 1703-9.

[103] Wu PT, Shao CJ, Wu KC, Wu TT, Chern TC, Kuo LC, et al. Pain in patients with equal radiographic grades of osteoarthritis in both knees: the value of gray scale ultrasound. Osteoarthritis Cartilage. 2012; 20: 1507-13.

[104] Naredo E, Wakefield RJ, Iagnocco A, Terslev L, Filippucci E, Gandjbakhch F, et al. The OMERACT ultrasound task force--status and perspectives. J Rheumatol. 2011; 38: 2063-7.

[105] Iagnocco A, Epis O, Delle Sedie A, Meenagh G, Filippucci E, Riente L, et al. Ultrasound imaging for the rheumatologist. XVII. Role of colour Doppler and power Doppler. Clin Exp Rheumatol. 2008; 26: 759-62.

[106] Karim Z, Wakefield RJ, Quinn M, Conaghan PG, Brown AK, Veale DJ, et al. Validation and reproducibility of ultrasonography in the detection of synovitis in the knee: a comparison with arthroscopy and clinical examination. Arthritis Rheum. 2004; 50: 387-94.

[107] Guermazi A, Roemer FW, Hayashi D. Imaging of osteoarthritis: update from a radiological perspective. Curr Opin Rheumatol. 2011; 23: 484-91.

[108] Kortekaas MC, Kwok WY, Reijnierse M, Kloppenburg M. Inflammatory ultrasound features show independent associations with progression of structural damage after over 2 years of follow-up in patients with hand osteoarthritis. Ann Rheum Dis. 2014 Apr 29.［Epub ahead of print］.

[109] Acebes JC, Sanchez-Pernaute O, Diaz-Oca A, Herrero-Beaumont G. Ultrasonographic assessment of Baker's cysts after intra-articular corticosteroid injection in knee osteoarthritis. J Clin Ultrasound. 2006; 34: 113-7.

[110] Keen HI, Lavie F, Wakefield RJ, D'Agostino MA, Hammer HB, Hensor E, et al. The development of a preliminary ultrasonographic scoring system for features of hand osteoarthritis. Ann Rheum Dis. 2008; 67: 651-5.

[111] Myers SL, Dines K, Brandt DA, Brandt KD, Albrecht ME. Experimental assessment by high frequency ultrasound of articular cartilage thickness and osteoarthritic changes. J Rheumatol. 1995; 22: 109-16.

[112] Tarhan S, Unlu Z. Magnetic resonance imaging and ultrasonographic evaluation of the patients with knee osteoarthritis: a comparative study. Clin Rheumatol. 2003; 22: 181-8.

[113] Grassi W, Filippucci E, Farina A. Ultrasonography in osteoarthritis. Semin Arthritis Rheum. 2005; 34（6 Suppl 2）: 19-23.

[114] Meenagh G, Filippucci E, Iagnocco A, Delle Sedie A, Riente L, Bombardieri S, et al. Ultrasound imaging for the rheumatologist VIII. Ultrasound imaging in osteoarthritis. Clin Exp Rheumatol. 2007; 25: 172-5.

[115] Spriet MP, Girard CA, Foster SF, Harasiewicz K, Holdsworth DW, Laverty S. Validation of a 40 MHz B-scan ultrasound biomicroscope for the evaluation of osteoarthritis lesions in an animal model. Osteoarthritis Cartilage. 2005; 13: 171-9.

[116] Lee CL, Huang MH, Chai CY, Chen CH, Su JY, Tien YC. The validity of in vivo ultrasonographic grading of osteoarthritic femoral condylar cartilage: a comparison with in vitro ultrasonographic and histologic gradings. Osteoarthritis Cartilage. 2008; 16: 352-8.

[117] Malas FU, Kara M, Kaymak B, Akinci A, Ozcakar L. Ultrasonographic evaluation in symptomatic knee osteoarthritis: clinical and radiological correlation. Int J Rheum Dis. 2014; 17: 536-40.

[118] Carli AB, Akarsu S, Tekin L, Saglam M, Kiralp MZ, Ozcakar L. Ultrasonographic assessment of the femoral cartilage in osteoarthritis patients with and without osteoporosis. Aging Clin Exp Res. 2014; 26: 411-5.

[119] Keen HI, Wakefield RJ, Grainger AJ, Hensor EM, Emery P, Conaghan PG. Can ultrasonography improve on radiographic assessment in osteoarthritis of the hands? A comparison between radiographic and ultrasonographic detected pathology. Ann Rheum Dis. 2008; 67: 1116-20.

[120] Mathiessen A, Haugen IK, Slatkowsky–Christensen B, Boyesen P, Kvien TK, Hammer HB. Ultrasonographic assessment of osteophytes in 127 patients with hand osteoarthritis: exploring reliability and associations with MRI, radiographs and clinical joint findings. Ann Rheum Dis. 2013; 72: 51–6.

[121] Grainger AJ, Farrant JM, O'Connor PJ, Tan AL, Tanner S, Emery P, et al. MR imaging of erosions in interphalangeal joint osteoarthritis: is all osteoarthritis erosive? Skeletal Radiol. 2007; 36: 737–45.

[122] Wittoek R, Jans L, Lambrecht V, Carron P, Verstraete K, Verbruggen G. Reliability and construct validity of ultrasonography of soft tissue and destructive changes in erosive osteoarthritis of the interphalangeal finger joints: a comparison with MRI. Ann Rheum Dis. 2011; 70: 278–83.

[123] Iagnocco A, Perella C, D'Agostino MA, Sabatini E, Valesini G, Conaghan PG. Magnetic resonance and ultrasonography real–time fusion imaging of the hand and wrist in osteoarthritis and rheumatoid arthritis. Rheumatology (Oxford). 2011; 50: 1409–13.

[124] Iagnocco A, Filippucci E, Ossandon A, Ciapetti A, Salaffi F, Basili S, et al. High resolution ultrasonography in detection of bone erosions in patients with hand osteoarthritis. J Rheumatol. 2005; 32: 2381–3.

[125] Ceccarelli F, Perricone C, Alessandri C, Modesti M, Iagnocco A, Croia C, et al. Exploratory data analysis on the effects of non pharmacological treatment for knee osteoarthritis. Clin Exp Rheumatol. 2010; 28: 250–3.

[126] Salini V, De Amicis D, Abate M, Natale MA, Di Iorio A. Ultrasound–guided hyaluronic acid injection in carpometacarpal osteoarthritis: short–term results. Int J Immunopathol Pharmacol. 2009; 22: 455–60.

[127] Filippucci E, Iagnocco A, Meenagh G, Riente L, Delle Sedie A, Bombardieri S, et al. Ultrasound imaging for the rheumatologist. Clin Exp Rheumatol. 2006; 24: 1–5.

[128] Howard RG, Pillinger MH, Gyftopoulos S, Thiele RG, Swearingen CJ, Samuels J. Reproducibility of musculoskeletal ultrasound for determining monosodium urate deposition: concordance between readers. Arthritis Care Res (Hoboken). 2011; 63: 1456–62.

[129] Thiele RG, Schlesinger N. Diagnosis of gout by ultrasound. Rheumatology (Oxford). 2007; 46: 1116–21.

[130] Wright SA, Filippucci E, McVeigh C, Grey A, McCarron M, Grassi W, et al. High–resolution ultrasonography of the first metatarsal phalangeal joint in gout: a controlled study. Ann Rheum Dis. 2007; 66: 859–64.

[131] Ogdie A, Taylor WJ, Weatherall M, Fransen J, Jansen TL, Neogi T, et al. Imaging modalities for the classification of gout: systematic literature review and meta–analysis. Ann Rheum Dis. 2014 Jun 10. [Epub ahead of print].

[132] Thiele RG, Schlesinger N. Ultrasonography shows disappearance of monosodium urate crystal deposition on hyaline cartilage after sustained normouricemia is achieved. Rheumatol Int. 2010; 30: 495–503.

[133] Filippucci E, Ciapetti A, Grassi W. [Sonographic monitoring of gout]. Reumatismo. 2003; 55: 184–6.

[134] Schueller–Weidekamm C, Schueller G, Aringer M, Weber M, Kainberger F. Impact of sonography in gouty arthritis: comparison with conventional radiography, clinical examination, and laboratory findings. Eur J Radiol. 2007; 62: 437–43.

[135] Pineda C, Amezcua–Guerra LM, Solano C, Rodriguez–Henriquez P, Hernandez–Diaz C, Vargas A, et al. Joint and tendon subclinical involvement suggestive of gouty arthritis in asymptomatic hyperuricemia: an ultrasound controlled study. Arthritis Res Ther. 2011; 13 (1): R4.

[136] Dalbeth N, Pool B, Gamble GD, Smith T, Callon KE, McQueen FM, et al. Cellular characterization of the gouty tophus: a quantitative analysis. Arthritis Rheum. 2010; 62: 1549–56.

[137] de Avila Fernandes E, Kubota ES, Sandim GB, Mitraud SA, Ferrari AJ, Fernandes AR. Ultrasound features of tophi in chronic tophaceous gout. Skeletal Radiol. 2011; 40: 309–15.

[138] Perez–Ruiz F, Martin I, Canteli B. Ultrasonographic measurement of tophi as an outcome measure for chronic gout. J Rheumatol. 2007; 34: 1888–93.

[139] Ottaviani S, Richette P, Allard A, Ora J, Bardin T. Ultrasonography in gout: a case–control study. Clin Exp Rheumatol. 2012; 30: 499–504.

[140] Gerster JC, Landry M, Dufresne L, Meuwly JY. Imaging of tophaceous gout: computed tomography provides specific images compared with magnetic resonance imaging and ultrasonography. Ann Rheum Dis. 2002; 61: 52–4.

[141] Dalbeth N, Clark B, Gregory K, Gamble G, Sheehan T, Doyle A, et al. Mechanisms of bone erosion in gout: a quantitative analysis using plain radiography and computed tomography. Ann Rheum Dis. 2009; 68: 1290–5.

[142] Thiele RG. Role of ultrasound and other advanced imaging in the diagnosis and manage-

ment of gout. Curr Rheumatol Rep. 2011; 13: 146-53.

[143] Carter JD, Kedar RP, Anderson SR, Osorio AH, Albritton NL, Gnanashanmugam S, et al. An analysis of MRI and ultrasound imaging in patients with gout who have normal plain radiographs. Rheumatology (Oxford). 2009; 48: 1442-6.

[144] Grassi W, Meenagh G, Pascual E, Filippucci E. "Crystal clear" -sonographic assessment of gout and calcium pyrophosphate deposition disease. Semin Arthritis Rheum. 2006; 36: 197-202.

[145] Filippucci E, Scire CA, Delle Sedie A, Iagnocco A, Riente L, Meenagh G, et al. Ultrasound imaging for the rheumatologist. XXV. Sonographic assessment of the knee in patients with gout and calcium pyrophosphate deposition disease. Clin Exp Rheumatol. 2010; 28: 2-5.

[146] Magarelli N, Amelia R, Melillo N, Nasuto M, Cantatore F, Guglielmi G. Imaging of chondrocalcinosis: calcium pyrophosphate dihydrate (CPPD) crystal deposition disease -- imaging of common sites of involvement. Clin Exp Rheumatol. 2012; 30: 118-25.

[147] Ellabban AS, Kamel SR, Omar HA, El-Sherif AM, Abdel-Magied RA. Ultrasonographic diagnosis of articular chondrocalcinosis. Rheumatol Int. 2012; 32: 3863-8.

[148] Frediani B, Filippou G, Falsetti P, Lorenzini S, Baldi F, Acciai C, et al. Diagnosis of calcium pyrophosphate dihydrate crystal deposition disease: ultrasonographic criteria proposed. Ann Rheum Dis. 2005; 64: 638-40.

[149] Guermazi A, Burstein D, Conaghan P, Eckstein F, Hellio Le Graverand-Gastineau MP, Keen H, et al. Imaging in osteoarthritis. Rheum Dis Clin North Am. 2008; 34: 645-87.

[150] Filippucci E, Riveros MG, Georgescu D, Salaffi F, Grassi W. Hyaline cartilage involvement in patients with gout and calcium pyrophosphate deposition disease. An ultrasound study. Osteoarthritis Cartilage. 2009; 17: 178-81.

[151] Sofka CM, Adler RS, Cordasco FA. Ultrasound diagnosis of chondrocalcinosis in the knee. Skeletal Radiol. 2002; 31: 43-5.

[152] Falsetti P, Frediani B, Acciai C, Baldi F, Filippou G, Prada EP, et al. Ultrasonographic study of Achilles tendon and plantar fascia in chondrocalcinosis. J Rheumatol. 2004; 31: 2242-50.

[153] Ellabban AS, Kamel SR, Abo Omar HA, El-Sherif AM, Abdel-Magied RA. Ultrasonographic findings of Achilles tendon and plantar fascia in patients with calcium pyrophosphate deposition disease. Clin Rheumatol. 2012; 31: 697-704.

[154] Hinchcliff M, Varga J. Systemic sclerosis/scleroderma: a treatable multisystem disease. Am Fam Physician. 2008; 78: 961-8.

[155] Avouac J, Guerini H, Wipff J, Assous N, Chevrot A, Kahan A, et al. Radiological hand involvement in systemic sclerosis. Ann Rheum Dis. 2006; 65: 1088-92.

[156] Boutry N, Hachulla E, Zanetti-Musielak C, Morel M, Demondion X, Cotten A. Imaging features of musculoskeletal involvement in systemic sclerosis. Eur Radiol. 2007; 17: 1172-80.

[157] Riente L, Delle Sedie A, Filippucci E, Iagnocco A, Meenagh G, Epis O, et al. Ultrasound imaging for the rheumatologist XIV. Ultrasound imaging in connective tissue diseases. Clin Exp Rheumatol. 2008; 26: 230-3.

[158] Rodnan GP, Lipinski E, Luksick J. Skin thickness and collagen content in progressive systemic sclerosis and localized scleroderma. Arthritis Rheum. 1979; 22: 130-40.

[159] Bendeck SE, Jacobe HT. Ultrasound as an outcome measure to assess disease activity in disorders of skin thickening: an example of the use of radiologic techniques to assess skin disease. Dermatol Ther. 2007; 20: 86-92.

[160] Kaloudi O, Bandinelli F, Filippucci E, Conforti ML, Miniati I, Guiducci S, et al. High frequency ultrasound measurement of digital dermal thickness in systemic sclerosis. Ann Rheum Dis. 2010; 69: 1140-3.

[161] Akesson A, Hesselstrand R, Scheja A, Wildt M. Longitudinal development of skin involvement and reliability of high frequency ultrasound in systemic sclerosis. Ann Rheum Dis. 2004; 63: 791-6.

[162] Hesselstrand R, Scheja A, Wildt M, Akesson A. High-frequency ultrasound of skin involvement in systemic sclerosis reflects oedema, extension and severity in early disease. Rheumatology (Oxford). 2008; 47: 84-7.

[163] Moore TL, Lunt M, McManus B, Anderson ME, Herrick AL. Seventeen-point dermal ultrasound scoring system--a reliable measure of skin thickness in patients with systemic sclerosis. Rheumatology (Oxford). 2003; 42: 1559-63.

[164] Li SC, Liebling MS. The use of Doppler ultrasound to evaluate lesions of localized scleroderma. Curr Rheumatol Rep. 2009; 11: 205-11.

[165] Li SC, Liebling MS, Haines KA, Weiss JE, Prann A. Initial evaluation of an ultrasound

measure for assessing the activity of skin lesions in juvenile localized scleroderma. Arthritis Care Res（Hoboken）. 2011; 63: 735–42.

[166] Keberle M, Tony HP, Jahns R, Hau M, Haerten R, Jenett M. Assessment of microvascular changes in Raynaud's phenomenon and connective tissue disease using colour doppler ultrasound. Rheumatology（Oxford）. 2000; 39: 1206–13.

[167] Avouac J, Clements PJ, Khanna D, Furst DE, Allanore Y. Articular involvement in systemic sclerosis. Rheumatology（Oxford）. 2012; 51: 1347–56.

[168] Avouac J, Fransen J, Walker UA, Riccieri V, Smith V, Muller C, et al. Preliminary criteria for the very early diagnosis of systemic sclerosis: results of a Delphi Consensus Study from EULAR Scleroderma Trials and Research Group. Ann Rheum Dis. 2011; 70: 476–81.

[169] Cuomo G, Zappia M, Abignano G, Iudici M, Rotondo A, Valentini G. Ultrasonographic features of the hand and wrist in systemic sclerosis. Rheumatology（Oxford）. 2009; 48: 1414–7.

[170] Iagnocco A, Vavala C, Vasile M, Stefanantoni K, Valesini G, Riccieri V. Power Doppler ultrasound of the hand and wrist joints in systemic sclerosis. Clin Exp Rheumatol. 2013; 31（2 Suppl 76）: 89–95.

[171] Kilic G, Kilic E, Akgul O, Ozgocmen S. Decreased femoral cartilage thickness in patients with systemic sclerosis. Am J Med Sci. 2014; 347: 382–6.

[172] Chitale S, Ciapetti A, Hodgson R, Grainger A, O'Connor P, Goodson NJ, et al. Magnetic resonance imaging and musculoskeletal ultrasonography detect and characterize covert inflammatory arthropathy in systemic sclerosis patients with arthralgia. Rheumatology（Oxford）. 2010; 49: 2357–61.

[173] Kilic E, Kilic G, Akgul O, Ozgocmen S. High prevalence of enthesitis in patients with systemic sclerosis demonstrated by Doppler ultrasonography. Ann Rheum Dis. 2014; 73（Suppl 2）: 465.

[174] Shahin AA. Pulmonary involvement in systemic sclerosis. Treatments in respiratory medicine. 2006; 5: 429–36.

[175] Mohammadi A, Oshnoei S, Ghasemi–rad M. Comparison of a new, modified lung ultrasonography technique with high–resolution CT in the diagnosis of the alveolo–interstitial syndrome of systemic scleroderma. Med Ultrason. 2014; 16: 27–31.

[176] Vitali C, Bombardieri S, Jonsson R, Moutso-poulos HM, Alexander EL, Carsons SE, et al. Classification criteria for Sjogren's syndrome: a revised version of the European criteria proposed by the American–European Consensus Group. Ann Rheum Dis. 2002; 61: 554–8.

[177] Makula E, Pokorny G, Kiss M, Voros E, Kovacs L, Kovacs A, et al. The place of magnetic resonance and ultrasonographic examinations of the parotid gland in the diagnosis and follow–up of primary Sjogren's syndrome. Rheumatology（Oxford）. 2000; 39: 97–104.

[178] Salaffi F, Carotti M, Iagnocco A, Luccioli F, Ramonda R, Sabatini E, et al. Ultrasonography of salivary glands in primary Sjogren's syndrome: a comparison with contrast sialography and scintigraphy. Rheumatology（Oxford）. 2008; 47: 1244–9.

[179] Takagi Y, Kimura Y, Nakamura H, Sasaki M, Eguchi K, Nakamura T. Salivary gland ultrasonography: can it be an alternative to sialography as an imaging modality for Sjogren's syndrome? Ann Rheum Dis. 2010; 69: 1321–4.

[180] Salaffi F, Argalia G, Carotti M, Giannini FB, Palombi C. Salivary gland ultrasonography in the evaluation of primary Sjogren's syndrome. Comparison with minor salivary gland biopsy. J Rheumatol. 2000; 27: 1229–36.

[181] Hocevar A, Ambrozic A, Rozman B, Kveder T, Tomsic M. Ultrasonographic changes of major salivary glands in primary Sjogren's syndrome. Diagnostic value of a novel scoring system. Rheumatology（Oxford）. 2005; 44: 768–72.

[182] Wernicke D, Hess H, Gromnica–Ihle E, Krause A, Schmidt WA. Ultrasonography of salivary glands––a highly specific imaging procedure for diagnosis of Sjogren's syndrome. J Rheumatol. 2008; 35: 285–93.

[183] Milic VD, Petrovic RR, Boricic IV, Marinkovic–Eric J, Radunovic GL, Jeremic PD, et al. Diagnostic value of salivary gland ultrasonographic scoring system in primary Sjogren's syndrome: a comparison with scintigraphy and biopsy. J Rheumatol. 2009; 36: 1495–500.

[184] Takagi Y, Sumi M, Nakamura H, Iwamoto N, Horai Y, Kawakami A, et al. Ultrasonography as an additional item in the American College of Rheumatology classification of Sjogren's syndrome. Rheumatology（Oxford）. 2014; 53（11）: 1977–83.

[185] Cornec D, Jousse–Joulin S, Marhadour T, Pers JO, Boisrame–Gastrin S, Renaudineau Y, et al. Salivary gland ultrasonography improves the diagnostic performance of the 2012 American College of Rheumatology classification criteria for Sjogren's syndrome. Rheumatology（Ox-

ford). 2014; 53: 1604-7.

[186] Iagnocco A, Modesti M, Priori R, Alessandri C, Perella C, Takanen S, et al. Subclinical synovitis in primary Sjogren's syndrome: an ultrasonographic study. Rheumatology (Oxford). 2010; 49: 1153-7.

[187] Riente L, Scire CA, Delle Sedie A, Baldini C, Filippucci E, Meenagh G, et al. Ultrasound imaging for the rheumatologist. XXIII. Sonographic evaluation of hand joint involvement in primary Sjogren's syndrome. Clin Exp Rheumatol. 2009; 27: 747-50.

[188] Aschwanden M, Daikeler T, Kesten F, Baldi T, Benz D, Tyndall A, et al. Temporal artery compression sign – a novel ultrasound finding for the diagnosis of giant cell arteritis. Ultraschall Med. 2013; 34: 47-50.

[189] Schmidt WA, Gromnica-Ihle E. Incidence of temporal arteritis in patients with polymyalgia rheumatica: a prospective study using colour Doppler ultrasonography of the temporal arteries. Rheumatology (Oxford). 2002; 41: 46-52.

[190] Ghinoi A, Pipitone N, Nicolini A, Boiardi L, Silingardi M, Germano G, et al. Large-vessel involvement in recent-onset giant cell arteritis: a case-control colour-Doppler sonography study. Rheumatology (Oxford). 2012; 51: 730-4.

第十四章　超声成像在康复领域的应用

Nuray AKKAYA

神经肌肉损伤可引起各种肌肉骨骼的变化和疾病。超声具有方便、高空间分辨率、成本低、患者可接受和无电离辐射等优点，对康复医学领域医务人员的决策具有重要的意义。虽然超声已被用于各种肌肉骨骼疾病（退行性/炎症性关节病或运动损伤），但值得注意的是，超声成像也可以作为一种理想的成像技术，用于快速评估康复患者[1]。因此，本章将概述超声在康复领域中可能发挥的作用。

14.1 偏瘫肩

肩痛是偏瘫患者中最常见的（5%~84%）并发症，它会延迟康复并降低康复治疗的有效性[2, 3]。偏瘫患者的肩痛由不同的机制和因素导致。肩关节半脱位、软组织损伤、撞击综合征、肩袖损伤、粘连性关节囊炎、痉挛和反射性交感神经营养不良等都是有关的重要因素[2, 4-7]。尽管许多体格检查对肩袖损伤的评估都是有用的，但由于痉挛和感觉障碍，脑卒中患者的肩袖损伤诊断可能并不容易[8, 9]。超声的优点使其成为评估偏瘫患者肩部和肩袖损伤方便而有效的成像方法[3, 10]。虽然使用标准的肩部超声扫描切面能可靠地评估偏瘫肩痛[11, 12]，但由于偏瘫患者运动受限的特殊性，成像可

能会有些困难。尽管如此，肩峰、喙突、锁骨、小结节和大结节仍为探头定位有用的骨性标志[12]。

14.1.1 肩关节半脱位

肩关节半脱位是偏瘫肩痛最常见的原因之一[6]。脑卒中患者因其附着在肩关节的肌肉力量不均衡，特别是在弛缓期，由于重力的影响，肱骨头从关节盂窝外移，两者之间有明显的间隙[13, 14]。由于肩关节半脱位显著阻碍康复进程，其快速诊断和治疗至关重要[15-17]。由于临床检查有缺点，即缺乏精确性，难以检测小的变化，所以对比（患侧和非患侧）X线片已用于确定肱骨头的移位。然而，除了辐射暴露外，X线在检测偏瘫肩关节半脱位方面也存在一定的局限性；前后X线摄影不适合检测除向下以外的半脱位，它需要偏瘫患者身体保持直立状态[17-20]。此外，重度关节盂下半脱位可见肱骨头内侧移位，提示偏瘫患者肩关节前脱位伴随重度盂下半脱位[19]。Park等人[21]报道，超声检查诊断临床前脱位和盂下半脱位的阳性率高于仅显示盂下半脱位的普通X线检查。总体而言，超声评估偏瘫肩关节半脱位似乎更有优势[21-23]。

几种具有高重复性的超声技术能确诊偏瘫肩关节半脱位[21, 24]。作者建议进行超

声检查时，患者髋关节和膝关节屈曲90°，肩关节处于旋中位，肘关节自然屈曲90°——确保肩部无抬高，前臂旋前放于枕上。沿肱骨纵轴，将探头放置在肩峰外侧缘，成像后冻结图像并测量其与肱骨大结节最上缘之间的距离[21, 24]（图14.1）。在偏瘫肩的外侧长轴超声扫查中，肩峰外侧缘和肱骨之间的距离也可垂直于肱骨头内侧缘测量，并可将该数据与健侧比较来估算半脱位的距离[25]（图14.2）。

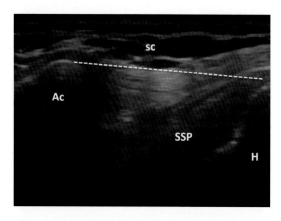

图14.1 偏瘫患者肩部的超声图像（斜冠状位）。将测量肩峰外侧至肱骨大结节最上部的距离作为肩峰下距离。Ac：肩峰；H：肱骨；sc：皮下脂肪组织；SSP：冈上肌肌腱

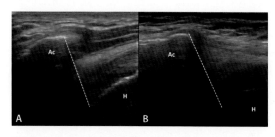

图14.2 偏瘫患者肩部的超声图像（斜冠状位）。肩峰下距离测量的是从肩峰（Ac）外侧缘到肱骨头（H）内侧缘的距离，用于评估肩关节半脱位。A.正常侧。B.偏瘫侧

14.1.2 软组织损伤

偏瘫肩上肢力量减弱和肩带（shoulder girdle）肌肉力量不均衡也可能导致其他软组织损伤。特别是在偏瘫的弛缓阶段，活动时肩带的牵伸或在康复训练（如站立、行走）期间重力对瘫痪上肢的拉力作用可导致软组织损伤[2]。超声在检查偏瘫肩关节半脱位的同时，还可以检测肌腱炎、渗出物或滑囊炎（被认为是脑卒中后肩痛的其他原因）[4, 5, 11, 26]（图14.3）。Huang等人[4]报告称，由于偏瘫肩的保护不当，运动功能差的偏瘫患者软组织损伤和半脱位的概率较大。此外，Lee等人[23]的超声研究发现，偏瘫严重程度与运动恢复阶段之间没有相关性，因此认为Brunnstrom分期不能预测相关软组织损伤，超声是一种对偏瘫肩检查的有效方法。

有报告称，在运动恢复期恢复较差的偏瘫患者中，偏瘫肩软组织损伤的主要部位为肱二头肌和冈上肌的肌腱，损伤概率分别

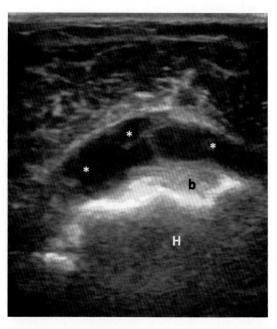

图14.3 偏瘫患者肩峰下、三角肌下囊（＊）积液。H：肱骨；b：肱二头肌肌腱

为 50% 和 47.1%[4]。在肩肘活动时应进行横向、纵向、双侧和动态扫描。例如，除常规的肩关节检查外，还可以通过手臂内、外旋转来评估肩横韧带的完整性，进而诊断肱二头肌肌腱半脱位[11, 26]。

另有报告称，在脑损伤患者中，肱二头肌肌腱病变是超声检测到的最常见的肌肉-骨骼病变[27]。肱二头肌肌腱关节外部分周围常见新月形无回声区，低回声滑膜组织伴或不伴肌腱回声改变（伴有或不伴有能量多普勒信号），可存在于不同类型的腱鞘炎[28]（图14.4）。肌腱肿胀、回声不均一，可作为肱二头肌肌腱病变的一种征象。部分撕裂可见肌腱内低回声区；完全断裂时，可见两个分离断端[11, 26]。

14.1.3 撞击综合征

对于撞击综合征，可将探头置于肩峰外侧缘斜冠状位进行动态评估。通常情况下，肩外展时，可见冈上肌肌腱平滑消失，无疼痛/活动限制[12]。偏瘫肩可见各种各样的肩袖病变，即肌腱病变或部分/全层撕裂[3, 4]（图14.5）。超声检查结果通常与无神经性病变的患者相似，如第五章所述。

14.1.4 冻结肩

冻结肩可能是偏瘫肩的另一种情况。Falsetti等人[27]提到，他们诊断过的脑卒中或后天获得性脑损伤的患者中有8.8%的患者患有冻结肩。他们报告了超声相关的发现，包括肩关节积液、肱二头肌长头腱囊内轻度滑膜炎，没有肩袖病变提示原发性滑膜炎，能量多普勒检查显示肩袖袖口无明显信号[27]。

值得注意的是，缺乏特征性表现可能

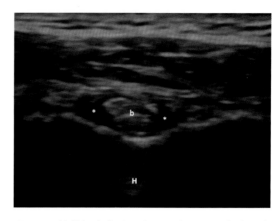

图14.4 结节间沟中肱二头肌肌腱（b）的超声图像（轴向视图）。在肌腱周围可见渗出（*），肱二头肌肌腱回声不均匀。H：肱骨头

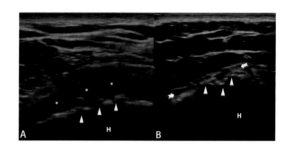

图14.5 中风患者冈上肌肌腱撕裂的超声图像（轴位视图）。A.部分撕裂。覆盖在皮质不规则处（三角）的肌腱中观察到多个低回声/回声裂缝（*）。B.全层撕裂。肱骨头（H）上检测不到肌腱（箭头），肌腱不规则（三角）

会限制超声在冻结肩中的应用。

14.1.5 复杂性局部疼痛综合征

复杂性局部疼痛综合征也称肩手综合征，是脑卒中后手部水肿和疼痛的常见原因之一。一项超声研究显示，脑卒中患者的肩手综合征发生率为 29.4%[27]。其研究结果显示，屈肌/伸肌腱鞘、桡腕关节和腕中关节有中度积液，以及不伴有明显能量多普勒信号的皮下水肿或腕部轻度富血管化滑膜炎（图14.6）。实际上，后者表现有助于皮质

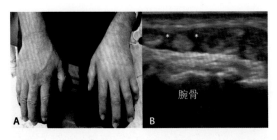

图14.6 伸肌腱鞘炎。A.患者左手背可见水肿。B.超声检查（轴向视图）显示第4伸肌腱滑膜鞘中液体（*）增加

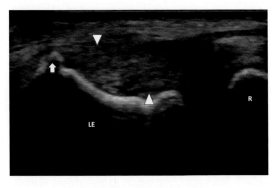

图14.7 肘关节疼痛患者肱骨外上髁炎的超声评估（纵向视图）。伸肌总腱的表层和深层纤维有水肿（三角），在肌腱末端有一个小骨刺（箭头）。R：桡骨头；LE：肱骨外上髁

类固醇和/或双膦酸盐治疗的管理[27-29]。

14.2 轮椅使用者过度使用损伤

轮椅使用者因推进、撑起和其他日常活动，上肢重复不正确的动作或承担不适当的负荷等，导致他们受到的损伤尤为严重[30]。上肢的肌腱和神经通常会受到影响。肩带损伤，包括滑囊炎、撞击综合征、肌腱变性、肩袖部分/全层撕裂、肱二头肌肌腱炎或腱鞘炎已有广泛报道[31-33]。肱骨内、外上髁炎表现为水肿、肌腱增厚、纤维结构消失、回声不均一、局部低回声、上髁骨不规则、有或没有多普勒信号[34, 35]（图14.7）。尺神经也容易受到压迫或牵拉，这可能是由肘部重复运动或肘部长时间靠在轮椅扶手上所致。超声研究发现，局部增粗的神经通常靠近压迫区[36]。

轮椅使用者手腕过度使用所致损伤可能是因为推进方式不当导致的腕部肌腱损伤，尤其是无腕部伸展功能的四肢轻瘫患者。第1伸肌腱滑膜鞘的腱鞘炎是轮椅使用者最常见的损伤之一[25]。桡骨茎突狭窄性腱鞘炎超声显示腱鞘扩张伴有积液，肿胀的肌腱呈不均一低回声；急性炎症时超声多普勒信号阳性[1, 37]（图14.8）。重复的腕部

屈伸可能导致腕管中正中神经和尺管中尺神经深支的压迫。除了及时诊断，也可以在超声引导下进行治疗性干预[25]。

14.3 异位骨化

异位骨化（heterotopic ossification，HO）是指软组织中异位板层骨的形成，最终导致关节运动疼痛和受限。在康复机构中，神经源性异位骨化通常与创伤性脑损伤、脊髓损伤和偏瘫有关[38-41]。髋关节、膝关节和肘关节是最常受累的部位，异位骨

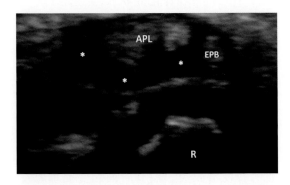

图14.8 桡骨茎突狭窄性腱鞘炎患者第1伸肌腱滑膜鞘超声图像（轴位图）。在肌腱鞘内检测到渗出（*）。拇长展肌（APL）因水肿而增大。EPB：拇短伸肌肌腱；R：桡骨

化可在神经源性疾病发作几周后开始，其早期炎症阶段可能类似感染、肿瘤、急性关节炎或深静脉血栓形成[39-41]。几天后可以在膝关节和肘关节发现肿胀，但不易在髋关节周围发现可触及的肿块。实验室发现（血清碱性磷酸酶、C反应蛋白增加，血沉增快）由于特异性低，对早期诊断的帮助有限[39-41]。从这个意义上说，超声可以作为一种用于早期诊断的床旁成像检查工具。但是，X线或CT并没有可靠的帮助，尤其是在患病最初的4~8周；三相99m锝骨扫描和MRI的敏感性较低[39, 42, 43]。

B超作为检测软组织病变和钙化的一种敏感方法，可显示典型的异位骨化"区域现象"，而能量多普勒可用于半定量评价过度血管化[40, 44, 45]。该区域现象被描述为受影响部位肌肉结构的局部错乱，出现不均一的低回声肿块，且没有纵向肌纹[44, 46]。区域现象B超表现为靠近正常肌组织的外侧低回声区和由高回声钙化区包绕内侧低回声区。这些早期病变的低压缩性也可能提示异位骨化[38]。环形高回声钙化组织随异位骨化的进展而增厚。因此，该区域的超声显像消失表示异位骨化症状发生后约7周骨形成[44]（图14.9）（详见第十六章）。总之，除了早期诊断/治疗外，超声还提供鉴别诊断（如血肿、深静脉血栓形成、肌肉撕裂）和高特异性的密切随访[44-48]。

14.4 压疮

压疮（pressure ulcer，PU）是由骨突处的压力或剪切力导致的一种皮肤和/或皮下组织的局部损害，早期发现并开始适当的治疗可以预防病变的进展。急性期患者和

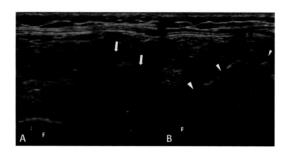

图14.9 异位骨化患者髋关节超声成像（纵向视图）。早期（A），在股骨近端的髂腰肌内发现异位骨化（箭头）。晚期（B），钙化点（三角）增大了

长期患者压疮的患病率分别为0.4%~38%和2%~24%[49, 50]。浅表脓液源于表皮内部和/或其下方，深层脓液源于更深的组织并向外发展[51, 52]。根据一项关于深部组织损伤的假说，与压力相关的皮肤损伤的症状可在实际事件发生后48小时至7天内发生。骨-肌肉界面的初始破坏和真皮的初始变化（如胶原纤维拉伸）在一开始并不明显，但它们是压疮发展的预测信号，出现在表皮的视觉改变之前。因此，应该记住，严重的皮下组织损伤可能已经发生，而在皮肤表面可见的迹象是次要的。因此，高频超声（15~20 MHz）在评估骨性突起处早期表皮和真皮变化方面具有重要的作用[53-55]。

表浅组织损伤的压疮，其超声表现为浅层低回声，代表完整表皮下的水肿[53, 56]（图14.10）。深部组织损伤的超声表现包括层状不清（低对比度雾状外观，分辨率较低）、不均一低回声区（代表血肿、浆液瘤或坏死）和不连续的浅筋膜或深筋膜[56]。有报告称，后两项研究结果对未来压疮恶化具有更好的预测性（具有高灵敏度和特异性）[56]。发展至真皮层的压疮并

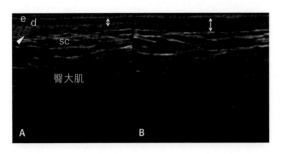

图14.10 双侧臀部压疮的超声成像。A.左侧，皮下脂肪组织（sc）浅层有水肿（三角）。B.右侧，真皮水肿更明显（d）。e：表皮

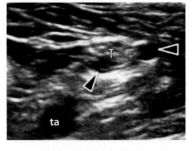

图14.11 经胫骨截肢者残端神经瘤超声图像。观察到胫神经（T）末端无回声增大（三角）。ta：胫后动脉

不少见。弹性成像作为一项新的超声技术，也可以用于评估压疮[57]。

14.5 截肢和残肢并发症

截肢患者可能会在截肢过程中或过度使用健侧而导致残肢或健肢出现相关问题。在这方面，超声可用于各种并发症的成像，如关节退变、软组织损伤和神经瘤[58-63]。

与截肢疼痛相关的神经瘤是截肢患者常见的病症[64]。用MRI或CT评估这些神经瘤可能有困难。虽然可以通过MRI检测膝上神经瘤，但膝下神经瘤的成像受肌肉脂肪萎缩和密实肌肉的限制[65]。同样，使用CT很难区分神经瘤与相邻的软组织[66]。在超声影像中可以观察到神经瘤呈低回声的囊状卵圆形肿块，邻近有神经进入（图14.11）。此外，随后可以容易地/迅速进行超声引导下注射[58, 59]。除神经瘤外，超声也能非常方便地评估相关周围神经的结构变化[61]。

残肢软组织的问题均可以通过超声成像检查出。有报告称，下肢截肢者术后积液的概率为27%。针对此类患者，在超声引导下引流大量积液，有助于减少静脉应用抗

生素[62, 67]。由于健肢的过度使用或假体的滥用，超声在检测截肢后肌腱、肌肉或软骨的退化方面具有重要的作用[63, 68, 69]。例如，以前有报道称膝下截肢者的髌韧带增厚[63]。肌肉萎缩也可以通过超声成像来评估。有报道称，经胫骨截肢者患侧股四头肌和缝匠肌明显萎缩，但股薄肌和腘绳肌萎缩不明显[69]。

超声也能应用于评估截肢者的骨皮质（不规则和骨刺形成）[1, 60]。

14.6 痉挛及其治疗

肌痉挛是神经肌肉功能障碍的主要原因之一。它被定义为速度依赖性的牵张反射亢进，能引起挛缩或关节不稳定。有报道称，痉挛和挛缩是18.4%的患者在康复过程中出现的主要问题。对于局部痉挛，注射肉毒杆菌毒素A（botulinus toxin A，BonT-A）是首选的治疗方法。肌电图（electromyography，EMG）或超声可用于BonT-A注射时的针刺引导，进针的准确性能使功能得到更大改善和减少副作用[70-75]。肌电图能识别肌肉收缩，但不能区分单个肌肉，尤其是相邻肌肉的共同收缩。进行肌电图和电刺激检查的过程是痛苦

的，尤其对儿童而言。此外，这两项检查需要患者的配合并需要使用昂贵的一次性单极Teflon针[76, 77]。超声引导下BonT-A注射的优点是针道定位精确，可以避免对邻近组织（如血管和神经）的伤害，而且不需要昂贵的针。当然，超声扫描还能获得关于肌肉结构（纤维脂肪变性、厚度变化、肌纤维束长度和羽状角）的信息[72-75, 78, 79]（图14.12）。

超声引导下注射可以使用间接或直接的方法进行。在前一种方法中，先扫描肌肉，确定注射部位和注射深度，然后在没有实时成像的情况下进行注射。它的缺点是只能根据探头加压来改变进针的深度，而因针上没有标记物，难以估计插入针的确切长度。直接法将针放置于靶肌肉中，通过实时成像可以看到注射液体的分布（如回声云）[78]。

外周神经阻滞（peripheral nerve blocks，PNB）也可用于治疗痉挛或其他疼痛。与解剖标志触诊或神经刺激技术相比，超声引导下的PNB具有精度高、实时成像、副作用小等优点[80, 81]，可以避开附近的血管和减少局麻药的使用。在治疗疼痛时，可以先用局麻药进行外周神经阻滞，如有必要，随后再注射其他药物（如皮质类固醇）[82]。在临床康复中，局麻药或皮质类固醇或苯酚联合应用于肩胛上神经阻滞（suprascapular nerve block，SSNB）可治疗脑卒中或创伤性脑损伤患者的肩痛[83]。它可阻滞70%关节、关节囊、肩峰下间隙、肩锁关节、喙肩韧带，可减轻肩部疼痛，有利于康复过程，降低气胸和神经损伤的风险[84, 85]。

多年来，用于神经阻滞的苯酚一直被用

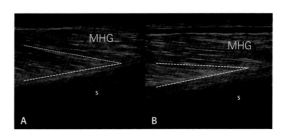

图14.12 超声图像（纵向视图）显示中风痉挛患者腓肠肌内侧头（MHG）羽状角的测量。A.正常侧。B.偏瘫侧。s：比目鱼肌

于治疗痉挛，盲注的失败率高达20%[86]，不良反应包括感觉异常、麻木和血肿[87]。常见的靶点是上肢的正中神经、尺神经或肌皮神经，下肢的闭孔神经或胫神经[88]。有报道称，超声引导下PNB治疗痉挛的成功率达100%，无任何不良反应[89]。虽然超声引导下PNB可以显示注射药物在神经周围的分布情况，但掌握这种注射技术需要高强度的训练[90]。

14.7 膈肌成像

膈肌麻痹可由多种病因引起，如中枢神经系统紊乱、运动神经元疾病、膈神经损伤和直接创伤性损伤。膈肌作为平静呼吸的主要呼吸肌，其功能障碍因不具备特异性，如不明原因的呼吸窘迫、呼吸困难、呼吸节律不规整、上腹部反常运动和反复发作的肺炎等，常被低估[91, 92]。因此，对膈肌功能的早期评估在各类康复患者的管理中具有重要意义。

胸片可在膈肌薄弱侧检测到膈肌抬高，敏感性较低，对正常运动的预测率较差[93, 94]。在单侧瘫痪的情况下，膈肌的反常运动可通过透视检查发现。然而，由

于代偿性呼吸机制，双侧瘫痪可出现双侧正常下降[95, 96]。此外，透视成像会导致大量的辐射暴露，还需要患者自主呼吸[97]。CT在膈肌运动的动态评估中作用有限，新的动态MRI技术可以对膈肌运动的定量偏移和速度进行评估[98, 99]，但其具有实用性有限、操作人员依赖性强、成本高等缺点。

膈神经传导研究和肌电图是评估膈神经连续性的非成像技术[100]。膈肌肌电图可以检测失神经的存在（及其原因），具有很高的敏感性和特异性，即使是在完全使用呼吸机支持的患者中也是如此。此外，肌电图还可提供有关这种疾病的严重性/长期性及其恢复模式的信息。然而，膈肌肌电图的临床应用受患者气胸风险、肝出血、不适等的限制[94, 101, 102]。超声引导下的肌电图针定位制导系统通过实时成像提高了定位精准度。在超声直接成像下，通过将探头平行放置于第7或第8肋间，可以使用内平面技术在锁骨和腋前线之间穿刺，或者使用外平面技术使探头垂直于肋骨[103-105]。由于在吸气过程中有刺穿重要结构的风险，所以不推荐使用外平面技术。

膈肌超声具有床边实时成像、结构和运动评估可行性、无电离辐射及与其他成像技术相似的准确率等优点[92, 101, 104, 106-108]。膈肌的外侧和后部是最易被评估含有肌肉成分的结构，这些肌肉成分由膈神经支配[96]。超声还可以对膈肌的回声进行评估。纵切面，膈肌的外观为低回声肌纤维，由高回声的外周肌分离。横切面，可见膈肌的星夜外观[103]。吸气时，正常膈肌增厚；膈肌麻痹时，膈肌厚度和吸气时膈肌厚度的变化减小[104]。

在严重情况下，萎缩性膈肌可能不会随吸气移动，并且在肋间肌深处会出现一条非常薄的横纹[97, 104, 109]。

膈肌的运动和位置受患者位置的影响，因此，仰卧位是首选的检查体位，因为其总体变异性较小，重复性较好[92, 99]。此外，任何通过前腹壁代偿来遮掩膈肌麻痹的主动呼气都是受限的，在这种情况下，肺底扩张提供了更多的安全性[96]。应在患者自然呼吸时进行扫描，避免在深呼吸时扫描。根据膈肌的成像部位和患者的身体特征，可以使用不同频率的探头[103]。高频线阵探头（7~18 MHz）可以垂直于腋前线的肋骨进行扫查（图14.13）。评估膈肌偏移的首选是将探头放置在前肋下，这需要低频凸阵探头（2~6 MHz）。在这一观点中，B-模式首先用来检测膈肌远离传感器，然后M-模式用来测量膈肌的偏移和速度[93, 98, 110, 111]。与前肋下切面类似，后肋下切面也是通过将探头放置在矢状面肋后区来完成的，可以测量偏移量[94]。由于后肋下切面要求患者坐好，因此不能用于机械通气患者。评估膈肌偏移的另一个位置是剑突下切面，需要在剑突下横向位置放置低频凸阵探头（2~6 MHz）[98, 112, 113]。

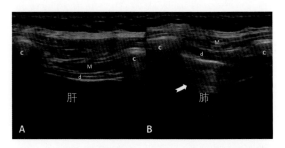

图14.13 膈肌的超声成像。探针的位置垂直于第7和第8肋骨（c）的长轴。A.休息时，可以看到肋间肌（M）和肝之间的膈肌（d）。B.吸气时，也能看到肺影（箭头）

参考文献

[1] Özçakar L, Tok F, De Muynck M, Vanderstraeten G. Musculoskeletal ultrasonography in physical and rehabilitation medicine. J Rehabil Med. 2012; 44: 310–8.

[2] Turner-Stokes L, Jackson D. Shoulder pain after stroke: a review of the evidence base to inform the development of an integrated care pathway. Clin Rehabil. 2002; 16: 276–98.

[3] Pong YP, Wang LY, Huang YC, Leong CP, Liaw MY, Chen HY. Sonography and physical findings in stroke patients with hemiplegic shoulders: a longitudinal study. J Rehabil Med. 2012; 44: 553–7.

[4] Huang YC, Liang PJ, Pong YP, Leong CP, Tseng CH. Physical findings and sonography of hemiplegic shoulder in patients after acute stroke during rehabilitation. J Rehabil Med. 2010; 42: 21–6.

[5] Van Ouwenaller C, Laplace PM, Chantraine A. Painful shoulder in hemiplegia. Arch Phys Med Rehabil. 1986; 67: 23–6.

[6] Lo SF, Chen SY, Lin HC, Jim YF, Meng NH, Kao MJ. Arthrographic and clinical findings in patients with hemiplegic shoulder pain. Arch Phys Med Rehabil. 2003; 84: 1786–91.

[7] Tepperman PS, Greyson ND, Hilbert L, Jimenez J, Williams JI. Reflex sympathetic dystrophy in hemiplegia. Arch Phys Med Rehabil. 1984; 65: 442–7.

[8] Park HB, Yokota A, Gill HS, El Rassi G, McFarland EG. Diagnostic accuracy of clinical tests for the different degrees of subacromial impingement syndrome. J Bone Joint Surg Am. 2005; 87: 1446–55.

[9] Beaudreuil J, Nizard R, Thomas T, Peyre M, Liotard JP, Boileau P, et al. Contribution of clinical tests to the diagnosis of rotator cuff disease: a systematic literature review. Joint Bone Spine. 2009; 76: 15–9.

[10] Waldt S, Bruegel M, Mueller D, Holzapfel K, Imhoff AB, Rummeny EJ, et al. Rotator cuff tears: assessment with MR arthrography in 275 patients with arthroscopic correlation. Eur Radiol. 2007; 17: 491–8.

[11] Naredo E, Iagnocco A, Valesini G, Uson J, Beneyto P, Crespo M. Ultrasonographic study of painful shoulder. Ann Rheum Dis. 2003; 62: 1026–7.

[12] Petranova T, Vlad V, Porta F, Radunovic G, Micu MC, Nestorova R, et al. Ultrasound of the shoulder. Med Ultrason. 2012; 14: 133–40.

[13] Huang SW, Liu SY, Tang HW, Wei TS, Wang WT, Yang CP. Relationship between severity of shoulder subluxation and soft tissue injury in hemiplegic stroke patients. J Rehabil Med. 2012; 44: 733–9.

[14] Murie-Fernández M, Carmona Iragui M, Gnanakumar V, Meyer M, Foley N, Teasell R. Painful hemiplegic shoulder in stroke patients: causes and management. Neurologia. 2012; 27: 234–44.

[15] Najenson T, Yacubovich E, Pikielni SS. Rotator cuff injury in shoulder joints of hemiplegic patients. Scand J Rehabil Med. 1971; 3: 131–7.

[16] Roy CW, Sands MR, Hill LD. Shoulder pain in acutely admitted hemiplegics. Clin Rehabil. 1994; 8: 334–40.

[17] Zorowitz RD, Hughes MB, Idank D, Ikai R, Johnston MV. Shoulder subluxation after stroke: a comparison of four supports. Arch Phys Med Rehabil. 1995; 76: 763–71.

[18] Boyd EA, Goudreau L, O'Riain MD, Grinnell DM, Torrance GM, Gaylard A. A radiological measure of shoulder subluxation in hemiplegia: its reliability and validity. Arch Phys Med Rehabil. 1993; 74: 188–93.

[19] Prevost R, Arsenault AB, Dutil E, Drouin G. Shoulder subluxation in hemiplegia: a radiologic correlational study. Arch Phys Med Rehabil. 1987; 68: 782–5.

[20] Van Langenberghe HV, Hogan BM. Degree of pain and grade of subluxation in the painful hemiplegic shoulder. Scand J Rehabil Med. 1988; 20: 161–6.

[21] Park GY, Kim JM, Sohn SI, Shin IH, Lee MY. Ultrasonographic measurement of shoulder subluxation in patients with post-stroke hemiplegia. J Rehabil Med. 2007; 39: 526–30.

[22] Pong YP, Wang LY, Wang L, Leong CP, Huang YC, Chen YK. Sonography of the shoulder in hemiplegic patients undergoing rehabilitation after a recent stroke. J Clin Ultrasound. 2009; 37: 199–205.

[23] Lee IS, Shin YB, Moon TY, Jeong YJ, Song JW, Kim DH. Sonography of patients with hemiplegic shoulder pain after stroke: correlation with motor recovery stage. Am J Roentgenol. 2009; 192: 40–4.

[24] Kumar P, Bradley M, Gray S, Swinkels A. Reliability and validity of ultrasonographic measurements of acromion-greater tuberosity distance in poststroke hemiplegia. Arch Phys Med Rehabil. 2011; 92: 731–6.

[25] Ozçakar L, Carli AB, Tok F, Tekin L, Akkaya N,

Kara M. The utility of musculoskeletal ultrasound in rehabilitation settings. Am J Phys Med Rehabil. 2013; 92: 805–17.

[26] Backhaus M, Burmester GR, Gerber T, Rassi W, Machold KP, Swen WA, et al. Working Group for Musculoskeletal Ultrasound in the EULAR Standing Committee on International Clinical Studies including Therapeutic Trials. Guidelines for musculoskeletal ultrasound in rheumatology. Ann Rheum Dis. 2001; 60: 641–9.

[27] Falsetti P, Acciai C, Carpinteri F, Palilla R, Lenzi L. Bedside ultrasonography of musculoskeletal complications in brain injured patients. J Ultrasound. 2010; 13: 134–41.

[28] Middleton WD. Ultrasonography of the shoulder. Radiol Clin North Am. 1992; 30: 927–40.

[29] Kondo I, Hosokawa K, Soma M, Iwata M, Maltais D. Protocol to prevent shoulder–hand syndrome after stroke. Arch Phys Med Rehabil. 2001; 82: 1619–23.

[30] Dyson–Hudson TA, Kirshblum SC. Shoulder pain in chronic spinal cord injury, Part I: Epidemiology, etiology, and pathomechanics. J Spinal Cord Med. 2004; 27: 4–17.

[31] Ballinger DA, Rintala DH, Hart KA. The relation of shoulder pain and range–of–motion problems to functional limitations, disability, and perceived health of men with spinal cord injury: a multifaceted longitudinal study. Arch Phys Med Rehabil. 2000; 81: 1575–81.

[32] Mercer JL, Boninger M, Koontz A, Ren D, Dyson–Hudson T, Cooper R. Shoulder joint kinetics and pathology in manual wheelchair users. Clin Biomech (Bristol, Avon). 2006; 21: 781–9.

[33] van Drongelen S, Boninger ML, Impink BG, Khalaf T. Ultrasound imaging of acute biceps tendon changes after wheelchair sports. Arch Phys Med Rehabil. 2007; 88: 381–5.

[34] Kijowski R, De Smet AA. The role of ultrasound in the evaluation of sports medicine injuries of the upper extremity. Clin Sports Med. 2006; 25: 569–90.

[35] Miller TT, Shapiro MA, Schultz E, Kalish PE. Comparison of sonography and MRI for diagnosing epicondylitis. J Clin Ultrasound. 2002; 30: 193–202.

[36] Kara M, Özçakar L, De Muynck M, Tok F, Vanderstraeten G. Musculoskeletal ultrasound for peripheral nerve lesions. Eur J Phys Rehabil Med. 2012; 48: 665–74.

[37] Tok F, Özçakar L, De Muynck M, Kara M, Vanderstraeten G. Musculoskeletal ultrasound for sports injuries. Eur J Phys Rehabil Med. 2012; 48: 651–63.

[38] Falsetti P, Acciai C, Palilla R, Carpinteri F, Patrizio C, Lenzi L. Bedside ultrasound in early diagnosis of neurogenic heterotopic ossification in patients with acquired brain injury. Clin Neurol Neurosurg. 2011; 113: 22–7.

[39] van Kuijk AA, Geurts ACH, van Kuppevelt HJM. Neurogenic heterotopic ossification in spinal cord injury. Spinal Cord. 2002; 40: 313–26.

[40] Youssefian T, Sapena R, Carlier R, Bos C, Denormandie A, Denys P, et al. Nodular osteochondrogenic activity in soft tissue surrounding osteoma in neurogenic para osteo–arthropathy: morphological and immunohistochemical study. BMC Musculoskelet Disord. 2004; 5: 46.

[41] Taly AB, Nair KP, Jayakumar PN, Ravishankar D, Kalaivani PL, Indiradevi B, et al. Neurogenic heterotopic ossification: a diagnostic and therapeutic challenge in neurorehabilitation. Neurol India. 2001; 49: 37–40.

[42] May DA, Disler DG, Joner EA, Balkissoon AA, Manaster BJ. Abnormal signal intensity in skeletal muscle at MR imaging: patterns, pearls and pitfalls. Radiographics. 2000; 20: 295–315.

[43] Wick L, Berger M, Knecht H, Gluker T, Ledermann HP. Magnetic resonance signal alterations in the acute onset of heterotopic ossification in patients with spinal cord injury. Eur Radiol. 2005; 15: 1867–75.

[44] Thomas EA, Cassar–Pullicino VN, McCall IW. The role of ultrasound in the early diagnosis and management of heterotopic bone formation. Clin Radiol. 1991; 43: 190–6.

[45] Alouini–Mekki R, el Mhabrech H, Hasni I, Allani M, Jemni H, Gamaoun W, et al. La myosite ossifiante circonscrite: apport de l' imagerie. J Radiol. 2007; 88: 663–8.

[46] Cassar–Pullicino VN, McClelland M, Badwan DA, McCall IW, Pringle RG, elMasry W. Sonographic diagnosis of heterotopic bone formation in spinal cord injury patients. Paraplegia. 1993; 31: 40–50.

[47] Peck RJ, Metreweli C. Early myositis ossificans: a new echographic sign. Clin Radiol. 1988; 39: 586–8.

[48] Bodley R, Jamous A, Short D. Ultrasound in the early diagnosis of heterotopic ossification in patients with spinal injuries. Paraplegia. 1993; 31: 500–6.

[49] VanGilder C, Amlung S, Harrison P, Meyer S. Results of the 2008–2009 International Pressure Ulcer Prevalence Survey and a 3–year, acute care, unit–specific analysis. Ostomy/Wound Management. 2009: 55; 39–45.

[50] Lucas VS, Burk RS, Creehan S, Grap MJ. Utility of high–frequency ultrasound: moving beyond the surface to detect changes in skin

integrity. Plast Surg Nurs. 2014; 34: 34–8.

[51] Barton AA, Barton M. Skin. The management and prevention of pressure sores, Ch. 2, 4. London: Faber, 1981.

[52] Salcido R, Donofrio JC, Fisher SB, LeGrand EK, Dickey K, Carney JM, et al. Histopathology of pressure ulcers as a result of sequential computer–controlled pressure sessions in a fuzzy rat model. Adv Skin Wound Care. 1994; 7: 23–4.

[53] Andersen ES, Karlsmark T. Evaluation of four non–invasive methods for examination and characterization of pressure ulcers. Skin Res Technol. 2008; 14: 270–6.

[54] Gniadecka M, Quistorff B. Assessment of dermal water by high–frequency ultrasound: comparative studies with nuclear magnetic resonance. Br J Dermatol. 1996; 135: 218–24.

[55] Rippon MG, Springett K, Walmsley R, et al. Ultrasound assessment of skin and wound tissue: comparison with histology. Skin Res Technol. 1998; 4: 147–54.

[56] Aoi N, Yoshimura K, Kadono T, Nakagami G, Iizuka S, Higashino T, et al. Ultrasound assessment of deep tissue injury in pressure ulcers: possible prediction of pressure ulcer progression. Plast Reconstr Surg. 2009; 124: 540–50.

[57] Deprez JF, Brusseau E, Fromageau J, Cloutier G, Basset O. On the potential of ultrasound elastography for pressure ulcer early detection. Med Phys. 2011; 38: 1943–50.

[58] Ernberg LA, Adler RS, Lane J. Ultrasound in the detection and treatment of a painful stump neuroma. Skeletal Radiol. 2003; 32: 306–9.

[59] Thomas AJ, Bull MJ, Howard AC, Saleh M. Peri operative ultrasound guided needle localisation of amputation stump neuroma. Injury. 1999; 30: 689–91.

[60] Kömürcü E, Özçakar L, Safaz I, Göktepe AS. A common peroneal neuroma due to a bony spur in a lower–limb amputee: a sonographic diagnosis. Am J Phys Med Rehabil. 2010; 89: 434–5.

[61] Göktepe AS, Özçakar L, Kömürcü E, Safaz I, Yazicioğlu K. Sonographic evaluation of the sciatic nerve in patients with lower–limb amputations. Muscle Nerve. 2010; 41: 763–6.

[62] Hurvitz EA, Ellenberg M, Lerner AM, Pope S, Wirthlin L. Ultrasound imaging of residual limbs: new use for an old technique. Arch Phys Med Rehabil. 1989; 70: 556–8.

[63] Özçakar L, Kömürcü E, Safaz I, Göktepe S, Yazicioğlu K. Evaluation of the patellar tendon in transtibial amputees: A preliminary sonographic study. Prosthet Orthot Int. 2009; 33: 324–8.

[64] Whipple RR, Unsell RS. Treatment of painful neuromas. Orthop Clin North Am. 1988; 19: 175–85.

[65] Singson RD, Feldman F, Staron R, Fechtner D, Gonzalez E, Stein J. MRI of postamputation neuromas. Skelet Radiol. 1990; 19: 259–62.

[66] Singson RD, Feldman F, Slipman CW, Gonzalez E, Rosenberg ZS, Kiernan H. Postamputation neuromas and other symptomatic stump abnormalities: detection with CT. Radiology. 1987; 162: 743–5.

[67] Singh R, Hunter J, Philip A. Fluid collections in amputee stumps: a common phenomenon. Arch Phys Med Rehabil. 2007; 88: 661–3.

[68] Akkaya N, Akkaya S, Özçakar L, Demirkan F, Kiter E, Konukcu S, et al. Ultrasonographic measurement of the distal femoral cartilage thickness in patients with unilateral transtibial amputation. Prosthet Orthot Int. 2013; 37: 268–74.

[69] Schmalz T, Blumentritt S, Reimers CD. Selective thigh muscle atrophy in trans–tibial amputees: an ultrasonographic study. Arch Orthop Trauma Surg. 2001; 121: 307–12.

[70] Sconfienza LM, Perrone N, Lacelli F, Lentino C, Serafini G. Ultrasound–guided injection of botulinum toxin A in the treatment of iliopsoas spasticity. J Ultrasound. 2008; 11: 113–7.

[71] Ross MH, Charness ME, Sudarsky L, Logigian EL. Treatment of occupational cramp with botulinum toxin: diffusion of toxin to adjacent non-injected muscles. Muscle Nerve. 1997; 20: 593–8.

[72] Henzel MK, Munin MC, Niyonkuru C, Skidmore ER, Weber DJ, Zafonte RD. Comparison of surface and ultrasound localization to identify forearm flexor muscles for botulinum toxin injections. PM R. 2010; 2: 642–6.

[73] Schnitzler A, Roche N, Denormandie P, Lautridou C, Parratte B, Genet F. Manual needle placement: Accuracy of botulinum toxin a injections. Muscle Nerve. 2012; 46: 531–4.

[74] Tok F, Balaban B, Yaşar E, Alaca R, Tan AK. The effects of onabotulinum toxin A injection into rectus femoris muscle in hemiplegic stroke patients with stiff–knee gait: a placebo–controlled, nonrandomized trial. Am J Phys Med Rehabil. 2012; 91: 321–6.

[75] Balaban B, Tok F, Tan AK, Matthews DJ. Botulinum toxin a treatment in children with cerebral palsy: its effects on walking and energy expenditure. Am J Phys Med Rehabil. 2012; 91: 53–64.

[76] Lim EC, Seet RC. Use of botulinum toxin in the neurology clinic. Nat Rev Neurol. 2010; 6: 624–36.

[77] Alter KE. High-frequency ultrasound guidance for neurotoxin injections. Phys Med Rehabil Clin N Am. 2010; 21: 607-30.

[78] De Muynck M, Parlevliet T, De Cock K, Vanden Bossche L, Vanderstraeten G, Ozçakar L. Musculoskeletal ultrasound for interventional physiatry. Eur J Phys Rehabil Med. 2012; 48: 675-88.

[79] Tok F, Ozçakar L, Safaz I, Alaca R. Effects of botulinum toxin-A on the muscle architecture of stroke patients: the first ultrasonographic study. J Rehabil Med. 2011; 43: 1016-9.

[80] Foldes P, Rosenquist RW. Opinion/Editorial and review of recent literature: Where ultrasound has yet to make a difference in regional anesthesia. Int Anesthesiol Clin. 2011; 49: 22-33.

[81] Marhofer P, Schrögendorfer K, Wallner T, Koinig H, Mayer N, Kapral S. Ultrasonographic guidance reduces the amount of local anesthetic for 3-in-1 blocks. Reg Anesth Pain Med. 1998; 23: 584-8.

[82] Townsley P, Ravenscroft A, Bedforth N. Ultrasound-guided spinal accessory nerve blockade in the diagnosis and management of trapezius muscle-related myofascial pain. Anaesthesia. 2011; 66: 386-9.

[83] Gamble GE, Barberan E, Laasch H, Bowsher D, Tyrrell PJ, Jones AK. Post stroke shoulder pain: a prospective study of the association and risk factors in 152 patients from a consecutive cohort of 205 patients presenting with stroke. Eur J Pain. 2002; 5: 467-74.

[84] Fredrickson MJ, Krishnan S, Chen CY. Postoperative analgesia for shoulder surgery: A critical appraisal and review of current techniques. Anaesthesia. 2010; 65: 608-24.

[85] Gorthi V, Moon YL, Kang JH. The effectiveness of ultrasonography-guided suprascapular nerve block for perishoulder pain. Orthopedics. 2010; 16: 238-41.

[86] Thierney E, Lewis G, Hurtig JB, Johnson D. Femoral nerve block with bupivacaine 0.25 per cent for postoperative analgesia after open knee surgery. Can J Anaesth. 1987; 34: 455-8.

[87] Gormley ME, Krach LE, Murr S. No-operative treatment. In: Gage JR, editor. The treatment of gait problems in cerebral palsy. 2nd ed. London: Mac Keith Press, 2004: 245-72.

[88] Smyth MD, Peacock WJ. The surgical treatment of spasticity. Muscle Nerve. 2000; 23: 153-63.

[89] Lee J, Lee YS. Percutaneous chemical nerve block with ultrasound-guided intraneural injection. Eur Radiol. 2008; 18: 1506-12.

[90] Marhofer P, Willschke H, Kettner SC. Ultrasound-guided upper extremity blocks-tips and tricks to improve the clinical practice. Paediatr Anaesth. 2012; 22: 65-71.

[91] Sarwal A, Walker FO, Cartwright MS. Neuromuscular ultrasound for evaluation of the diaphragm. Muscle Nerve. 2013; 47: 319-29.

[92] Gerscovich EO, Cronan M, McGahan JP, Jain K, Jones CD, McDonald C. Ultrasonographic evaluation of diaphragmatic motion. J Ultrasound Med. 2001; 20: 597-604.

[93] Epelman M, Navarro OM, Daneman A, Miller SF. M-mode sonography of diaphragmatic motion: description of technique and experience in 278 pediatric patients. Pediatr Radiol. 2005; 35: 661-7.

[94] Fedullo AJ, Lerner RM, Gibson J, Shayne DS. Sonographic measurement of diaphragmatic motion after coronary artery bypass surgery. Chest. 1992; 102: 1683-6.

[95] McCool FD, Tzelepis GE. Dysfunction of the diaphragm. N Engl J Med. 2012; 366: 932-42.

[96] Houston JG, Morris AD, Howie CA, Reid JL, McMillan N. Technical report: Quantitative assessment of diaphragmatic movement – a reproducible method using ultrasound. Clin Radiol. 1992; 46: 405-7.

[97] Summerhill EM, El-Sameed YA, Glidden TJ, McCool FD. Monitoring recovery from diaphragm paralysis with ultrasound. Chest. 2008; 133: 737-43.

[98] Chavhan GB, Babyn PS, Cohen RA, Langer JC. Multimodality imaging of the pediatric diaphragm: anatomy and pathologic conditions. Radiographics. 2010; 30: 1797-817.

[99] Gierada DS, Curtin JJ, Erickson SJ, Prost RW, Strandt JA, Goodman LR. Diaphragmatic motion: fast gradient-recalled-echo MR imaging in healthy subjects. Radiology. 1995; 194: 879-84.

[100] Kim WY, Suh HJ, Hong SB, Koh Y, Lim CM. Diaphragm dysfunction assessed by ultrasonography: influence on weaning from mechanical ventilation. Crit Care Med. 2011; 39: 2627-30.

[101] Sanchez de Toledo J, Munoz R, Landsittel D, Shiderly D, Yoshida M, Komarlu R, et al. Diagnosis of abnormal diaphragm motion after cardiothoracic surgery: ultrasound performed by a cardiac intensivist vs. fluoroscopy. Congen Heart Dis. 2010; 5: 565-72.

[102] Luo YM, Harris ML, Lyall RA, Watson A, Polkey MI, Moxham J. Assessment of diaphragm paralysis with oesophageal electromyography and unilateral magnetic phrenic nerve stimulation. Eur Respir J. 2000; 15: 596-9.

[103] Boon AJ, Alsharif KI, Harper CM, Smith J. Ultrasound-guided needle EMG of the

diaphragm: technique description and case report. Muscle Nerve. 2008; 38: 1623–6.

[104] Gottesman E, McCool FD. Ultrasound evaluation of the paralyzed diaphragm. Am J Respir Crit Care Med. 1997; 155: 1570–4.

[105] Amirjani N, Hudson AL, Butler JE, Gandevia SC. An algorithm for the safety of costal diaphragm electromyography derived from ultrasound. Muscle Nerve. 2012; 46: 856–60.

[106] Miller SG, Brook MM, Tacy TA. Reliability of two-dimensional echocardiography in the assessment of clinically significant abnormal hemidiaphragm motion in pediatric cardiothoracic patients: comparison with fluoroscopy. Pediatr Crit Care Med. 2006; 7: 441–4.

[107] Harris RS, Giovannetti M, Kim BK. Normal ventilatory movement of the right hemidiaphragm studied by ultrasonography and pneumotachography. Radiology. 1983; 146: 141–4.

[108] Lerolle N, Diehl JL. Ultrasonographic evaluation of diaphragmatic function. Crit Care Med. 2011; 39: 2760–1.

[109] De Bruin PF, Ueki J, Bush A, Khan Y, Watson A, Pride NB. Diaphragm thickness and inspiratory strength in patients with Duchenne muscular dystrophy. Thorax. 1997; 52: 472–5.

[110] Ayoub J, Metge L, Dauzat M, Lemerre C, Pourcelot L, Prefaut C, et al. Diaphragm kinetics coupled with spirometry. M-mode ultrasonographic and fluoroscopic study; preliminary results. J Radiol. 1997; 78: 563–8.

[111] Urvoas E, Pariente D, Fausser C, Lipsich J, Taleb R, Devictor D. Diaphragmatic paralysis in children: diagnosis by TM-mode ultrasound. Pediatr Radiol. 1994; 24: 564–8.

[112] Diament MJ, Boechat MI, Kangarloo H. Real-time sector ultrasound in the evaluation of suspected abnormalities of diaphragmatic motion. J Clin Ultrasound. 1985; 13: 539–43.

[113] Nason LK, Walker CM, McNeeley MF, Burivong W, Fligner CL, Godwin JD. Imaging of the diaphragm: anatomy and function. Radiographics. 2012; 32: 51–70.

第十五章 超声成像在儿科中的应用

Martine DE MUYNCK, Erkan DEMİRKAYA, Willem GOETHALS,
Mileen DE VLEESCHHOUWER

由于无辐射和具有动态成像能力，超声评估在婴儿和儿童中耐受性良好，其父母也容易接受。未成熟骨在超声下成像良好，骨、软骨及软组织亦是如此[1]。

15.1 正常成像

儿童关节病理图像是独特的，在很多方面与成人不同。从发育的角度，关节软骨源于未成熟的关节骨骺软骨复合体，骨骺软骨和关节软骨在初始就是相互联系的。随着生长，骨骺软骨逐渐骨化，在发育末期，仅保留关节软骨覆盖表面[2]（图15.1，图152）。由于未骨化骨骺的软骨是由透明软骨构成的，在超声下呈现为低或无回声，伴有均匀分布散在光点，提示伴有血管生长可能。覆盖表面的关节软骨表现为无回声，随后骨化中心以高信号区变得可见[3]。

相较于成年人，有症状侧与无症状侧的对比对于儿童来说更加重要。如图15.1和图15.2所示，对于患儿，识别骨的形态比较困难，低或无回声的关节软骨很容易被误认为是积液。双侧对比和施加轻微压力能够帮助辨别。软组织层覆盖的厚度取决于儿童的年龄，与此同时也主张比较左右侧的差异。

15.2 病理成像

15.2.1 先天性疾病

髋关节发育不良

目前，在条件允许的情况下，超声技术是诊断未成熟髋关节成像的首选方法[4]。超声可以直接观察髋关节软骨成分。股骨头骨化的病例，髋臼在超声下无法成像，超声的使用价值减小（一般年龄在12个月以上）。

1978年，奥地利骨科医生Graf开始通过超声检查婴儿髋关节，他提出了一种精确、可重复评估先天性髋关节发育不良及脱位的方案[5-7]。

包含形态学检查方法在内，常用的检查方法还有Harcke动态方法，以及其他改良/联合的方法[8]。Graf应用单视图（冠状面），定量化方法查找形态学特征（主要用于欧洲）[5-7]。Harcke法是一种多维、动态、半定量的检查方式（更多用于美国）[8]。美国超声医学协会指出，髋关节发育不良诊断检查应包括两个互相垂直的平面：放松状态下的标准冠状面和屈髋时加压/未加压的水平面[4]。Barlow试验（髋关节和膝关节屈曲及大腿内收）可用于评估髋关节的稳定性。如果股骨头半脱位或完全脱位，可以通过Ortolani试验（外展外旋髋

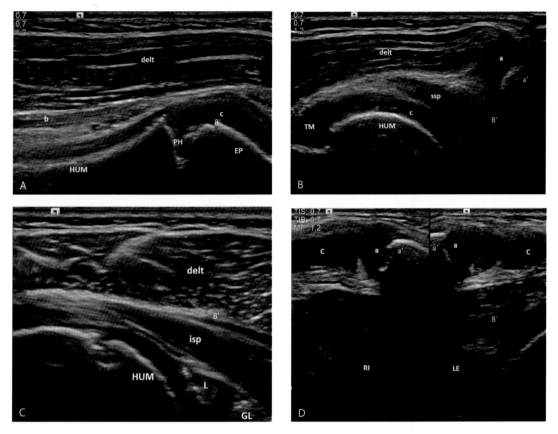

图15.1 8岁女孩正常肩关节。可见大骨骺软骨复合体。A.右肩，腹侧垂直面。EP：骨骺；HUM：肱骨；PH：生长板；b：肱二头肌长头腱；c：肱骨头软骨；delt：三角肌。B.右肩，冠状面。a'：肩峰；HUM：肱骨；TM：大结节；a：肩峰软骨；c：肱骨头软骨；delt：三角肌；ssp：冈上肌肌腱。C.右肩，背向水平面。肱骨（HUM）被软骨、骨性关节盂（GL）、纤维软骨高回声盂唇（L）、三角肌（delt）、冈下肌（isp）覆盖。D.右（RI）肩和左（LE）肩，肩锁关节。a'：肩峰；a：肩峰软骨部分；c：锁骨软骨

关节）评估是否可复位。

标准冠状面的定义是一条平直髂骨线，即从髂骨过渡到三角软骨（髂骨下缘）和髋臼唇的顶端。一定要测量α角（骨覆盖）和β角（软骨覆盖）。基线与髂骨平行。骨顶线是从髂骨下缘到骨性髋臼顶的切线。基线与骨顶线相交成α角。β角与软骨顶线相关，软骨顶线从骨缘转折点（骨性髋臼顶凹面向凸面移行处）到髋臼唇中心点。理论上α角>60°。小于3个月的婴儿，α角较小，这与其年龄有关（未成熟髋关节Ⅱa型）（图

15.3）。

Graf[5-7]利用超声区分不同类型的髋关节（Ⅰ型：成熟。Ⅱa型：不成熟<3个月；Ⅱb型：不成熟>3个月；Ⅱc型：临界髋关节；Ⅱd型：偏轨髋。Ⅲ型：偏心性。Ⅳ型：偏心头脱位），并建议针对不同类型制定适当的治疗方案（图15.4）。超声可应用于基线评估和治疗过程中的连续评估（Ⅱb、Ⅱc型髋关节需要成熟和Pavlik吊带；不稳定Ⅱc、Ⅱd型髋关节需要石膏固定；Ⅲ型和Ⅳ型髋关节需要复位或手术）[8]。

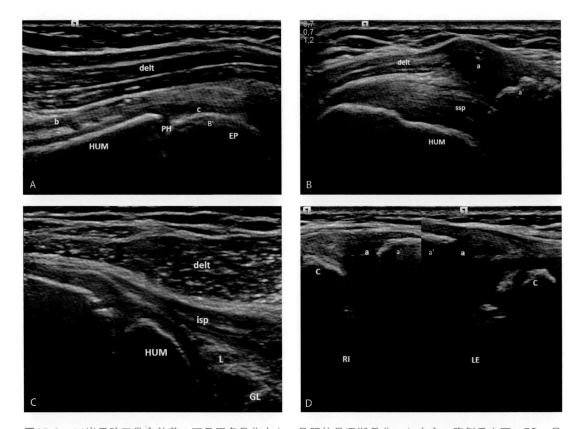

图15.2 14岁男孩正常肩关节。可见更多骨化中心，骨骺软骨逐渐骨化。A.右肩，腹侧垂直面。EP：骨骺；HUM：肱骨；PH：生长板；b：肱二头肌长头腱；c：肱骨头软骨；delt：三角肌。B.右肩，冠状面。a'：肩峰；HUM：肱骨；a：肩峰软骨；delt：三角肌；ssp：冈上肌肌腱。C.右肩，背向水平面。HUM：肱骨；GL：关节盂；L：盂唇；delt：三角肌；isp：冈下肌。D.右（RI）肩和左（LE）肩，肩锁关节。a'：肩峰；a：肩峰软骨部分；c：锁骨

　　超声技术在检查的精确度方面仍具有一定的局限性，但它能够发现体格检查中不明显的异常体征，因此具有较高的敏感性。评估者重测信度与评估者测试间信度重复扫描的一致性比解释图像的一致性低。因此，为了获得可靠的结果，大量的练习、注意技术细节及超声结果的二次评估是必要的[9]。动态超声的结果具有更强的主观性，标准化较难建立。一些研究表明，静态和静态/动态联合的方法具有良好的可重复性，而动态超声技术却无相应的研究支持[10]。

　　此外，仍然存在以下问题：哪些人需要检查（所有新生儿？那些有风险的人吗？根据病史和/或体格检查有风险的人吗？），什么时候需要检查（最好不在刚出生时，在4周或6周后检查较好？）。对于临床检查中有异常发现的所有婴儿和有发育性髋关节发育不良风险因素的婴儿，可选择性使用超声技术，因为超声能够清晰地显示髋关节的解剖情况。

　　超声检查可能导致过度诊断和过度治疗，其利弊仍具有一定的争议性。形态学和动态超声联合应用于评估新生儿髋关节，使髋关节发育不良的过度治疗和延迟治疗率降至最低[11]。目前仍未有充分的研究可以为临床实践提供明确的建议。相对

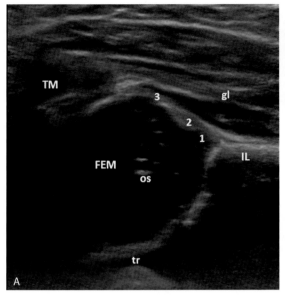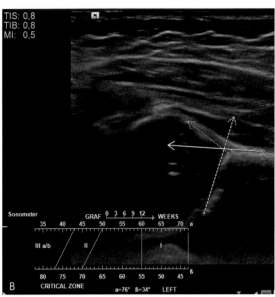

图15.3　2月龄男婴。标准冠状面。A.正常左髋关节。一半以上的股骨头（FEM）被骨覆盖，股骨头骨化中心（os）开始可见。髂骨岬（IL）略圆。TM：大转子；gl：臀肌；tr：三角软骨；1：髋臼唇透明部分；2：髋臼唇纤维软骨；3：关节囊。B.基线（实线）、骨顶线（中断线）、软骨顶线（虚线）已画出。α角（76°）和β角（34°）在Graf振动频率超声中画出和显示，Ib型成熟髋关节

于单独应用靶向超声或者临床检查，普通超声导致治疗显著增加仍存在争议。这两种超声方式未被证明可以改善临床结果，包括晚期诊断的髋关节发育不良和手术[12]。

臂丛神经损伤

对于经验丰富者，超声检查有助于证实椎管外神经损伤。创伤性神经瘤和假性脑脊膜膨出在超声下可以识别。神经瘤表现为梭形低回声肿块，与神经相连或在缩回的残端上；假性脑脊膜膨出在椎间孔附近[1]。诊断复发性（半）脱位，超声评估肱骨头和肩峰、关节盂之间的位置关系也是可行的（图15.5）。

其他问题，如婴儿和儿童先天性马蹄内翻足和跗骨融合也可以使用超声评估[1]。在不能移动拇指指骨间关节的婴儿中，可发现先天性拇长屈肌腱鞘炎[1]。

15.2.2　遗传性疾病

血友病

应用超声可发现急性或亚临床关节内出血，同时可以追踪关节出血的消退和机化[1]（图15.6）。反复出血可导致早期骨关节炎[1]。超声技术可以评估以下参数：滑膜增厚、滑膜充血、软骨缺失和骨表面侵蚀[13]。血友病性关节病第一阶段软骨退变的特点是无回声区消失、敏锐度（清晰度）降低和软骨变薄，随后是中度或重度软骨缺失。已有研究证实，超声技术可用于监测早期骨侵蚀，其敏感性优于X线平片。超声技术可以用于血友病患者及其早期关节病的随访[13]。一种命名为"血友病早期关节病超声诊断"的简化超声扫描程序及评分方法可用来评估血友病性关节病患者的关节情况[14]。为了提高发现受累关节早期征象

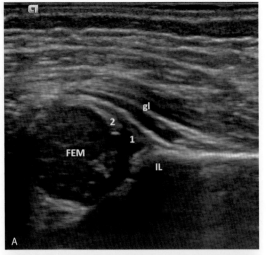

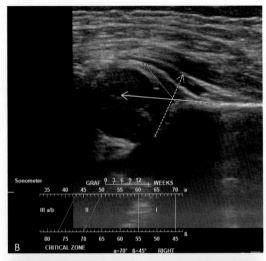

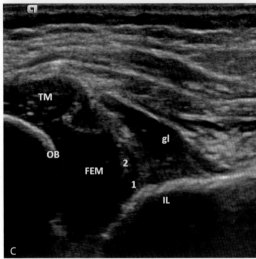

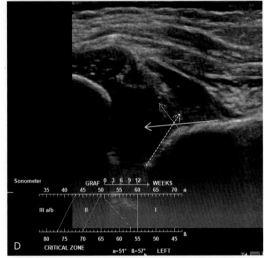

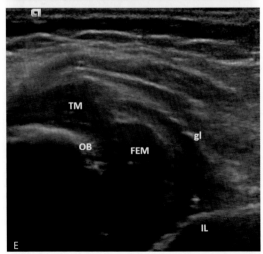

图15.4 6周龄女婴。标准冠状面。A.正常右髋关节。股骨头骨化中心开始尚不可见。FEM：股骨头；IL：髂骨；gl：臀肌；1：髋臼唇透明部分；2：髋臼唇纤维软骨。B.基线（实线）、骨顶线（中断线）、软骨顶线（虚线）已画出。α角（70°）和β角（45°）在Graf振动频率超声中画出和显示，Ib型成熟髋关节。C.病态左髋关节：骨顶骨形状高度缺失，软骨顶仍覆盖在股骨头。TM：大转子；OB：股骨边界（干骺端）；FEM：股骨头；IL：髂骨；gl：臀肌；1：髋臼唇透明部分；2：髋臼唇纤维软骨。D.基线（实线）、骨顶线（中断线）、软骨顶线（虚线）已画出。α角（51°）和β角（57°）在Graf振动频率超声中画出和显示，IIa（－）型髋关节，成熟缺陷的不成熟髋关节。E.6周后的系列检查。一直没有积极的进展：骨形状仍高度不充分。TM：大转子；OB：股骨边界（干骺端）；FEM：股骨头；IL：髂骨；gl：臀肌

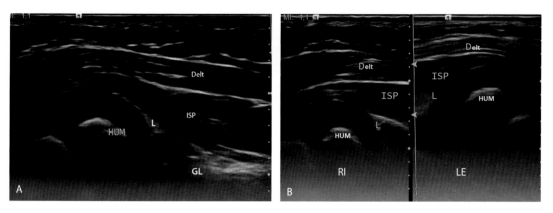

图15.5 左侧分娩性臂丛神经产伤5月龄女婴。A.右肩，背向水平面。HUM：肱骨头骨化中心；GL：关节盂。B.右（RI）和左（LE）肩，背向水平面。肌肉萎缩主要见于三角肌，但是肱骨头和关节盂之间的位置关系正常。HUM：肱骨；Delt：三角肌；ISP：冈下肌

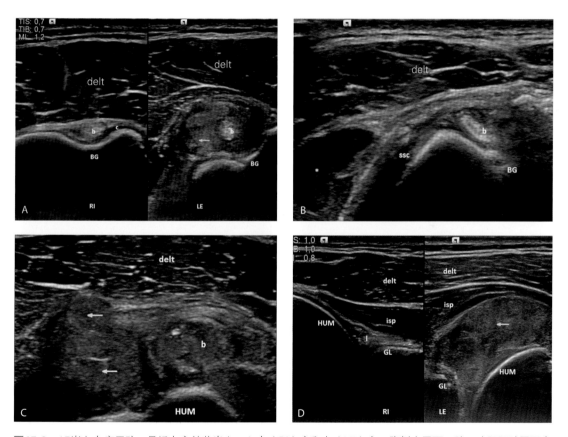

图15.6 15岁血友病男孩，最近左肩关节出血。A.右（RI）肩和左（LE）肩，腹侧水平面。肱二头肌肌腱周围大量血肿（箭头），液体是可压缩的，回声相当高。delt：三角肌；b：肱二头肌肌腱；BG：肱二头肌结节间沟；c：骨骺软骨。B.左肩，腹侧水平面。肩峰下–三角肌下囊中也有液体，两个间室含有液体提示肩袖全层撕裂。delt：三角肌；ssc：肩胛下肌腱；BG：肱二头肌结节间沟；b：肱二头肌肌腱。C.左肩，喙肩面。肱二头肌肌腱内侧充满了血液（箭头），不能与周围的血液区分开来，影像提示肩胛下肌撕裂。delt：三角肌；HUM：肱骨；b：肱二头肌肌腱。D.右（RI）肩和左（LE）肩，背侧水平面。大量关节内血液（箭头）覆盖肱骨头。HUM：肱骨；l：盂唇；GL：关节盂；isp：冈下肌；delt：三角肌

的敏感性，对肘关节、膝关节和踝关节成像建立了三种综合的、基于证据的超声扫描程序，每个程序都包括对滑膜隐窝的系统性评估和选择单一骨软骨表面的损伤分析。为了明确关节状况及评估疾病进展，一个基于附加量表的简化评分系统就此建立[14]。

肌肉系统也可发生出血。超声能够发现和随访血肿。例如，包裹性的或非收缩性的瘢痕组织，超声也可对这类终末并发症进行诊断[1]。

神经肌肉疾病

在使用肌电图诊断和随访周围神经肌肉疾病时，超声技术可作为附加工具协助检查。超声监测肌束震颤非常敏感，有研究已证实，超声甚至能观测到比较微小的肌纤维震颤[15]。通过测量肌肉厚度或其他结构参数（如羽状角、肌束长度）和计算机辅助灰阶分析确定肌肉回声强度，对于检查和区分神经肌肉疾病是有帮助的[16, 17]。

15.2.3 骨突损伤

对于10~16岁的青少年，大多数骨突骨化中心仍未成熟，在骨腱连接处，软骨不能提供坚强的稳定性[1]（图15.7）。单一、间接的重大创伤可引起急性骨突损伤。骨盆骨突（髂前上、下棘，耻骨及坐骨结节）和肘关节（内、外上髁）最常受到影响[1]。骨突肌腱连接处可能发生部分或完全骨突分离[1]。

经历反复损伤与修复过程的慢性骨突损伤，在膝关节（胫骨粗隆骨软骨病、髌骨

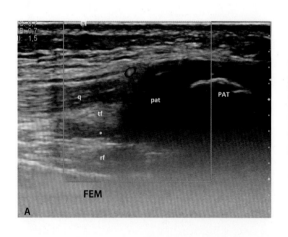

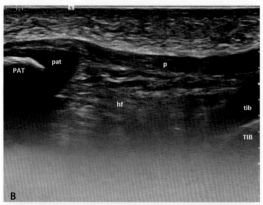

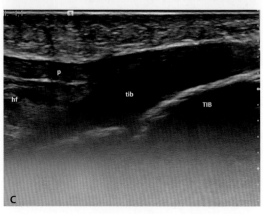

图15.7　5岁女孩正常膝关节。A.髌上垂直面。在股四头肌肌腱远端有多普勒信号。q：股四头肌肌腱；tf：三角形脂肪体；rf：矩形脂肪体；FEM：股骨；PAT：髌骨骨化中心；pat：髌骨软骨部分。B.髌下垂直面。PAT：髌骨骨化中心；hf：Hoffa脂肪；TIB：胫骨；tib：胫骨软骨突；p：髌韧带；pat：髌骨软骨部分。C.髌下垂直面。髌韧带远端，成熟的Ducher第一阶段或软骨附着。p：髌韧带；hf：Hoffa脂肪；tib：胫骨软骨突；TIB：胫骨

远端骨软骨炎）和踝关节（跟骨结节骨软骨病）最常见[1, 18]（图15.8，图15.9）。

超声能够显示软骨水肿、骨突骨化中心碎片、嵌入性肌腱肿胀和髌骨下滑囊炎。1989年，De Flaviis等[19]基于相关的骨突和软组织研究对胫骨粗隆骨软骨病进行了分型。1型：骨突表浅的低回声带（软骨水肿）；2型：骨突碎片及骨化中心低回声；3型：嵌入性髌韧带肿胀；4型：肌腱后滑囊积液（图15.8）。应该注意的是，胫骨结节的超声表现取决于孩子的年龄。Ducher等[20, 21]指出，骨突的不规则和不同小骨的存在是正常发展的部分，它们标志着髌韧带附着处成熟过程的不同分期。第一阶段：软骨附着体的特征是有大量的骨突软骨，有或无小骨点缀；第二阶段：一层薄薄的嵌入性软骨仍清晰可见，骨突表面光滑；第三阶段：成熟的肌腱末端病，骨胶原纤维连接完全，无骨突软骨残留（图15.7，图15.8）。Sailly等[22]应用彩色多普勒描述新血管从髌前腱下囊延伸至髌韧带远端。多普勒信号阳性与触诊时更疼痛处及静态抗阻收缩有关。研究表明，软骨与可见小骨附着阶段（Ducher第一阶段末期）是胫骨粗隆骨软骨病症状发展的关键阶段[22]。

正常的小儿肌腱末端病能够显示多普勒信号，这可能与孩子在快速增长期增加的机械性损伤特别相关。在肌腱末端病患者骨/软骨表面，无明显的多普勒信号。无临床症状的儿童，在胫骨粗隆2 mm和10 mm远

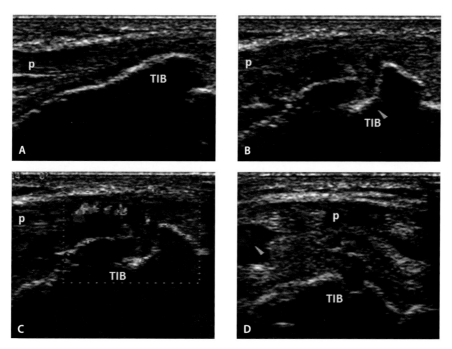

图15.8　胫骨阻隆骨软骨病，De Flaviis 4型。A.髌下垂直面。无症状侧，成熟的Ducher第二阶段或嵌入型软骨。p：髌韧带；TIB：胫骨。B.髌下垂直面。有症状侧，胫骨（TIB）骨化中心碎片（三角），髌韧带（p）肿胀。C.髌下垂直面。有症状侧，肿胀的多普勒信号。p：髌韧带；TIB：胫骨。D.髌下水平面。有症状侧，肌腱后滑囊积液（三角）。p：髌韧带；TIB：胫骨

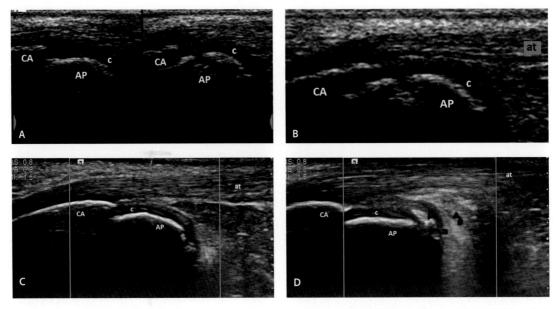

图15.9 跟骨结节骨软骨病。A.旧机器和探头，右侧无临床症状和左侧有临床症状的跟骨，左侧有碎片的不均匀骨化中心。CA：跟骨；AP：结节；c：软骨。B.旧机器和探头，有碎片的骨化中心。CA：跟骨；AP：结节；c：软骨；at：跟腱。C.高端机器和探头，显示12岁男孩无临床症状侧更多软骨和软组织的细节。c：软骨；CA：跟骨；AP：结节；at：跟腱。D.高端机器和探头，肿胀、不均匀、模糊的软骨，软骨及其覆盖的软组织的多普勒信号。c：软骨；CA：跟骨；AP：结节；at：跟腱

处（30%屈曲位对比20%中立位）能够看到多普勒信号[23]。

15.2.4 激惹髋

激惹髋在儿童中很常见：它指急性髋关节的疼痛，伴有跛行或拒绝行走。超声技术可以帮助区分可能的病因，如一过性滑膜炎、化脓性关节炎、儿童股骨头坏死、股骨头骺滑脱[24]（图15.10）。

一过性滑膜炎

髋关节一过性滑膜炎通常发生于3~8岁的儿童，病因尚不清楚。髋关节通常置于屈曲、外展、外旋的避痛体位。在前面、旁矢状平面平行于股骨颈检查髋关节。超声图像的特点是关节腔增宽，即股骨颈与关节囊腹缘的距离大于5 mm[25]（图15.11）。Futami

等[25]将关节腔增宽归因于一过性滑膜炎的渗出和儿童股骨头坏死滑膜增厚。Robben等[26]认为，髋关节前关节囊包括前、后两层，主要由纤维组织构成，内衬很少的滑膜。84%的正常髋关节和所有的一过性滑膜炎髋关节，可以通过超声将这两个纤维层单独标识出来[26]（图15.12，图15.13）。通常，前关节囊沿股骨曲线呈凹形，滑膜炎渗出时，它变成凸形。需要谨慎注意的患者体位包括伸直内旋体位，正常髋关节前关节囊变得有点呈凸形；屈曲外展外旋体位，在前关节囊下面能够看到少量液体。一过性滑膜炎患者，疼痛平均持续5天，积液平均持续9天[27]。如果在较长时间内能够看到积液，有必要进行密切的跟踪，一旦超过24天，应当怀疑患有儿童股骨头坏死[27]。

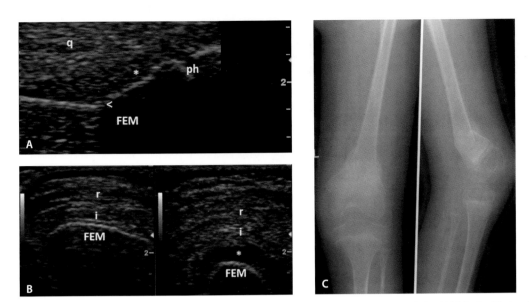

图15.10 8岁脑瘫女患儿，拒绝行走（激惹髋）。普通超声检查髋关节，检查过程中，移动和接触大腿远端时，疼痛增加。A.骨皮质显示成角（<）和骨膜上面肿胀（*），暗示骨折。q：股四头肌；FEM：股骨；ph：生长板。B.横断面，证实软组织肿胀（*），r：股直肌；i：股中间肌；FEM：股骨。C.相应的放射学随访，显示骨折部位骨痂的形成

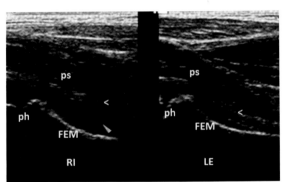

图15.11 激惹髋，一过性滑膜炎。左侧（LE）和右侧（RI）髋关节腹侧垂直面，右侧髋关节前关节囊（<）呈凸形，无回声区液体（三角）。ps：腰大肌；ph：生长板；FEM：股骨颈

图15.12 7岁男孩右侧激惹髋，左侧（LE）和右侧（RI）髋关节腹侧垂直面，双侧髋关节前关节囊呈凸形，股骨颈与关节囊腹缘的距离分别是7.1 mm和6.7 mm。前、后两层之间可以看到少量液体层（*）。ps：腰大肌；c：软骨；ph：生长板；FEM：股骨颈

化脓性关节炎

化脓性关节炎的好发年龄通常早于髋关节一过性滑膜炎（<3岁）。滑膜炎的表现是非特异性的，在未感染的关节中也可能发现混浊的液体、碎片、滑膜增厚和充血[24]。Kocher等[28]描述了化脓性关节炎四项独立的多因素预测指标：不能承重、发热、血

沉>40 mm/h、血白细胞计数>12 000/mm³。研究发现三个预测指标阳性的预测准确率为93.1%，四个预测指标阳性的预测准确率为99.6%。一旦怀疑是化脓性关节炎，超声检查阴性，建议24小时后重新检查，因为症状的出现和液体变得可见之间可能有延迟。如果怀疑是化脓性关节炎，有必要穿刺髋关

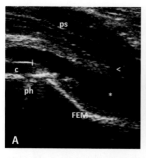
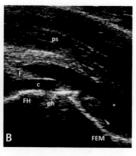

图15.13 6岁男孩激惹髋，一过性滑膜炎。A.腹侧垂直面，前关节囊（<）呈凸形，在关节囊和股骨头软骨之间有无回声区液体（*）和界面征（i）。ps：腰大肌；i：界面征；c：软骨；ph：生长板；FEM：股骨颈。B.腹侧垂直面，细节：无回声区液体（*）和深部软组织层肿胀（三角）。ps：腰大肌；l：髋臼唇；c：软骨；FH：股骨头；ph：生长板；FEM：股骨颈

节积液来明确诊断（图15.14）。

一过性滑膜炎渗出的压力施加于滋养血管，可能是导致股骨头缺血的潜在因素[24]。

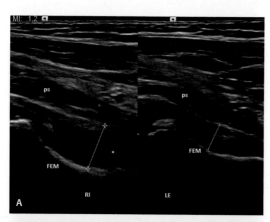
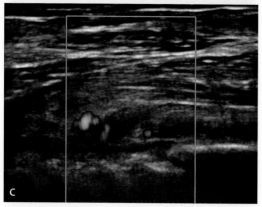

对长期髋关节积液（持续最少3周）需要密切跟踪。股骨头软骨增厚能够帮助区分儿童股骨头坏死。儿童股骨头坏死会同时呈现股骨头骨骺不规则的碎裂和扁平，同侧股四头肌萎缩。

骺脱离

股骨上端骨骺滑脱或骺脱离是青少年Salter-Harris髋关节1型损伤的表现。发病诱因包括体重增加、青春期末软骨生长板内在软弱及机械应力[24, 29]。急性期，从超声前面观，可测量生长板的宽度评估骨骺滑移。

15.2.5 风湿性疾病

幼年特发性关节炎，即在一些条件下特指幼年类风湿性关节炎和幼年慢性关节炎，是儿童最常见的慢性炎症性关节病。

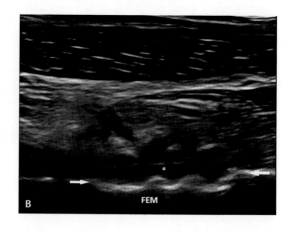

图15.14 5岁男孩，神经母细胞瘤治疗中，发热和拒绝行走（髋关节化脓性关节炎？其他？），对抗生素无反应，超声和MRI不能明确诊断，活检显示有转移。A.右侧（RI）和左侧（LE）髋关节，腹侧垂直面，右侧髋关节积液（*）（股骨颈与关节囊的距离：右侧9.3 mm；左侧5.9 mm）。ps：腰大肌；FEM：股骨。B.稍远端，局部股骨骨皮质不规则，小的液体层（*）覆盖。FEM：股骨。C.稍远端，沿着股骨区域软组织多普勒信号阳性

经统计，每年10⁶名儿童中有6~19名患病[30]。它是一组异质性疾病，其中大多数与成年人血清阳性类风湿性关节炎不同[31]。其特点是16岁前发病，关节和关节周围组织炎症在一个或多个关节持续至少连续6周（图15.15）。炎症的扩散可能导致软骨和骨损伤，并导致关节结构的永久性改变[32,33]。处理幼年特发性关节炎的主要目的是对炎症活动进行早期、全面的诊断，以避免成年时身体残疾。

传统上，诊断关节炎症的金标准是对受累关节进行临床评估和实验室检查。然而，无论是在诊断还是在随访中，临床评估孩子的关节肿胀和疼痛都显得困难且不完全可靠[34]。实验室检查具有不能直接检测病理主要部位炎症的局限性，因此可能结果不尽如人意[35]。所以，为了更好地了解和监测关节疾病的进程，有必要进行影像学诊断[36,37]。MRI和超声已经走在最前沿。它们能够直接观察和定量滑膜炎症，能够较

好、较早地检测幼年特发性关节炎患儿软骨和骨的变化[38]。超声是引导穿刺和注射的最佳成像工具[39]。病理表现包括：无法压缩的低回声滑膜肥厚，可压缩的低回声/无回声关节积液，低回声/无回声腱鞘内组织，低回声和/或增厚的肌腱、韧带、骨嵌入处的关节囊或筋膜，附着点炎，软骨增厚或变薄，以及局部骨皮质缺损的骨侵蚀[38]。此外，能量多普勒超声能够评估滑膜/组织充血，区分活动性和非活动性关节疾病[40]。如果幼年特发性关节炎除了累及关节软骨，还累及髌软骨和骨骺及生长板的形状/轮廓，幼年特发性关节炎可能会对这些结构的成熟和成长产生重要和持久的影响。

超声对成长儿童的评估仍具有挑战性，因为生理上的组织可能被误认为是病理性的（图15.16）。此外，临床经验和与年龄相关的正常解剖变化的知识储备是准确识别幼年特发性关节炎相关病理的关键[3]。

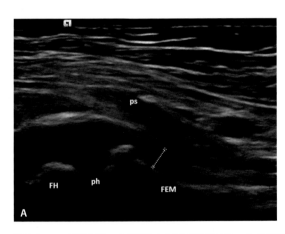
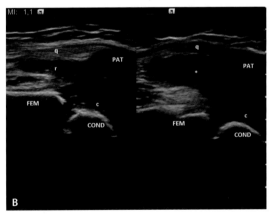

图15.15　2岁男孩，可能是左侧激惹髋复发。A.腹侧垂直面，髋关节未发现液体（股骨颈与关节囊的距离仅2.9 mm）。ps：腰大肌；FH：股骨头；ph：生长板；FEM：股骨颈。B.相反，左膝关节关节内积液（*），右侧髁突软骨似乎不规则且肿胀。q：股四头肌肌腱；r：髌上囊；FEM：股骨；COND：髁突；c：髁突软骨；PAT：髌骨软骨

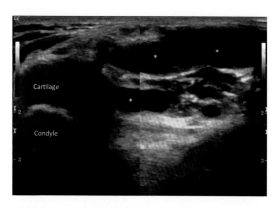

图15.16 儿童腘窝囊肿超声图像。轴位（分割屏幕）图像显示股骨内侧髁上的大面积无回声软骨层紧挨着囊性病变（*）。Cartilage：软骨；Condyle：髁

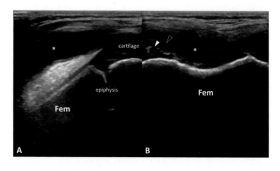

图15.17 幼年特发性关节炎患儿膝关节积液。在纵切面（A）和轴切面（B）中，可以看到髌上囊（*）中有无回声的液体。屈膝最大角度，观察股骨远端关节软骨和骨化区（白色三角）（B）。注意液体和软骨之间的界面征（黑色三角）。Fem：股骨；cartilage：软骨；epiphysis：骺

滑膜炎

滑膜是一种重要的结缔组织，位于关节囊、腱鞘和滑膜囊的内表面，炎症通常起源于此。超声非常适合发现和评估滑膜的病理改变[34]。例如，成年人类风湿性关节炎，在检查滑膜活性上，超声比X线或临床检查更敏感和明确[2, 41-43]。亚临床滑膜炎的鉴别对于幼年特发性关节炎的临床分型和治疗具有重要意义[44]。至少5个关节受累的活动性疾病，有必要诊断为多关节型幼年特发性关节炎。多关节型临床用药优先选择二线药物或生物制剂[45-47]。

幼年特发性关节炎和其他炎症性关节炎一样，滑膜发生变化，形成大量滑膜组织。关节、滑膜囊或腱鞘积液表现与滑膜炎的发生具有明确的、间接的关系（图15.17）。再者，它的显像（作为无回声结构）原则上可以更好地显示滑膜增厚[37, 48]。滑膜炎症的特征包括毛细血管和毛细血管后微静脉增生引起的滑膜肥厚和水肿。超声是检测滑膜增厚和滑膜囊肿的一个敏感方法[38, 49]。滑膜肥厚是一种固定的、不可压缩的、异常增厚的低回声组织，与关节线或周围肌腱伴随[50, 51]。在没有渗出的情况下，滑膜炎可通过异常增厚的低回声区做出诊断。通常在标准平面，参考已确定的正常范围或对侧正常关节进行测量。

在鉴别幼年特发性关节炎疾病活动时，能量多普勒对滑膜血管形成的评估比血清炎症标志物更敏感[52, 53]。

连续检查有助于监测疾病活动和评估治疗的反应[54]。值得注意的是，与青少年和成年人相比，尽管儿童的图像质量实际上更好，但超声技术用于评估年幼儿童滑膜肥厚更具有挑战性。

积液

积液是风湿病滑膜炎的间接征象。与滑膜增生相比，观察积液可以更好地监测疾病的发展过程。Sureda等[55]报道，临床活动期疾病患者与缓解期患者滑膜厚度无显著差异。临床症状改善后，液体量的变化似乎比滑膜厚度的变化更快[55]。

然而，对于儿童健康个体，关节内液

的量还没有达成共识。Müller等[56]报道，在一些健康儿童的关节中可以看到以前被认为是成年人病态的大量的液体。分级压迫或声呐波可能有助于区分孤立性积液和滑膜增生。

79%的超声科认为手部和足部关节能够检测最小积液量为1 mL[57]。即使在较大且相对容易触及的关节，如膝关节，在检测积液方面，超声仍优于临床检查[58]。幼年特发性关节炎膝关节积液与疾病活动密切相关[59]。

此外，超声无法准确区分积液是炎性的、感染性的还是血源性的，但它能够提供精确的引导穿刺吸引（和实验室检查）[60]。

附着点炎

附着点炎炎症位于肌腱、韧带和关节囊或筋膜嵌入骨处，是附着点相关关节炎的一个显著特征，占所有幼年特发性关节炎的20%[32]。儿童常见的附着点炎多发生于足底筋膜与跟腱的跟骨附着点及髌韧带的附着点[34]。

过去，附着点的软组织成分通过临床检查来评估，它基于存在压痛和/或肿胀。传统X线检查用于评估相关的骨性改变（如钙化物质、边缘骨刺和骨质侵蚀），此时通常已到达疾病的晚期[61]。

灰阶超声可以检测异常的附着点，这些附着点有回声改变，厚度增加，正常肌腱或韧带纤维结构的局灶性或弥漫性丧失，肌腱内或韧带内钙化，边缘骨刺，骨质侵蚀，滑囊炎（图15.18）。能量多普勒超声检查可以提供关于炎症/血管化的信息。

尽管附着点炎的超声表现不分年龄，大致相同，但对于儿童，尤其要注意大量软

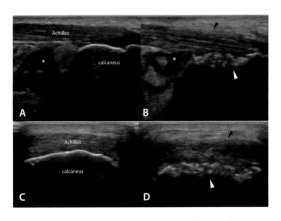

图15.18 双侧小儿附着点炎相关关节炎图像。纵切面（A，B）和轴切面（C，D）。A，C.只有跟骨后滑囊炎（*）。Achilles：跟腱；calcaneus：跟骨。B，D.同时有跟腱（黑色三角）水肿和跟骨附着点炎（白色三角）

骨、生理性血管化区域和不规则的骨化中心的存在[62-64]。

腱鞘炎

超声成像在研究肌腱受累方面非常有用，肌腱受累常常伴随关节炎，有时甚至先于关节炎。幼年特发性关节炎肌腱病理的范围很广，包括腱鞘扩张、纤维回声特性丧失、肌腱边缘丧失、肌腱连续性部分或完全丧失。

腱鞘变宽通常是幼年特发性关节炎患者早期肌腱受累的特点。急性腱鞘炎患者鞘内容物表现为无回声。相反，如果滑膜液富含蛋白质或细胞含量升高，可以检测到不同程度的回声，表明是慢性腱鞘炎。滑膜肥厚表现为滑膜层不规则地变厚和/或滑膜层有绒毛状物。并且，增宽的腱鞘内滑液的量可能有很大变化，从最小的均匀增宽（如果传感器的压力高，难以检测到）到膨胀扩张不等[35, 65]。

对于完整的超声检查来说，评估肌腱

回声特性或丧失的物质至关重要[37, 65]。能量多普勒可以帮助更好地区分受累肌腱的炎症过程[37, 38]。

总的来说，超声成像的应用看起来为幼年特发性关节炎患者较好的解剖分类提供了一个可选检查方案[66, 67]。

软骨损伤

超声检测到的软骨损失可能是幼年特发性关节炎患者关节损伤的早期标记物。X线片不能直接显示软骨，关节间隙缩小是相对较晚的表现。超声应用于幼年特发性关节炎患者，可以很好地评估未成熟骨骼中软骨的完整性，并且已经证明它是检测关节软骨改变的敏感方式[41]。关节软骨通常是一种无回声结构，覆盖在骨表面，轮廓光滑。虽然超声是评估幼年特发性关节炎患者软骨的有效工具，但应考虑软骨厚度受几个非疾病因素的影响，包括成熟度、青春期、身高、体重和体重指数[68, 69]。再者，由于上述不同的因素，无论是使用B超还是能量多普勒评估关节软骨，都应该仔细地寻找病变[70-72]。

软骨水肿在幼年特发性关节炎早期阶段能够检查到，超声显示为关节软骨增厚。软骨的慢性炎症导致关节面的持续性损伤，表现为关节面模糊。软骨持续性破坏表现为关节面凹陷和软骨变薄[37]。

超声评估软骨厚度的可靠性已经得到证实[73, 74]。

骨侵蚀

幼年特发性关节炎的长期随访研究表明，相当比例的患者可能会发生进行性关节破坏和严重的身体残疾[75]。病程早期骨侵蚀的发展与进展性疾病的高风险具有一定的相关性，并被列为远期预后不良的指标之一[76, 77]。随着幼年特发性关节炎新的特异性治疗方法出现，早期发现损伤和控制疾病进展可以减少进一步残疾。

从这个意义上讲，传统的X线摄影是相当不敏感的，因为它通常只能显示病变晚期的骨侵蚀和不可逆的征象[78]。在过去的几年，几项关于幼年特发性关节炎的研究证实，检测骨侵蚀，超声比X线更敏感[68, 75-77]。这种检测骨侵蚀比较高的敏感性取决于高分辨率和进行多平面检查的可能性。

成年人关节软骨表面没有血管化，保护软骨下骨避免炎症驱动的破坏性过程[40]。因此，成年人的骨侵蚀通常在边缘。然而，儿童的骨骺是血管化的，干骺端与骺血管通过生长板吻合。因此，影响骨骺软骨的炎症容易扩散到骨化中心，导致过度生长、畸形或骨骺侵蚀破坏，而不是边缘侵蚀[79]。

在超声图像上，骨侵蚀可以敏感地显示为与骨皮质相对应的平滑、连续的高回声线中断[75]。的确，超声检测不到声波无法进入的某些区域/关节或髓内病变的侵蚀[75, 80]。此外，成长期儿童独特的解剖结构使检查者对侵蚀性变化的评估具有挑战性，由于新近骨化的骨存在生理性骨不规则现象，可能被误解为皮质侵蚀。

局部注射

穿刺吸引和类固醇注射是治疗幼年特发性关节炎常用的方法[81]。为了提高精确性，需要在图像引导下进行干预，尤其是儿科患者（关节尺寸小和皮下脂肪掩盖了骨的标志），超声是最好的可用技术。

参考文献

[1] Martinoli C, Valle M, Mallatia C, Damasio MB, Tagliafico A. Paediatric musculoskeletal US beyond the hip joint. Pediatr Radiol. 2011; 41: 113–24.

[2] Lamer S, Sebag GH. MRI and ultrasound in children with juvenile chronic arthritis. Eur J Radiol. 2000; 33: 85–93.

[3] Martinoli C, Valle M. Pediatric musculoskeletal ultrasound. In: Bianchi S, Martinoli C, editors. Ultrasound of the musculoskeletal system. 1st ed. Berlin: Springer; 2007.

[4] American Institute of Ultrasound in Medicine. AIUM practice guideline for the performance of an ultrasound examination for detection and assessment of developmental dysplasia of the hip. J Ultrasound Med. 2013; 32: 1307–17.

[5] Graf R. The diagnosis of congenital hip–joint dislocation by the ultrasonic Combound treatment. Arch Orthop Trauma Surg. 1980; 97: 117–33.

[6] Graf R. Fundamentals of sonographic diagnosis of infant hip dysplasia. J Pediatr Orthop. 1984; 4: 735–40.

[7] Graf R. Guide to sonography of the infant hip. Stuttgart: Thieme; 1987.

[8] Harcke HT, Grissom LE. Performing dynamic sonography of the infant hip. AJR Am J Roentgenol. 1990; 155: 837–44.

[9] Graf R, Mohajer M, Plattner F. Hip sonography update. Quality–management, catastrophes – tips and tricks. Med Ultrason. 2013; 15: 299–303.

[10] Rosendahl K, Toma P. Ultrasound in the diagnosis of developmental dysplasia of the hip in newborns. The European approach. A review of methods, accuracy and clinical validity. Eur Radiol. 2007; 17: 1960–7.

[11] Koşar P, Ergun E, Unlübay D, Koşar U. Comparison of morphologic and dynamic US methods in examination of the newborn hip. Diagn Interv Radiol. 2009; 15: 284–9.

[12] Shorter D, Hong T, Osborn DA. Screening programmes for developmental dysplasia of the hip in newborn infants. Cochrane Database Syst Rev. 2011; 9: CD004595.

[13] Muça–Perja M, Riva S, Grochowska B, Mangiafico L, Mago D, Gringeri A. Musculoskeletal ultrasonography of haemophilic arthropathy. Haemophilia. 2012; 18: 364–8.

[14] Martinoli C, Della Casa Alberighi O, Di Minno G, Graziano E, Molinari AC, Pasta G, et al. Development and definition of a simplified scanning procedure and scoring method for Haemophilia Early Arthropathy Detection with Ultrasound (HEAD–US). Thromb Haemost. 2013; 109: 1170–9.

[15] Pillen S, van Alfen N. Skeletal muscle ultrasound. Neurol Res. 2011; 33: 1016–24.

[16] Pillen S, Scholten RR, Zwarts MJ, Verrips A. Quantitative skeletal muscle ultrasonography in children with suspected neuromuscular disease. Muscle Nerve. 2003; 27: 699–705.

[17] Pillen S, Arts IM, Zwarts MJ: Muscle ultrasound in neuromuscular disorders. Muscle Nerve. 2008; 37: 679–93.

[18] Draghi F, Danesino GM, Coscia D, Precerutti M, Pagani C. Overload syndromes of the knee in adolescents: sonographic findings. J Ultrasound. 2008; 11: 151–7.

[19] De Flaviis L, Nessi R, Scaglione P, Balconi G, Albisetti W, Derchi LE. Ultrasonic diagnosis of Osgood–Schlatter and Sinding–Larsen–Johansson diseases of the knee. Skelet Radiol. 1989; 18: 193–7.

[20] Ducher G, Cook J, Spurrier D, Coombs P, Ptasznik R, Black J, et al. Ultrasound imaging of the patellar tendon attachment to the tibia during puberty, a 12–month follow–up in tennis players. Scand J Med Sci Sports. 2010; 20: 35–40.

[21] Ducher G, Cook J, Lammers G, Coombs P, Ptasznik R, Black J, et al. The ultrasound appearance of the patellar tendon attachment to the tibia in young athletes is conditional on gender and pubertal stage. J Sci Med Sport. 2010; 13: 20–3.

[22] Sailly M, Whiteley R, Johnson A. Doppler ultrasound and tibial tuberosity maturation status predicts pain in adolescent male athletes with Osgood–Schlatter's disease: a case series with comparison group and clinical interpretation. Br J Sports Med. 2013; 47: 93–7.

[23] Roth J, diGeso L. Power and colour Doppler findings in lower extremity entheses of healthy children – effect of measurement distance from insertion and joint position. Arthritis Rheumatol. 2014; 66 Suppl S3: S45.

[24] Martinoli C, Garello I, Marchetti A, Palmieri F, Altafini L, Valle M, et al. Hip ultrasound. Eur J Radiol. 2012; 81: 3824–31.

[25] Futami T, Kasahara Y, Suzuki S, Ushikubo S, Tsuchiya T. Ultrasonography in transient synovitis and early Perthes' disease. J Bone Joint Surg Br. 1991; 73: 635–9.

[26] Robben SG, Lequin MH, Diepstraten AF, den Hollander JC, Entius CA, Meradji M. Anterior joint capsule of the normal hip and in children with transient synovitis: US study with anatomic and histologic correlation. Radiology. 1999; 210: 499–507.

[27] Bickerstaff DR, Neal LM, Booth AJ, Brennan

PO, Bell MJ. Ultrasound examination of the irritable hip. J Bone Joint Surg Br. 1990; 72: 549–53.

[28] Kocher MS, Zurakowki D, Kasser JR. Differentiating between septic arthritis and transient synovitis of the hip in children: An evidence-based clinical prediction algorithm. J Bone Joint Surg Am. 1999; 81: 1662–70.

[29] Gill K. Pediatric hip: Pearls and pitfalls. Semin Musculoskelet Radiol. 2013; 17: 328–38.

[30] Buchmann RF, Jaramillo D. Imaging of articular disorders in children. Radiol Clin North Am. 2004; 42: 151–68.

[31] Martini A. Systemic juvenile idiopathic arthritis. Autoimmun Rev. 2012; 12: 56–9.

[32] Petty RE, Southwood TR, Manners P, Baum J, Glass DN, Goldenberg J, et al. International League of Associations for Rheumatology classification of juvenile idiopathic arthritis: second revision, Edmonton, 2001. J Rheumatol. 2004; 31: 390–2.

[33] Collado P, Jousse-Joulin S, Alcalde M, Naredo E, D'Agostino MA. Is ultrasound a validated imaging tool for the diagnosis and management of synovitis in juvenile idiopathic arthritis? A systematic literature review. Arthritis Care Res. 2012; 64: 1011–9.

[34] Ramos PC, Ceccarelli F, Jousse-Joulin S. Role of ultrasound in the assessment of juvenile idiopathic arthritis. Rheumatology. 2012; 51 Suppl 7: vii10–2.

[35] Lanni S, Wood M, Ravelli A, Magni Manzoni S, Emery P, Wakefield RJ. Towards a role of ultrasound in children with juvenile idiopathic arthritis. Rheumatology. 2013; 52: 413–20.

[36] Ozçakar L, Tok F, De Muynck M, Vanderstraeten G. Musculoskeletal ultrasonography in physical and rehabilitation medicine. J Rehabil Med. 2012; 44: 310–8.

[37] Tok F, Demirkaya E, Ozçakar L. Musculoskeletal ultrasound in pediatric rheumatology. Pediatr Rheumatol Online J. 2011; 9: 25.

[38] Laurell L, Court-Payen M, Boesen M, Fasth A. Imaging in juvenile idiopathic arthritis with a focus on ultrasonography. Clin Exp Rheumatol. 2013; 31: 135–48.

[39] De Muynck M, Parlevliet T, De Cock K, Vanden Bossche L, Vanderstraeten G, Özçakar L. Musculoskeletal ultrasound for interventional physiatry. Eur J Phys Rehabil Med. 2012; 48: 675–87.

[40] Breton S, Jousse-Joulin S, Finel E, Marhadour T, Colin D, de Parscau L, et al. Imaging approaches for evaluating peripheral joint abnormalities in juvenile idiopathic arthritis. Semin Arthritis Rheum. 2012; 41: 698–711.

[41] Damasio MB, Malattia C, Martini A, Tomà P. Synovial and inflammatory diseases in childhood: role of new imaging modalities in the assessment of patients with juvenile idiopathic arthritis. Pediatr Radiol. 2010; 40: 985–98.

[42] Magni-Manzoni S, Epis O, Ravelli A, Klersy C, Veisconti C, Lanni S, et al. Comparison of clinical versus ultrasound-determined synovitis in juvenile idiopathic arthritis. Arthritis Rheum. 2009; 61: 1497–504.

[43] Haslam KE, McCann LJ, Wyatt S, Wakefield RJ. The detection of subclinical synovitis by ultrasound in oligoarticular juvenile idiopathic arthritis: a pilot study. Rheumatology. 2010; 49: 123–7.

[44] Rebollo-Polo M, Koujok K, Weisser C, Jurencak R, Bruns A, Roth J. Ultrasound findings on patients with juvenile idiophatic arthritis in clinical remission. Arthritis Care Res. 2011; 63: 1013–9.

[45] Lovell DJ, Giannini EH, Reiff A, Cawkwell GD, Silverman ED, Nocton JJ, et al. Etanercept in children with polyarticular juvenile rheumatoid arthritis. Pediatric Rheumatology Collaborative Study Group. N Engl J Med. 2000; 342: 763–9.

[46] Giannini EH, Brewer EJ, Kuzmina N, Shaikov A, Maximov A, Vorontsov I, et al. Methotrexate in resistant juvenile rheumatoid arthritis. Results of the USA-USSR double-blind, placebo-controlled trial. The Pediatric Rheumatology Collaborative Study Group and the Cooperative Children's Study Group. N Engl J Med. 1992; 326: 1043–9.

[47] Ruperto N, Murray KJ, Gerloni V, Wulffraat N, de Oliveira SK, Falcini F, et al. Pediatric Rheumatology International Trials Organization. A randomized trial of parenteral methotrexate comparing an intermediate dose with a higher dose in children with juvenile idiopathic arthritis who failed to respond to standard doses of methotrexate. Arthritis Rheum. 2004; 50: 2191–201.

[48] Kane D, Grassi W, Sturrock R, Balint PV. Musculoskeletal ultrasound – a state of the art review in rheumatology. Part 2: Clinical indications for musculoskeletal ultrasound in rheumatology. Rheumatology. 2004; 43: 829–38.

[49] El-Miedany YM, Housny IH, Mansour HM, Mourad HG, Mehanna AM, Megeed MA. Ultrasound versus MRI in the evaluation of juvenile idiopathic arthritis of the knee. Joint Bone Spine. 2001; 68: 222–30.

[50] Wakefield RJ, Balint PV, Szkudlarek M, Filippucci E, Backhaus M, D'Agostino MA, et al. OMERACT 7 Special Interest Group. Musculoskeletal ultrasound including definitions

for ultrasonographic pathology. J Rheumatol. 2005; 32: 2485–7.

[51] Backhaus M, Burmester GR, Gerber T, Grassi W, Machold KP, Swen WA, et al. Working Group for Musculoskeletal Ultrasound in the EULAR Standing Committee on International Clinical Studies including Therapeutic Trials. Guidelines for musculoskeletal ultrasound in rheumatology. Ann Rheum Dis. 2001; 60: 641–9.

[52] Sparchez M, Fodor D, Miu N. The role of power Doppler ultrasonography in comparison with biological markers in the evaluation of disease activity in juvenile idiopathic arthritis. Med Ultrason. 2010; 12: 97–103.

[53] Shahin AA, Shaker OG, Kamal N, Hafez HA, Gaber W, Shahin HA. Circulating interleukin–6, soluble interleukin–2 receptors, tumor necrosis factor alpha, and interleukin–10 levels in juvenile chronic arthritis: correlations with soft tissue vascularity assessed by power Doppler sonography. Rheumatol Int. 2002; 22: 84–8.

[54] Eich GF, Hallé F, Hodler J, Seger R, Willi UV. Juvenile chronic arthritis: imaging of the knees and hips before and after intra–articular steroid injection. Pediatr Radiol. 1994; 24: 558–63.

[55] Sureda D, Quiroga S, Arnal C, Boronat M, Andreu J, Casas L. Juvenile rheumatoid arthritis of the knee. Evaluation with US. Radiology. 1994; 190: 403–6.

[56] Müller LS, Avenarius D, Damasio B, Eldevik OP, Malattia C, Lambot–Juhan K, et al. The paediatric wrist revisited: redefining MR findings in healthy children. Ann Rheum Dis. 2011; 70: 605–10.

[57] Szkudlarek M, Court–Payen M, Jacobsen S, Klarlund M, Thomsen HS, Ostergaard M. Interobserver agreement in ultrasonography of the finger and toe joints in rheumatoid arthritis. Arthritis Rheum. 2003; 48: 955–62.

[58] Kane D, Balint PV, Sturrock RD. Ultrasonography is superior to clinical examination in the detection and localization of knee joint effusion in rheumatoid arthritis. J Rheumatol. 2003; 30: 966–71.

[59] Frosch M, Foell D, Ganser G, Roth J. Arthrosonography of hip and knee joints in the follow up of juvenile rheumatoid arthritis. Ann Rheum Dis. 2003; 62: 242–4.

[60] Raza K, Lee CY, Pilling D, Heaton S, Situnayake RD, Carruthers DM, et al. Ultrasound guidance allows accurate needle placement and aspiration from small joints in patients with early inflammatory arthritis. Rheumatology. 2003; 2: 976–9.

[61] Resnick D, Niwayama G. Entheses and enthesopathy. Anatomical, pathological, and radiological correlation. Radiology. 1983; 146: 1–9.

[62] Jousse–Joulin S, Breton S, Cangemi C, Fenoll B, Bressolette L, de Parscau L, et al. Ultrasonography for detecting enthesitis in juvenile idiopathic arthritis. Arthritis Care Res. 2011; 63: 849–55.

[63] D'agostino MA, Aegerter P, Jousse–Joulin S, Chary–Valckenaere I, Lecoq B, Gaudin P, et al. How to evaluate and improve the reliability of power Doppler ultrasonography for assessing enthesitis in spondylarthritis. Arthritis Rheum. 2009; 61: 61–9.

[64] Balint PV, Kane D, Wilson H, McInnes IB, Sturrock RD. Ultrasonography of entheseal insertions in the lower limb in spondyloarthropathy. Ann Rheum Dis. 2002; 61: 905–10.

[65] Martino F, Silvestri E, Grassi W, Garlaschi G, Filippucci E, Martinolli C, et al. Pathological findings in rheumatic diseases. In: Martino F, Silvestri E, Grassi W, Garlaschi G, editors. Musculoskeletal sonography. 1st ed. Milano: Springer; 2007.

[66] Rooney ME, McAllister C, Burns JF. Ankle disease in juvenile idiopathic arthritis: ultrasound findings in clinically swollen ankles. J Rheumatol. 2009; 36: 1725–9.

[67] McGonagle D, Benjamin M. Towards a new clinico–immunopathological classification of juvenile inflammatory arthritis. J Rheumatol. 2009; 36: 1573–4.

[68] Ravelli A, Martini A. Early predictors of outcome in juvenile idiopathic arthritis. Clin Exp Rheumatol. 2003; 21: 89–93.

[69] Larché MJ, Roth J. Toward standardized ultrasound measurements of cartilage thickness in children. J Rheumatol. 2010; 37: 2445–7.

[70] Laurell L, Court–Payen M, Nielsen S, Zak M, Boesen M, Fasth A. Ultrasonography and color Doppler in juvenile idiopathic arthritis: diagnosis and follow–up of ultrasound–guided steroid injection in the ankle region. A descriptive interventional study. Pediatr Rheumatol Online J. 2011; 9: 4.

[71] Karmazyn B. Ultrasound of pediatric musculoskeletal disease: from head to toe. Semin Ultrasound CT MR. 2011; 32: 142–50.

[72] Shahin AA, el–Mofty SA, el–Sheikh EA, Hafez HA, Ragab OM. Power Doppler sonography in the evaluation and follow–up of knee involvement in patients with juvenile idiopathic arthritis. Z Rheumatol. 2001; 60: 148–155.

[73] Spannow AH, Stenboeg E, Pfeiffer–Jensen M, Herlin T. Ultrasound measurement of joint cartilage thickness in large and small joints in healthy children: a clinical pilot study assessing

observer variability. Pediatr Rheumatol Online J. 2007; 2: 5–3.

[74] Möller B, Bonel H, Rotzetter M, Villiger PM, Ziswiler HR. Measuring finger joint cartilage by ultrasound as a promising alternative to conventional radiograph imaging. Arthritis Rheum. 2009; 61: 435–41.

[75] Malattia C, Damasio MB, Magnaguagno F, Pistorio A, Valle M, Martinoli C, et al. Magnetic resonance imaging, ultrasonography, and conventional radiography in the assessment of bone erosions in juvenile idiopathic arthritis. Arthritis Rheum. 2008; 59: 1764–72.

[76] Magni-Manzoni S, Rossi F, Pistorio A, Temporini F, Viola S, Beluffi G, et al. Prognostic factors for radiographic progression, radiographic damage, and disability in juvenile idiopathic arthritis. Arthritis Rheum. 2003; 48: 3509–17.

[77] Ravelli A, Martini A. Early predictors of outcome in juvenile idiopathic arthritis. Clin Exp Rheumatol. 2003; 21: 89–93.

[78] Doria AS, Babyn PS, Feldman B. A critical appraisal of radiographic scoring systems for assessment of juvenile idiopathic arthritis. Pediatr Radiol. 2006; 36: 759–72.

[79] Karmazyn B, Bowyer SL, Schmidt KM, Ballinger SH, Buckwalter K, Beam TT. US findings of metacarpophalangeal joints in children with idiopathic juvenile arthritis. Pediatr Radiol. 2007; 37: 475–82.

[80] Buchmann RF, Jaramillo D. Imaging of articular disorders in children. Radiol Clin North Am. 2004; 42: 151–68.

[81] Bloom BJ, Alario AJ, Miller LC. Intra-articular corticosteroid therapy for juvenile idiopathic arthritis: report of an experiential cohort and literature review. Rheumatol Int. 2011; 31: 749–56.

第十六章　骨科超声影像

Thierry PARLEVLIET，　Luc VANDEN BOSSCHE

16.1 概述

CT或MRI对有些患者来说极具挑战性，如老年患者对CT造影剂的使用，装有假体或内植物的患者对MRI检查的相容性等。但是，超声检查可以为各种骨科疾病的诊断和随访提供有价值的信息。在康复医学实践中，当术后康复没能如预期进展时，或者康复进程开始"出错"时，超声可以即时处置，提供帮助。

16.2 异位骨化与骨化性肌炎

异位骨化是指骨外软组织中形成板层骨，最常见于关节周围，旧术语称为"关节周围骨化"（图16.1，图16.2）。异位骨化是中枢神经系统疾病（脑损伤、肿瘤、脑炎、脊髓损伤等）、多发性损伤、髋关节手术及烧伤后的常见并发症。此外，异位骨化也与遗传因素相关（如进行性纤维发育不良骨化症）。

应注意区别异位骨化与代谢性钙化，代谢性钙化主要发生于高钙血症及肿瘤并发的营养不良性钙化。此外，不要混淆异位骨化与创伤性骨化性肌炎，后者发生在直接创伤之后，肌肉或软组织中异位骨形成。

钙沉积是异位骨化的特点，通常是一种对肌腱炎钙质中化学或物理创伤的反应，

而不是软组织结构内的新骨形成[1]。异位骨化的关节活动度受限，严重影响患者日常功能，因此，必须及时进行确诊。

相比传统放射学检查，超声能够更快发现异位骨化或骨化性肌炎[2, 3]。此外，超声也是早期识别异位骨化并进行后续追踪的最佳方式。有研究表明，用超声早期诊断全髋置换术后一周的异位骨化具有高度敏感性和特异性[2-7]。

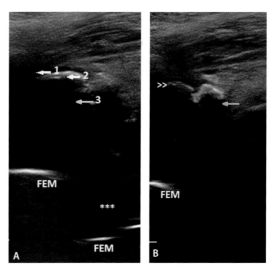

图16.1　A.髋关节腹侧垂直视图。股骨头上方低–高–低回声带（箭头1、2、3）。异位骨化，发作。股骨假体（FEM）被积液包裹（＊＊＊）。B.髋关节，稍外侧视图。无声影高回声区（＞＞），使下方股骨（FEM）可见，毗邻伴声影高回声区（箭头）。异位骨化，发作

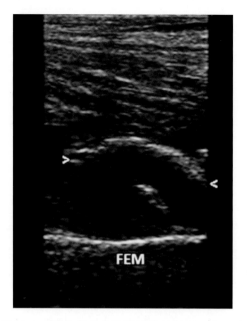

图16.2 髋关节内收肌区域长轴视图。高回声区（><）无声影。异位骨化，发作。FEM：股骨

16.2.1 临床诊断与病理

异位骨化的初始临床特征是受累区域出现关节僵硬、关节活动受限、温度增高、肿胀及红斑。异位骨化与深静脉血栓之间的鉴别较为困难，事实上，二者之间常常是相互关联的。此外，异位骨化伴随的质量效应和局部炎症反应，可能导致肿胀和静脉压迫，从而引起静脉炎[8]。

异位骨化在青少年中发病率最高，通常发生于肌肉或软组织损伤，尤其是运动创伤之后。大腿和上臂大肌群是骨化性肌炎的高发区域。骨化性肌炎的临床症状和体征包括伤后2~8周压痛、肿胀及肌肉硬化[9-12]。

异位骨化和骨化性肌炎的发病机制具有本质上的不同。在异位骨化中，可观察到成熟的板层骨，周围包裹着被压缩的肌纤维和结缔组织。有人认为，成骨发生于肌肉层之间的结缔组织而不是肌肉本身。成熟的异位骨化拥有骨松质和成熟的板层骨，以及血管和骨髓，但只有少量的造血[1]。

骨化性肌炎是一种骨骼肌中的假炎性肿瘤，相当于一种异位、化生、非恶性的骨肿瘤[13, 14]（图16.3）。骨化性肌炎继发于肌肉创伤，主要表现为炎症和急剧加重的肌肉疼痛和肿大[13, 15]。这些骨化与异位骨化相似，但应与其他原因导致的软组织骨化相鉴别。例如，关节周围骨化通常发生于中枢神经系统疾病、烧伤、全髋关节置换术和长期机械通气患者。

异位骨化和骨化性肌炎的发展可分为三个特征性阶段，即带现象（zone phenomenon）。急性期通常持续1周。增殖物由分泌黏液样基质的间质细胞及大量有丝分裂的成纤维细胞组成，因此具有假纤维肉瘤样外观[16]。亚急性期大约持续10天，成纤维细胞分化为成骨细胞，并在初始黏液样区周围分泌类骨质基质（假性骨肉瘤外观）[16]。最终阶段（成熟阶段）开始于病程第2~5周。可在病变的周边区域观察到骨发生。病变中心区域还可能出现迟发脂肪化生发展[16]。

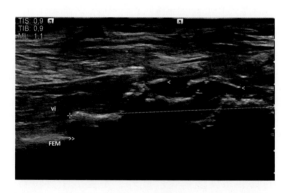

图16.3 股骨长轴视图（分割图像）。股肌中部（长轴）长约5 cm（++之间）不规则高回声带，股骨皮质（FEM）伴完全声影（>>）。骨化性肌炎。部分高回声区无声影（<）

16.2.2 超声诊断

超声是描绘早期骨形成现象的最敏感的影像工具，此时通常也可以在关节中检测到积液。超声能够先于其他诊断方式对原发性骨化进行特征性确认[17]。Thomas等人描述了三个同心带，对应于所描述的骨化性肌炎带。首先，外周带表现为低回声，包围病灶并可伴有持续充血。紧接着的区域较薄，表现为高回声，对应骨化区域。第三个区域也即中央带，表现为低回声，对应中央基质成纤维细胞成分[17]。由于这种骨形成，骨化性肌炎和异位骨化表现为伴有声影的高回声区域，其深层骨骼结构的边缘变得不规则，甚至不可检测。

16.3 原位骨化或原位骨增生

在康复医学中，医生经常面对残端疼痛的截肢患者，疼痛原因可能大相径庭。对残端疼痛的诊断并不总是直截了当的，对应的治疗仍存有争议。

有充分证据表明，残端骨质增生是儿童截肢患者中常见的并发症（图16.4，图16.5）。它可能导致疼痛、皮肤破裂和接受腔贴合差[18]。越来越多的报道表明，成年截肢者也常伴有残端骨增生，然而由于症状出现较慢，其发病率可能被低估。由于青少年截肢者普遍存在骨质增生的情况，因此在残端初次成型时采用预防性封堵手术是合理的。简单切除仅适用于成年人和骨骼接近成熟的青少年，以及初次截肢时存在感染者。

因临床表现通常是非特异性的（发红、肿胀、疼痛），所以影像检查对于截肢残端疼痛的诊断至关重要。残端疼痛可能由

外在原因或内在原因导致。前者（假肢引起的疼痛）包括假肢装配不当或负荷不均所导致的滑囊炎、软组织炎症、应力性骨折、瘀

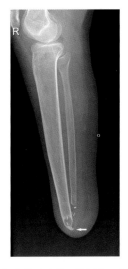

图16.4 17岁女孩截肢残端X线影像。胫骨远端原位骨增生（箭头）。可见数枚手术夹

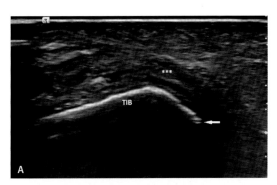

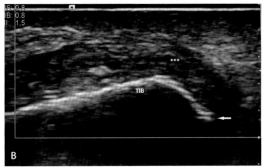

图16.5 A.图16.4同一患者的超声影像。注意尖锐的骨末端（箭头）提示骨增生。TIB，胫骨；***：覆盖肌肉。B.此视角通常可见新生血管，但该患者没有

伤和皮肤破裂。残端疼痛的内在原因主要来源于残端本身，如骨髓炎、神经瘤、侵袭性骨缘、异位骨化和骨质增生（原位骨化）。

佩戴假肢并于负重体位下进行放射检查可在功能上评估软组织、骨骼和假肢之间的关系。增加超声检查可以明确软组织并发症，如脓肿和积液、炎性变化、肿瘤、神经瘤和早期的骨质增生。

增生现象在临床中表现为骨性残端和软组织覆盖之间的异常生长。残端骨末梢受远端皮肤的持续牵拉而伸长，随之出现发红、激惹及继发感染。尖锐的骨末端不会将远端皮肤推离，而是嵌入软组织中，逐渐突出并穿破体表，最终导致慢性感染[19]。

16.4 创伤性神经瘤

神经瘤是残肢疼痛的常见原因，常导致疼痛，并循受累神经支配区域影响感觉功能。因此，截肢者在假肢设计时、适应过程中及步态康复或站立时都可能会感到疼痛。神经瘤常在创伤（大创伤或重复性微创伤）后形成，通常与骨刺相连或终止于瘢痕组织（图16.6，图16.7）。

神经瘤可以表现为不同的方式，包括

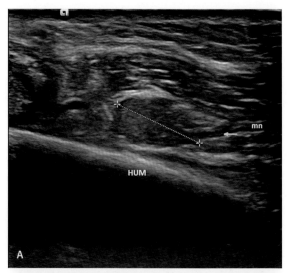

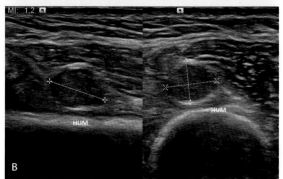

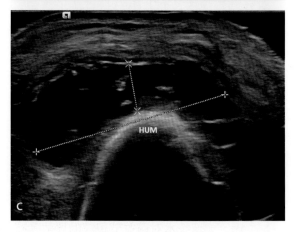

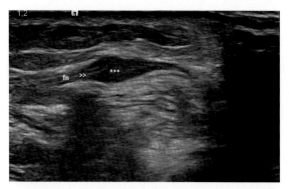

图16.6 A.图16.4同一患者的超声影像，腓神经（fn）末端长轴视图。注意神经末梢（***）的肿胀和低回声，可见鼠尾征

图16.7 A.上臂截肢，残肢长轴视图。正中神经（mn）末梢呈球形低回声（++之间），神经连接处可见鼠尾征（箭头）。HUM：肱骨。B.同一患者，残肢长轴和短轴视图。注意神经末梢的球形低回声结构（++之间），被一层高回声结缔组织包绕。HUM：肱骨。C.同一患者，残肢远端轴向视图。可见大片无回声积液区（++之间），含多个内容物，覆盖肱骨（HUM）

蘑菇形、分叶状及小型神经放射网络等。典型的创伤性神经瘤是从受累神经末端生长的无序神经束。

在超声影像中，神经束在纵轴显示为低回声带。在轴向或横向扫描中，表现为由高回声结缔组织包裹着的低回声点状结构。

在神经瘤发生时，可以看到肿胀和低回声的神经末梢，这种末梢球状结构通常来自神经鞘。

16.5 髋关节置换/表面修复术后超声评估

关节成形术后超声多用于积液检测。髋关节置换术后疼痛的原因较为复杂，包括感染、磨损性滑膜炎（wear debris synovitis）、假体松动等内在原因，以及髂腰肌肌腱病、臀肌肌腱异常、大转子疼痛等外在原因，确诊具有一定的难度。假肢材质可能会导致CT和MRI出现伪影，从而影响成像效果[20]。而超声是评估髋关节周围软组织的优秀技术，它具有动态检查和多普勒成像功能，对新血管形成检查具有优势。此外，超声检查不像CT和MRI受金属制品的影响，可以对贴近金属结构的病变区域进行评估。

16.5.1 积液

超声成像技术对髋关节积液的评估具有极佳的敏感性，高达92%[21, 22]。超声影像中的髋部积液显示为低回声或无回声液体，从股骨颈皮质向前，取代关节囊或假包膜[23]（图16.8）。Van Holsbeeck等人[23]发现前假包膜和股骨前皮质之间的距离通常小于

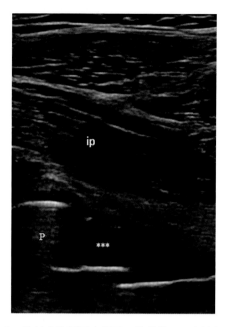

图16.8 髋关节腹侧垂直视图。髋关节可见液性低回声区（***）。P：髋关节假体；ip：髂腰肌

3.2 mm，髋关节置换术后感染的患者关节积液大量增多，平均囊–骨距离为10.2 mm。然而，这些并不是诊断积液的绝对量化指标。有研究者发现，关节囊前隐窝的扩张程度没有差异[24]。虽然化脓性和无菌性渗出之间的鉴别较为困难，但超声引导下的积液抽取可以缓解疼痛，还可以用于进一步的实验室分析。最后，检查手术瘢痕区域的积液也是值得注意的。

16.5.2 假体周围的实性和囊性肿块

髋关节置换术后假体周围可能出现实性和囊性肿块[25]。确切的原因目前仍然不确定，但认为与材料的磨损有关，这也是它们被称为反应性肿块或假性肿瘤的原因。其症状程度从轻微的不适到致残性疼痛，有时也可能没有症状[26]。这些肿块既可以是关节前的实体结构，也可以是后关节间隙的囊

性病变。超声检查显示低回声区，多普勒成像时区域内血流减少或消失（图16.9）。深度定位时，可能难以区分实体和囊性病变，临床中可尝试用探头将积液推离损伤区域，以证明其囊性。如果流体被囊结构包裹，则无法移动。

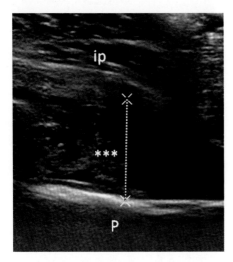

图16.9 髋关节腹侧垂直视图。髋关节可见高回声结构（***）。关节近端空间被填充（虚线）。P：髋关节假体；ip：髂腰肌

16.5.3 髂腰肌肌腱病变

髂腰肌肌腱病变是髋关节置换术后髋部疼痛的外在原因之一，通常是由肌腱后部与髋臼或股骨头假体前部发生撞击或摩擦引起的，但也有报道称部分患者肌腱与假体没有明确接触[27]。在超声下，症状肌腱表现为增厚，伴有或不伴有低回声。尽管也可以使用短轴，但检查这种撞击的最佳扫描平面是髂腰肌肌腱的长轴视图（图16.10）。由于局部重复摩擦，可能发生囊内炎症反应和渗出。在持续情况下，磨损会导致肌腱变薄甚至全厚度撕裂。

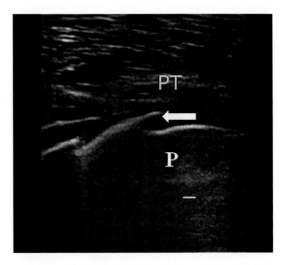

图16.10 髋关节腹侧垂直视图。腰大肌肌腱与髋关节假体（箭头）摩擦。PT：腰大肌肌腱；P：假体

16.6 脓肿

脓肿形成是一种术后即刻就可能出现的并发症。它在超声下的回声纹理是多变的，可以是从无回声到不规则的高回声结构，伴有或不伴有高回声沉积物、分隔甚至气体（图16.11）。其通常呈圆形，并且

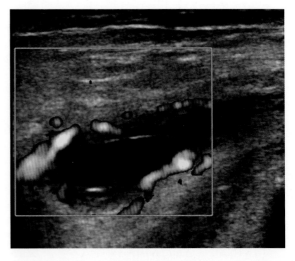

图16.11 脓肿：边界不规则的低回声肿块，能量多普勒显示周围血流增加

具有明确的不规则分叶状结构。大多数情况下，脓肿在超声下显示为充满液体的低回声结构，伴有后方回声增强。在中心区域，可能有数量不一的回声碎片。轻微加压可能有助于确认液体性质。多普勒成像有助于识别脓肿边界、内部分隔和周围组织的充血情况[28]。

16.7 异物

临床工作中经常遇到各种异物，常见的有木材、玻璃或金属物体。这些异物常在皮肤穿透伤或其他外伤（或术后金属物残留）后留在软组织中。不可忽视这些异物，它们会引发肉芽肿反应、继发软组织感染，甚至发展为脓肿。因此，应对异物进行早期诊断和及时去除，从而预防并发症的发生。此外，还需要对伤口周边区域进行排查，以防异物从穿透部位迁移。从这个意义上讲，超声是检测肌肉骨骼系统异物的极佳方式[29]。物体的超声成像根据其性质（金属、玻璃、木材等）、形状和大小而有很大差异[30]。异物通常显示为高回声，并且在物体后方可能伴有声影（木材类异物），以及混响和彗星尾效应（玻璃或金属异物）（图16.12）。以上发现并不具备明确的特征性，但可以帮助识别容易被忽视的小碎片。异物（肉芽组织）周围发生炎症反应时，物体周围会产生低回声晕，并在多普勒成像下表现为血流增加。一旦检测到异物，应明确其与相邻肌腱、神经和血管的关系。测量异物的深度、标记碎片表层的皮肤可为外科医生提供指引。

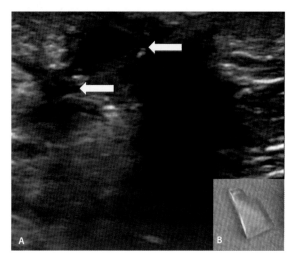

图16.12 A.皮下组织异物（玻璃）位于两个白色箭头之间，周围有低回声晕包绕。B.取出的玻璃碎片

16.8 肌腱修复后的超声检查

修复后的肌腱在超声下拥有多变的声学特点，其回声强度可以从低到高，表现不一。大多数情况下，即使肌腱修复已经数年时间，也还能观察到缝合肌腱的持续肿胀。需要注意的是要区分术后肌腱与复发性肌腱撕裂。缝合材料在超声下伴有声影，因此超声可以显示出明显的间隙或破坏。此外，动态超声成像可以有效地辨别术后早期缺乏滑动时的肌腱断裂或粘连。

术后肩袖的异常回声在外观上与非手术患者的微小肩袖撕裂非常相似[31]。针对活动受限和疼痛，在术后3个月左右对修复的肩袖进行超声影像评估与临床检查同样重要。大多数复发性肩袖撕裂发生在手术修复后的前3个月内[32]。虽然随着时间的推移，发生率会逐渐降低，但修复后的冈上肌肌腱增厚可能会在术后9个月持续存在[33, 34]。很长时间内，缝合材料（包括可吸收材料）都可以在超声下观察到。

参考文献

［1］Vanden Bossche L, Vanderstraeten G. Heterotopic ossification: a review. J Rehabil Med. 2005; 37: 129–36.

［2］Pistarini C, Carlevati S, Contardi A. The echographic diagnosis of neurogenic paraosteoarthropaties in myelosis patients. G Ital Med Lav. 1993; 15: 159–3.

［3］Snoecx M, De Muynck M, Van Laere M. Association between muscle trauma and heterotopic ossification in spinal cord injured patients: reflections on their causal relationship and the diagnostic value of ultrasonography. Paraplegia. 1995; 33: 464–8.

［4］Pistarini C, Carlevati S, Contardi A, Cannizzaro G. Use of ultrasonography methods in the diagnosis of neurogenic paraosteoarthropathy in spinal cord injury. Recenti Prog Med. 1995; 86: 483–8.

［5］Cassar-Pullicino VN, McClelland M, Badwan DA, McCall IW, Pringle RG, el Masry W. Sonographic diagnosis of heterotopic bone formation in spinal injury patients. Paraplegia. 1993; 31: 40–50.

［6］Thomas EA, Cassar-Pullicino VN, Mc Call IW. The role of ultrasound in the early diagnosis and management of heterotopic bone formation. Clin Radiol. 1991; 43: 190–6.

［7］Popken F, Konig DP, Tantow M, Rutt J, Kausch T, Peters KM. Possibility of sonographic early diagnosis of heterotopic ossification after total hip replacement. Unfallchirurg. 2003; 106: 28–31.

［8］Colachis SC, Clinchot DM, Venesy D. Neurovascular complications of heterotopic ossification following spinal cord injury. Paraplegia. 1993; 31: 51–7.

［9］Massey GV, Kuhn JG, Nog J, Spmottswood SE, Narla LD, Russel EC. Case report: the spectrum of myositis ossificans in haemophilia. Haemophilia. 2004; 10: 189–3.

［10］Beiner JM, Joki P. Muscle contusion injury and myositis ossificans traumatica. Clin Orthop Relat Res. 2002; 403: 110–9.

［11］Wieder DL. Treatment of traumatic myositis ossificans with acetic acid iontophoresis. Phys Ther. 1992; 72: 133–7.

［12］Smith TO, Hunt NJ, Wood SJ. The physiotherapy management of muscle haematomas. Phys Ther Sport. 2006; 7: 201–9.

［13］Kransdorf MJ, Meis JM. From the archives of the AFIP. Extraskeletal osseous and cartilaginous tumors of the extremities. Radiographics. 1993; 13: 853–84.

［14］Olsen KM, Chew FS. Tumoral calcinosis: Pearls, polemics, and alternative possibilities. Radiographics. 2006; 26: 871–85.

［15］Spencer JD, Missen GA. Pseudomalignant heterotopic ossification ("myositis ossificans"). Recurrence after excision with subsequent resorption. J Bone Joint Surg Br. 1989; 71: 317–9.

［16］Mirra JM. Osseous soft tumors. In: Mirra JM, Picci P, Gold RH. Bone tumors: Clinical, radiologic and pathologic correlations. London: Lea & Febiger; 1989; p. 1549–86.

［17］Thomas EA, Cassar-Pullicino VN, McCall IW. The role of ultrasound in the early diagnosis and management of heterotopic bone formation. Clin Radiol. 1991; 43: 190–6.

［18］Dudek NL, DeHaan MN, Marks MB. Bone overgrowth in the adult traumatic amputee. Am J Phys Med Rehabil. 2003; 82: 897–900.

［19］Swanson AB. Phocomelia and Congenital Limb Malformations – Surgical Reconstruction and Prosthetic Replacement. Am J Surg. 1965; 109: 294–9.

［20］Long SS, Surrey D, Nazarian LN. Common sonographic findings in the painful hip after hip arthroplasty. J Ultrasound Med. 2012; 31: 301–12.

［21］Bureau NJ, Chhem RK, Cardinal E. Musculoskeletal infections: US manifestations. Radiographics. 1999; 19: 1585–92.

［22］Foldes K, Balint P, Balint G, Buchanan WW. Ultrasound-guided aspiration in suspected sepsis of resection arthroplasty of the hip joint. Clin Rheumatol. 1995; 14: 327–9.

［23］Van Holsbeeck MT, Eyler WR, Sherman LS, et al. Detection of infection in loosened hip prostheses: efficacy of sonography. AJR Am J Roentgenol. 1994; 163: 381–4.

［24］Weybright PN, Jacobson JA, Murry KH, et al. Limited effectiveness of sonography in revealing hip joint effusion: preliminary results in 21 adult patients, with native and postoperative hip. AJR Am J Roentgenol. 2003; 181: 215–8.

［25］Boardmann DR, Middleton FR, Kavanagh TJ. A benign psoas mass following metal on metal resurfacing of the hip. J Bone Joint Surg Br. 2006; 88: 402–4.

［26］Kwon YM, Ostlere SJ, McLardy-Smith P, et al. "Asymptomatic" pseudotumors after metal-on-metal hip resurfacing arthroplasty: prevalence and metal ion study. J Arthroplasty. 2010; 26: 511–8.

［27］Hanssen AD. Revision total hip arthroplasty: the painful hip. J Bone Joint Surg Am. 2009; 91: 22.

［28］Arslan H, Sakarya ME, Bozkurt M, et al. The role of power Doppler sonography in the evaluation of superficial soft tissue abscesses. Eur J Ultrasound. 1998; 8: 101-6.

[29] Dean AJ, Gronczewski CA, Costantino TG. Technique for emergency medicine bedside ultrasound identification of a radiolucent foreign body. J Emerg Med. 2003; 24: 303-8.

[30] Horton LK, Jacobson JA, Powell A, et al. Sonography and radiography of soft-tissue foreign bodies. AJR Am J Roentgenol. 2001; 176: 1155-9.

[31] Crass JR, Craig EV, Feinberg SB. Sonography of the postoperative rotator cuff. AJR Am J Roentgenol. 1986; 146: 561-4.

[32] Kluger R, Bock P, Mittlbock M, et al. Longterm survivorship of rotator cuff repairs using ultrasound and magnetic resonance imaging analysis. Am J Sports Med. 2011; 39: 2071-81.

[33] Lasbleiz J, Benkalfate T, Morelli JN, Jan J. Sonographic evaluation of the post-operative rotator cuff: Does tendon thickness matter? Open J Clin Diagn. 2013; 3: 78-84.

[34] Mafulli N, Dymond NP, Regine R. Surgical repair of ruptured Achilles tendon in sportsmen and sedentary patients: a longitudinal ultrasound assessment. Int J Sports Med. 1990; 11: 78-84.

第十七章　肿瘤超声成像

MARTINE DE MUYNCK，ANNE OOMEN

17.1 概述

超声因为具有多平面成像和为病变提供更加清晰影像的独特能力，早在20世纪80年代就用于四肢软组织病变的初步评估及随访[1]。治疗四肢软组织病变重要的第一步是将囊性结构与实性肿块区分开。观察软组织肿块时，必须研究肿块的大小、边界、形态（深度）和回声等参数[1]。多普勒能够帮助评估软组织肿块的血管分布，对诊断和制订术前计划很重要[2]。随访时，超声可能帮助发现可疑的肿瘤复发，尤其是体内有内植物的患者，其他检查方式均有可能存在伪影来干扰诊断[2]。超声技术在四肢软组织病变患者（通常为年轻患者）的康复及随访中也发挥了一定的作用。

17.2 超声技术在肿瘤诊断中的应用

在诊断软组织肿块时，首先应当了解患者既往史，并对其进行体格检查。

既往史包括患者的年龄、性别，肿胀持续的时间，如何发生的（自发的还是外伤后导致的），是否疼痛，疼痛是否出现在夜间，肿胀是逐渐加重还是维持现状，这些症状是否都是肿块压迫导致的，是否有发热、体重减轻等一般症状，在肿块处或者其他位置是否有手术史，是否有肿块家族史。

体格检查包括肿胀发生的位置，是浅表肿块还是深部肿块，是否是皮下肿块，皮肤是否有色素沉着，触诊时是否有压痛，是否有血管神经压迫的症状。

超声可以作为软组织肿胀初步评估的首选技术。通过超声检查可解决两个问题：①是否有损伤？②是囊肿还是实性软组织肿块？如果是囊肿（见后文），检查通常可以终止。

17.2.1 囊性损伤与实性软组织肿块的鉴别诊断

滑膜囊肿有滑膜皱襞，且与关节腔（如腕部囊肿及腘窝囊肿）或者腱鞘囊肿相通，虽然很难将腱鞘囊肿的"茎"具像化。腱鞘囊肿不是真正意义上的囊肿，因为它没有上皮壁，多发生于关节囊、腱鞘、韧带或滑车，常见于腕手部。盂唇囊肿及半月板囊肿也属于腱鞘囊肿。

囊肿内部含有液体，质地均匀，在超声下通常表现为低回声或无回声，边界清楚（图17.1）。相反，固体结构在超声下质地不均匀。声波在囊肿内衰减最小，因此，囊肿后方的区域会显得相对明亮（称为后部增

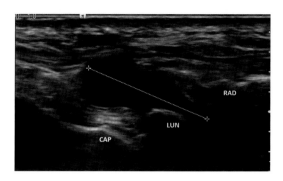

图17.1 腕关节纵向背面观：桡骨（RAD）与月骨（LUN）之间13 mm长的无回声囊性组织。CAP：头状骨

强）。囊肿内部通常也无血管形成，因此在超声下无多普勒信号。若囊肿破裂，囊肿周围可能会有血管信号[3]。然而，并不是所有的囊性肿块都可以用这些标准来鉴别。

以上的一些征象也见于实性软组织肿物。在Lee等人[4]的系列研究中，在灰阶超声上显示囊性外观的实体肿瘤发生率为5.3%。这些肿瘤通常是神经鞘瘤或有纤维成分的肿块，如腱鞘巨细胞瘤。任何细胞/基质比（cell-to-matrix ratio）高或细胞排列均匀的实体肿瘤都可以被描述为清晰的、均匀的、低回声的，并伴有后部回声增强[4]。

并非所有软组织肿瘤内都能发现有血管分布，肿瘤体积较小（如1~2 cm）时也无法发现血管分布。适当的技术和多普勒参数的优化是非常必要的。此外，使用大量耦合剂和对探头施加较小的压力以免压迫细小的血管非常重要[4]。

压缩性是检查的另一个参数。不可压缩性是腕部腱鞘囊肿的超声特征之一[4]。探头施加压力可使内部碎片移动，有助于鉴别复杂的囊性肿块，如破裂的囊肿、脓肿和滑囊炎。

17.2.2 瘤与假瘤的鉴别诊断

软组织肿瘤的恶性与良性比大约是1：100[3, 5]。目前有超过80种可能的组织病理学诊断。本章不涉及完整的肿瘤展示。通常，用超声技术对一种软组织肿瘤进行特异性诊断是不可能的，因为超声技术缺乏相关特异性诊断。然而，应用超声区分囊肿与肿瘤，确定肿瘤是否可疑、患者是否需要进一步评估/成像是十分重要的。

既往史、体格检查及超声检查已足够鉴别肿瘤样病变或假瘤，如囊肿、皮下囊肿、血肿、囊状水瘤、脓肿、跖间神经瘤病（一种机械性退行性神经病变）[3, 5]。

2002年，世界卫生组织对软组织肿瘤进行了分类[3, 5]，分为如下10组：

- 脂肪细胞肿瘤（如脂肪瘤、脂肪肉瘤）。
- 成纤维细胞瘤/肌纤维母细胞瘤（如结节性筋膜炎、骨化性肌炎、弹性纤维瘤、肌肉骨骼纤维瘤、纤维肉瘤）。
- 纤维组织细胞瘤（如腱鞘巨细胞瘤、良性纤维组织细胞瘤）。
- 平滑肌肿瘤（如平滑肌肉瘤）。
- 血管外皮肿瘤（如血管球瘤）。
- 骨骼肌肿瘤（如横纹肌肉瘤）。
- 血管肿瘤（如血管瘤）。
- 软骨及骨肿瘤（如骨外骨肉瘤）。
- 神经源性肿瘤（如神经鞘瘤、神经纤维瘤、恶性周围神经鞘瘤）。
- 分化不清的肿瘤（如滑膜肉瘤）。

大多数脂肪瘤位于皮下脂肪组织。脂肪瘤通常边界不清，而且在超声下回声强度是变化的（与周围正常脂肪组织相比可以是等强度、低强度或高强度的）（图17.2）。它们通常不能检测到血流信号。所有深部病变（肌内或肌间）都有可能成为脂肪肉瘤——病变越深、越大，越可疑。血管增生、不规则而厚的分隔、钙化和假性囊性坏死区均提示恶性肿瘤[3]。

背部弹性纤维瘤位于胸壁和肩胛下角之间，背阔肌下方。目前认为，背部弹性纤维瘤是由反复机械刺激产生的（如长时间使用拐杖）。在超声显示中，背部弹性纤维瘤呈卵圆形外观，内部高、低回声层交替[5]（图17.3）。肌骨纤维瘤病分为浅表性病变（掌腱膜纤维瘤病或掌腱膜挛缩症，足底纤维瘤病或勒德霍斯病）和深部病变（颈纤维瘤病）[3]。前者为与腱膜相关的低回声结节，不浸润肌肉/皮下脂肪。

腱鞘巨细胞瘤是一种常见的手部肿瘤，与腱鞘接触（动态评估时不随肌腱滑动）。在超声下通常质地均匀、低回声伴有血管化，下方可伴有骨皮质侵蚀[3]。

血管球瘤通常发生在手指背侧，指甲

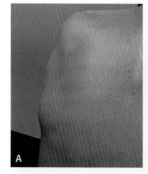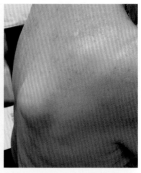
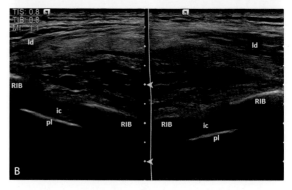

图17.3　A.两例背部弹性纤维瘤的临床案例，其中左侧患者纤维瘤较右侧患者更偏外侧。B.左侧患者背部弹性纤维瘤垂直重建分割图像：在背阔肌（ld）和肋骨（RIB）之间有巨大的椭圆形片状高、低回声肿块。ic：肋间肌；pl：胸膜

下方。超声下表现为甲下低回声肿块伴有较多血管形成。

横纹肌肉瘤是儿童最常见的软组织肿瘤。在超声下表现为低回声，表现出如下所述的恶性肿块的特征。周围神经鞘瘤的病理特点是它们与神经连接，因此在超声下可看见有一条"老鼠尾巴"进出病变组织。

神经鞘瘤通常偏心性生长，在肿块中可发现未受累的神经束。神经鞘瘤在超声下通常边界清楚、低回声，有时可表现为液泡状（蜂窝状），后方可伴有增强影，多普勒超声提示神经鞘瘤多伴有血流信号[3]（图17.4）。相反，神经纤维瘤在神经中心部生长，少有血流信号（图17.5）。

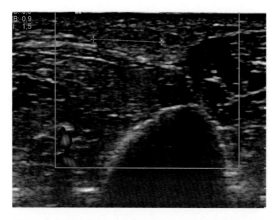

图17.2　该图与图17.7为同一患者，由于该患者有恶性肿瘤病史，其对前臂上质软的小结节十分担心。图中显示，该结节是一个与周围皮下组织相比等回声的、边界相对清晰、无明显血流信号、7 mm的脂肪瘤

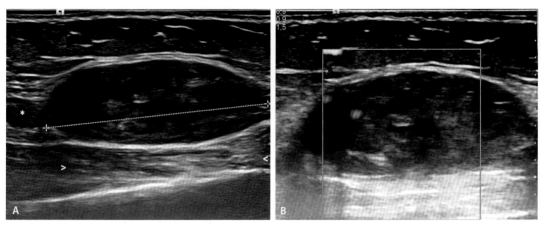

图17.4 A.59岁女性，患有上臂皮下神经鞘瘤，超声下表现为长31 mm，椭圆形低回声肿块，呈空泡状，与神经相连（＊），后方伴有强回声影（＞＜）。B.同一案例的肿块，在多普勒超声下表现为血流信号

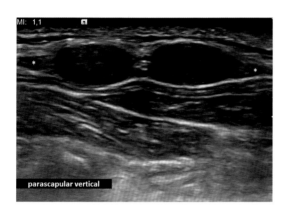

图17.5 患有神经纤维瘤的16岁女性，肿瘤位于肩胛旁区的皮下，呈串珠样，有两个低回声肿块，与神经（＊）相连

多灶性神经纤维瘤（肌肉的浅表和深部的多发低回声结节）和丛状变可见于神经纤维瘤病综合征[3]。恶性周围神经鞘瘤（MPNST）会浸润神经，引起更剧烈的疼痛和神经症状。在患有神经纤维瘤的患者中，应密切随访近端（神经丛）病变，因为近端（神经丛）病变可恶化成为MPNST[5]。

滑膜肉瘤是最常见的软组织肉瘤之一。其命名似乎具有误导性，因为大多数情况下滑膜肉瘤发生于关节旁组织（主要发生于年轻患者的下肢）。在超声下，滑膜肉瘤通常表现为分叶状，密度不均匀，低回声且伴有血管信号。

转移癌（如肾上腺样瘤、甲状腺癌）、肉瘤和黑色素瘤在超声下通常表现为边界不清晰、质地不均匀、低回声及丰富血流信号，与此同时，上述肿瘤可伴有钙化和假性囊性坏死的发生[3, 5]。

骨肿瘤根据基质类型（骨样、软骨样、纤维样、脂肪样或其他细胞类型，如尤因肉瘤和转移瘤）进行分类。

骨软骨瘤是最常见的良性骨肿瘤。它是一种软骨覆盖的肿瘤，通常表现为骨表面的柄状突出[2]。可能是一种发育畸形，而不是真正的肿瘤，常见于股骨远端、胫骨近端或肱骨近端干骺端（图17.6）。

遗传性多发外生骨疣多是一种以多发性外生骨疣（多发性骨软骨瘤）为特点的遗传性疾病。在儿童或青少年早期，遗传异常导致骨干骺端重塑过程中破骨细胞活性的缺陷。干骺端良性骨赘生物常被

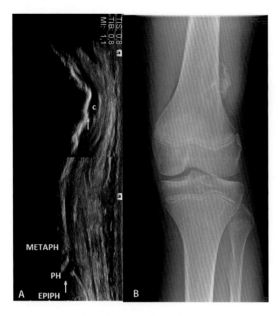

图17.6 A.13岁男孩股骨远端孤立性外生骨疣的垂直重建分割图像，EPIPH：骨骺；METAPH：干骺端；c：小软骨帽。B.相应的X线片

则的、间断的骨皮质，有时超声下也表现为拥有丰富血管的巨大软组织肿块。当然，对位于骨皮质边界处的肿块，超声是无法检测到的。

17.2.3 良性、恶性肿瘤的鉴别诊断

恶性肿瘤在超声下通常质地不均匀、低回声且伴有丰富的血流信号。多普勒超声成像可显示肿块内小血管内的血流，但不能明确区分肿物的良性或恶性。此外，超声也可用于监测肿瘤治疗过程中血管的反应。

恶性软组织肿块的中心部位组织间质压力增大，向周围逐渐减小。只有1%~10%的肿瘤体积被血管占据，肿块的剩余部分由结缔组织填充，其把肿瘤细胞与滋养血管分离开。相比良性肿瘤，上述的间质基质更常见于恶性肿瘤。从这个意义上讲，恶性肿块的特点是中心区域血管较少并最终坏死，而外周高度血管化（具有恶性无规则的血管结构，如分叉、环路、螺旋状血管、狭窄和闭塞）[3, 6]（图17.7）。如果超声成像下发觉内部不规则分隔、钙化及假性囊性坏死区，

软骨覆盖，少数发生肿瘤转化。超声技术可用于随访软骨帽厚度（正常软骨帽厚度<1 cm，若>2 cm，为可疑恶化）和评估并发症发生的可能（如神经压迫）[2]。

对于恶性骨肿瘤和肿瘤骨转移，在超声下可以看到皮质破坏，表现为非常不规

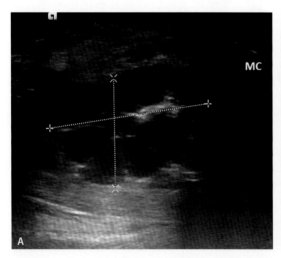

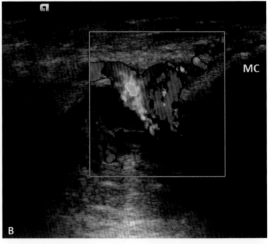

图17.7 A.85岁女性手部超声，于6年前因软骨肉瘤行第3指骨及掌骨截肢术，术后术区出现疼痛肿胀，超声成像表现为低回声分叶状肿块，提示肿瘤复发；B.该肿物内彩色多普勒超声信号。MC：掌骨

也值得怀疑。良性病变则相反，其内部区域排列良好，无不规则血管增生[3,6]。

大多数软组织肿瘤是良性的、体积较小，同时位置表浅[6]。只有5%的良性软组织肿块超过5 cm，1%的良性软组织肿块位于浅筋膜下[6]。

Hung等人[7]提出了以下浅表恶性肿物的诊断标准：临床观察表现为快速生长；存在已知原发肿瘤，体积为中至大肿瘤，肿瘤内部存在中到重度的血管增生，缺乏典型的某种特定肿瘤超声成像特点（如脂肪瘤、神经鞘瘤）（图17.8）。

所有出现以下情况的软组织肿物都应该进行详细的检查：①突然出现；②伴有明显疼痛且肿物超过5 cm；③多发、迅速生长且伴有其他症状。

测量大肿瘤的直径（超过探头的长度）非常困难，常规操作是在皮肤上做标记，测量这些标记之间的距离。如果条件允许，可以使用全景视图。

如前文提到的，由于检查缺乏特异性，超声成像通常无法做出明确的诊断。因此，经常需要进一步完善检查。MRI通常是局部软组织成像的首选。它有助于显示软组织肿物与周围结构（如肌肉、神经和血管、骨骼和关节）的关系。虽然MRI对某些软组织肿块（如脂肪瘤、脂肪肉瘤、肌腱鞘巨细胞瘤）的识别非常有用，但对于其他肿瘤（如纤维肉瘤、平滑肌肉瘤，甚至骨化性肌炎）不能总是正确地诊断[3]。X线及CT可以提供关于肿瘤钙化、骨改变、软组织异常起始的相关信息[5]。

然而，尽管在诊断成像方面取得了进展，但仅凭影像学很难对肿瘤亚型和恶性潜能做出正确诊断[6]。

活检是确定肿瘤亚型和恶性潜能的金标准。然而，在做MRI前绝不能做活检。因此，应在咨询影像科医生后再做活检，

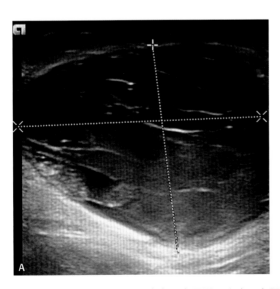
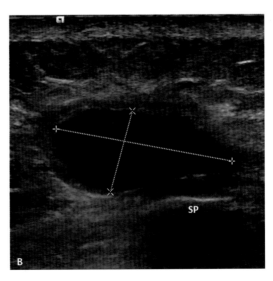

图17.8　A.60岁女性，已知患有子宫平滑肌肉瘤，肩胛骨可触及肿块，超声成像提示皮下不均匀低回声软组织肿块，大小约为24 mm×15 mm×12 mm，内部血管丰富（图中未显示）。结果提示：肿瘤转移。B.手术切除转移瘤三周后，超声成像提示：无明显肿块，存在可压缩的、无回声的液体暗区，大小约为25 mm×23 mm×12 mm，未见血流信号。SP：肩胛骨

且活检应选择生长活跃的肿瘤组织而不是坏死区或炎性反应区。如果肿瘤没有侵犯神经、血管，可以进行切除后活检；如果有神经、血管侵犯或病变体积较大，应进行局部活检。诊断性活检也可以在超声引导下完成。

17.3 超声成像在肿瘤随访中的应用

无论是存在金属植入物，还是患者存在其他的情况（如肾功能不全、过敏、幽闭恐惧症），对肿瘤病变患者进行影像学检查都相当具有挑战性。因此，由于超声成像的诸多优点，它似乎是评估复发、局部淋巴结及残余组织（如截肢残端）或相关并发症的不错选择[8, 9]（表17.1）。

17.3.1 软组织肿瘤

对于术后复发的局部随访，超声成像

表17.1 超声成像在肌骨肿瘤随访中的应用

1.软组织肿瘤 —复发 —淋巴结 —并发症 　—积液 　—肌肉情况
2.骨肿瘤（含假体） —复发或骨皮质异常 —转移-跳跃病变 —淋巴结 —并发症 　—液体（松动、金属中毒、感染） 　—生物力学问题
3.截肢残端 —复发或骨皮质异常 —转移 —淋巴结 —并发症 　—液体（脓肿） 　—正常位置骨化或钙化 　—神经瘤

是非常方便的（尤其对于患儿）。在瘢痕区域，由于术后瘢痕纤维化在超声成像下表现为质地不均匀，因此，小肿块的显像可能会比较困难[5]（图17.9）。在皮肤愈合不久后就开始一系列随访，并保存和比较图像会有一些有意义的发现。尽早开始一系列的随访对淋巴结的评估十分重要。因为没有一种特定的超声成像表现能够帮助明确区分淋巴结的良性变化和恶性变化。

淋巴结往往是逐步改变的，淋巴结的评估在骨科方面有更多的含义，具体内容将在骨科超声部分进行详述。

对于康复医生来说，寻找并发症（如积液、肌肉萎缩等）可以帮助评估疼痛或功能不良。

17.3.2 骨科植入物（含假体）的显像

由于后方是植入体反射物和伪影区，因此在超声下金属很容易识别。植入物本身不会阻碍超声对其边缘、周围骨皮质及其覆盖的软组织的观察。皮质异常的复发或跳跃病变（总是近端评估，直到到达近端关节）、上覆软组织肿块和软组织转移均可以

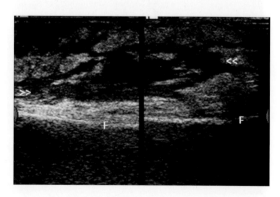

图17.9 一名接受过大腿多形纤维肉瘤切除术的72岁女性随访时的超声图像（分割图像与纵向重建），超声提示瘢痕内出现卵圆形低回声区（>><<），边界不清，伴有丰富的血流信号（未显示），结果提示复发。F：股骨

发现。即使植入物体积较大（图17.10，图17.11）病变依然能被发现。

在植入物存在的情况下，淋巴结可因金属病变、感染或肿瘤而发生改变。正常淋巴结呈卵圆形，有一个门和一个皮质（通常小于门的半径）。在超声下，淋巴结内通常是无血管或有门样血流[10]。对异常淋巴结的超声描述主要有三个方面[10]：

—淋巴结与其他肿块的鉴别。

—判断淋巴结是正常的还是异常的。

—判断异常表现是由炎症引起的还是由肿瘤引起的。没有一种标准有助于做出明确的区分。淋巴结的数量、大小、皮质和淋巴门的比例、形状或长轴/短轴的直径比、边界、血管分布情况等参数需要评估。随访期间一系列的变化表明淋巴结是炎性的还是肿瘤性的（图17.12，图17.13，表17.2）。

通过超声可以判断骨科术后是否存在并

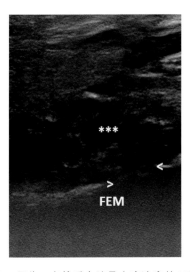

图17.10 图为一名接受右膝骨肉瘤治疗的16岁女孩的随访超声，患者诉左膝关节肿痛，左膝背侧垂直视图显示：股骨皮质中断（＞＜），上覆软组织肿块，质地不均，低回声（＊＊＊），提示新发骨肉瘤

发症，其中最重要的参数是积液的情况。不断增加的积液可能是假体松动、金属病或感染的警示信号（图17.14）。对于髋关节假体而言，假体/骨交界处的关节内积液>3.2 mm和与之相关的关节外积液均怀疑感染[9]。在巨大的肿瘤假体周围常有积液，如果积液持续增加，则更为可疑。此外，使用超声对骨科术后进行动态评估可以发现力学相关的并发症（如金属假体或骨刺对软组织造成摩擦）或继发性肌腱断裂（图17.15）。

17.3.3 截肢残端

系列超声可用于检查复发性肿块、皮质异常、肿瘤转移、局部淋巴结，可以评估积液（脓肿）、原位骨化、钙化、神经瘤（而非假性肿瘤）等并发症[5]（图17.16）。总之，需要强调的是，在进行第一次超声检查后，需要经过规律的随访才能得到可靠的结果。

17.4 解剖变异和异物

解剖学上的变异可引起肿胀或引发相应症状，如突出的腓骨头可能会刺激腓总神经。肌肉变异并不是众所周知的。在腕部，额外的指短伸肌可以引起肿胀和疼痛，在帆板运动员中较为常见。兰格腋弓（Langer's axillary）是背阔肌和胸大肌之间的一种肌肉变异，位于神经血管束表面。可能是引起胸廓出口综合征（TOS）的一个原因。它是一个扁平的肌肉或纤维带，长7~10 cm，宽5~15 mm[11]（图17.17）。在胸壁上，胸骨肌和胸大肌常生长出需要令人警惕的"肿物"（图17.18）。当然，儿童的异物可能表现为非典型的形态。

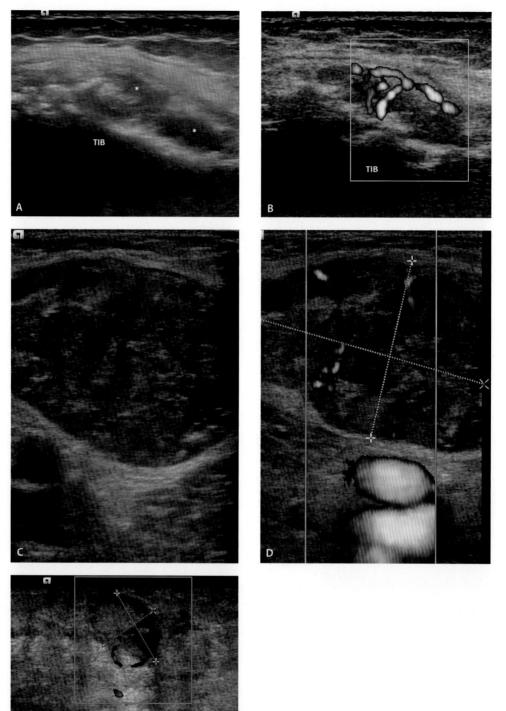

图17.11 图为一名右胫骨（TIB）近端软骨肉瘤切除术后的55岁男性患者随访图片。超声提示：骨皮质不规则，伴有不均匀的低回声肿块（＊）（A），且伴有丰富的血管信号，复发（B）。C图和D图提示皮下均匀低回声肿块，大小约为4 cm×4 cm×3 cm，位于大腿，超声提示肿瘤转移。E图为圆形病理性淋巴结，约12 mm

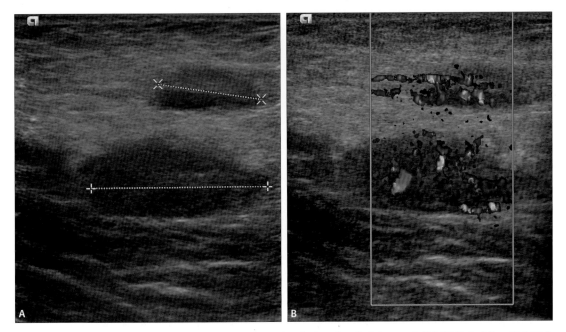

图17.12 A.患有膝关节毛细血管扩张性骨肉瘤15岁男孩的超声图像。超声提示：假体慢性低度感染，伴有两个肿大的淋巴结（25 mm和15 mm），淋巴门小，大的低回声区。B.A图中的淋巴结，多普勒提示丰富的血流信号，提示多条滋养血管

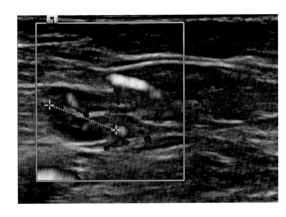

图17.13 患有膝关节骨肉瘤的31岁女性的随访超声图像。化疗结束后超声提示：双侧多发淋巴结，考虑混合谱系白血病

表17.2 不同健康状况下淋巴结的特点

	正常	炎症	肿瘤
大小	？	？	持续性增长
形状	椭圆形	椭圆形	圆形
淋巴门	高回声	高回声	薄/缺失
皮质厚度	<淋巴门的半横径		不对称增厚
皮质回声		高回声	明显低回声/囊性坏死
边界		不规则	规则/ > 3 cm囊外扩散
血管特征	无血管或仅淋巴门处有血管分布	仅淋巴门处有血管分布	向心分布的多条滋养血管

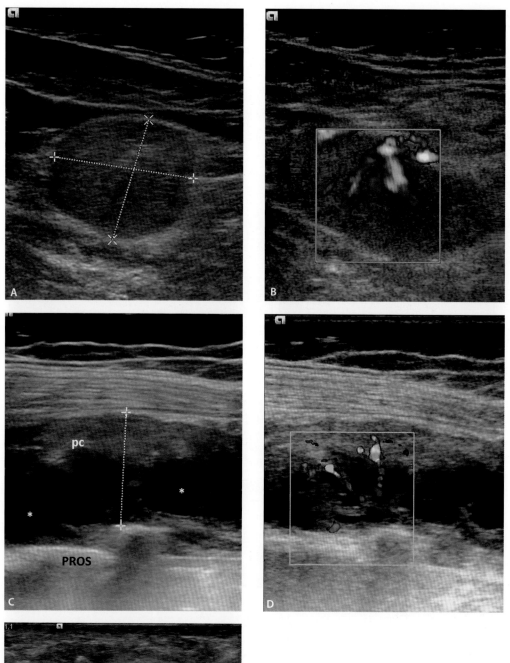

图17.14 A，B.为膝关节毛细血管扩张性骨肉瘤切除术后的17岁女孩的随访超声图像，伴有肿瘤假体感染。超声提示：肿大、低回声淋巴结（20 mm），淋巴门消失，伴有多根滋养血管。C，D.股骨假体（PROS）周围积液（*），伴有丰富血管的厚假包膜（PC）。E.提示假体周围积液（***）及6 mm长的异物（缝合处）（++）

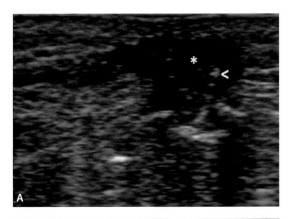

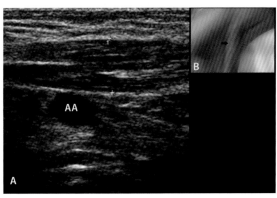

图17.17 A.腋窝横切面：浅表纵切面，9.5 mm厚，腋弓。B.腋窝肿物，箭头所指为兰格腋弓（由Van Hoof T博士提供）。AA：腋动脉

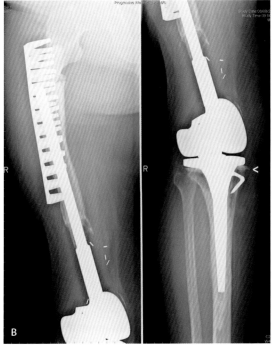

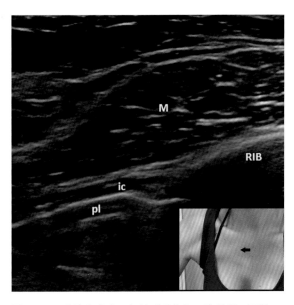

图17.15 A.内有肿瘤假体的57岁女性，诉膝关节内侧机械性疼痛。超声提示伴有小骨刺（<），周围有水肿（＊）。B.相同部位的X线片证实存在骨刺（<）

图17.18 胸壁和胸大肌间的"肿物"：胸骨肌。图为胸壁的冠状位图像，收缩时胸骨肌（M）肿大。RIB：肋骨，pl：胸膜；ic：肋间肌

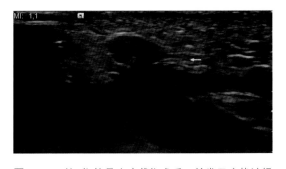

图17.16 第5指软骨肉瘤截指术后，并发无症状神经瘤：与神经相连的小的低回声肿块（箭头）

17.5 超声技术在肿瘤诊断上的局限性

一般情况下，被骨骼覆盖的肿物是不能用超声评估的。即使使用低频探头，超声对肥胖患者的诊断也是一个问题。对肿瘤和截肢患者进行超声检查时，存在一个特殊问题——开放性伤口。使用自粘塑料敷料覆盖

皮肤（注意不要让中间留下许多气泡）可以解决上述问题。由于放疗、残肢皮瓣或淋巴水肿的存在，软组织变得非常致密（超声下显示为高回声），使得深部结构显示困难。

17.6 超声技术在肿瘤诊断上的新进展

全景超声可以显示出体积较大的物体的边缘。微泡造影剂的使用（对比增强超声）使低血流量的检测成为可能。超声弹性成像可根据组织硬度变化测量组织位移，可以在评估肿块或淋巴结时提供更多信息（参见第十九章）。三维成像和软件工具的使用可以得到组织改变的量化数据。融合或叠加的图像数据可以进一步指导临床干预[5, 12, 13]。

总之，随着科技的发展，超声成像在肌骨肿瘤的诊断、治疗和随访中越来越重要。

参考文献

[1] Czechowski JJ. Static ultrasound examination in the diagnosis of soft tissue masses. Acta Orthop Belg. 1986; 52: 717–31.

[2] Ilaslan H, Sundaram M. Advances in musculoskeletal tumor imaging. Orthop Clin North Am. 2006; 37: 375–91.

[3] Widmann G, Riedl A, Schoepf D, Glodny B, Peer S, Gruber H. State-of-the-art HR–US imaging findings of the most frequent musculoskeletal soft–tissue tumors. Skeletal Radiol. 2009; 38: 637–49.

[4] Lee MH, Kim NR, Ryu JA. Cyst–like solid tumors of the musculoskeletal system: an analysis of ultrasound findings. Skeletal Radiol. 2010; 39: 981–6.

[5] Pierucci A, Teixeira P, Zimmermann V, Sirveaux F, Rios M, Verhaegue JL, et al. Tumours and pseudotumours of the soft tissue in adults: perspectives and current role of sonography. Diagn Interv Imaging. 2013; 94: 238–54.

[6] Loizides A, Peer S, Plaikner M, Djurdjevic T, Gruber H. Perfusion pattern of musculoskeletal masses using contrast–enhanced ultrasound: a helpful tool for characterisation? Eur Radiol. 2012; 22: 1803–11.

[7] Hung EH, Griffith JF, Hung Ng AW, Lee RK, Lau DT, Leung JC. Ultrasound of musculoskeletal soft–tissue tumors superficial to the investing fascia. AJR Am J Roentgenol. 2014; 202: 532–40.

[8] Sys G, De Muynck M, Poffyn B, Uyttendaele D, Vanderstraeten G. Follow–up of sarcoma by ultrasound. J Bone Joint Surg（Br）. 2010; 92–B Supp III: 456.

[9] Van der Woude H, Vanderschueren G. Ultrasound in musculoskeletal tumors with emphasis on its role in tumor follow–up. Radiol Clin North Am. 1999; 37: 753–66.

[10] Esen G. Ultrasound of superficial lymph nodes. Eur J Radiol. 2006; 58: 345–59.

[11] Van Hoof T, Vangestel C, Forward M, Verhaeghe B, Van Thilborg L, Plasschaert F, et al. The impact of muscular variation on the neurodynamic test for the median nerve in healthy population with Langer's axillary arch. J Manipulative Physiol Ther. 2008; 31: 474–83.

[12] Klauser A, Peetrons P. Developments in musculoskeletal ultrasound and clinical applications. Skeletal Radiol. 2010; 39: 1061–71.

[13] Hwang S, Panicek D. The evolution of musculoskeletal tumor imaging. Radiol Clin N Am. 2009; 47: 435–53.

第十八章　肌骨介入性超声

KE-VIN CHANG，CHUEH-HUNG WU，TYNG-GUEY WANG

18.1 概述

超声引导的介入治疗应用于诊断和管理肌肉骨骼疾病已成为临床实践常见的一项技能[1-3]。超声引导的介入治疗包括超声引导手术、组织活检、抽吸和注射。目前公认，介入性超声注射比盲穿有更高的准确性和缓解疼痛的效果[4-6]。多项研究表明，肩关节盲穿注射的准确性为28%~96%[4, 5, 7]，然而超声和X线引导注射的准确率分别为94%和74%[6]。据报道，介入性超声对三角肌下囊有比较好的疼痛缓解效果[8, 9]。一项实体研究显示，介入性超声桡尺远端关节注射达100%的准确性[10]。

超声引导下注射具有实时可视化的特点，可以避免周围软组织不必要的损伤。另外，相比CT或者X线引导方式，超声引导具有零辐射、便捷和实时多平面监测的优点。超声还可仅通过可视化或者少量局部麻醉注射瞬时确定疼痛激惹点。超声引导技术也可用于检查位置较深结构的病变，如梨状肌综合征或骶髂关节紊乱[11, 12]。

与盲法或触诊法相比，超声引导下注射是否总是更好或更有效？一些有经验的专家还在争论超声引导下处理肌肉骨骼疼痛的必要性[13]，但是我们相信，使用超声引导能够加速注射技术学习的进程。广泛的回顾超

声引导下介入不在本章的陈述范围之内。

本章将简要讨论超声引导下注射的适应证、禁忌证、注意事项、药物治疗和潜在的不良反应，并重点关注注射针在单独关节的摆放技巧。

18.2 技术问题

超声引导介入治疗能够在两个方面帮助操作者。在手术前，超声有助于识别病变、计划干预路径，并可识别周围神经与血管。在手术中，它能确保针尖的位置及注射药物的分布。

18.2.1 探头的选择和常见超声波仪器的设置

对于较深的结构，如髋关节，使用频率较低的凸阵探头（5~8 MHz）是为了让反射光束更好地穿透。对于像肩关节这样的表面结构，最好使用频率较高的线性探头（10~15 MHz）。对于较小的结构，如指关节，具有更高频率的曲棍球杆探头（15~20 MHz）能够提供更高的分辨率和更大的灵活性[1]。

18.2.2 注射针的选择

注射针的型号取决于手术的目的。抽吸时可能需要较大规格的针（如18 G），特

别是当液体看起来混浊和不易压缩时。

对于深层结构的介入，如髋关节和脊柱，脊柱针的长度至少为9 cm。对于小而浅的关节，一个25~27 G的针引起的不适较少，超声下也可见。值得注意的是，较长的针更有可能偏离计划的轨迹，使瞄准定位更加困难。注射前应计划最短的针路，这可能因受试者的不同而有所不同（图18.1）[2]。

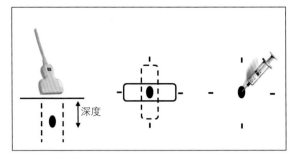

图18.2 间接法。定位病灶并测量深度后移动探头，然后进针，无实时可视化

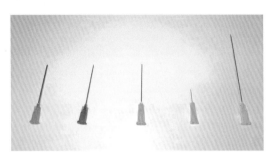

图18.1 抽吸或注射用针。从左至右：18 G×1.5"（抽脓或黏液），22 G×1.5"（钙化穿刺抽液），25 G×1.5"（适用于大部分注射），30 G×0.5"（小关节注射），23 G×2.75"（髋关节注射或骶管硬膜外注射）

18.2.3 无菌操作技术

手术部位应使用杀菌剂消毒（如含有聚维酮碘或氯己定的杀菌剂），如果手术部位有毛发，应刮干净。如果医生决定不使用无菌探针套或无菌凝胶，穿刺点应远离探头。在某些情况下，为了接近小的表面结构，需要针尖接近探针，必须使用无菌探针套及无菌凝胶，以降低污染的风险。可以由助手来调整机器和传递手术器械[3, 14]。

18.2.4 间接法对比直接法

间接入路是在针刺前进行超声扫描定位病灶并测量病灶大小深度，即在此针刺过程中不进行实时成像（图18.2）。当目

标在屏幕中心清晰可见时，在皮肤上标记探头的两端，然后将探头旋转90°，重复同样的标记过程。移除探头后，连接两侧的标记形成十字线。将针垂直地插入十字中心的皮肤，在预定的深度击中目标。值得注意的是，在测量过程和注射过程中应考虑皮肤的压力[1, 2, 14]。

直接法允许同时可视化目标和针道。这项技术需要较长时间的训练，以协调注射针控制和探头调整。当使用直接法时，针的轴线可以与探头平行（切面内）或垂直（切面外）（图18.3）。通常首选切面内进针，因为操作针的整个过程都可以看到。调整探头，尽可能和针平行以增强其可视化。这种操作对于深层结构来说可能并不容易，部分超声仪器软件可以通过使声束更垂直于针以加强针的反射。对于直接法，安装在探头上的针引导操作者沿着显示器上预定的通道操作。但在大多数情况下，可以较容易完成进针。虽然这允许了操作者以最大的灵活性来操作针，但是，该项技术需要更多的训练和实践。

在切面外入路的方法中，当针尖或针轴通过扫描平面时，研究者只能看到一个小的

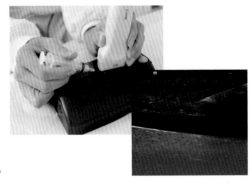

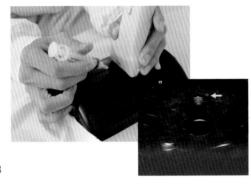

图18.3 A.直接法（切面内）。整个针的长度可以可视化。B.直接法（切面外）。只有一个高回声点（黄色箭头）可见，针尖的确切位置很难确定

回声点。针尖的准确位置很难在超声中被看到，这就增加了意外受伤的风险。然而，由于常规长度的探头难以在如此有限的容纳切面内入路，所以对于小且远端的结构，如手，常采用切面外入路[1, 2, 14]。

18.3 超声引导下的常用注射药物

18.3.1 糖皮质激素

糖皮质激素是最常用的超声引导注射药物，其临床疗效包括减少滑膜血流量，调节炎症反应和改变胶原合成[15]。醋酸甲泼尼龙和醋酸曲安奈德是治疗肌肉骨骼疾病的常用激素。与醋酸曲安奈德相比，甲泼尼龙注射后皮肤萎缩的风险较小，更适合用于浅

表病变[16, 17]。曲安奈德溶解度较低，但作用时间较长，适用于深部结构或关节的注射。主要应关注的是注射后滑膜炎潮红反应的风险增加，这种反应一般不严重，通常会自行消退。与局部麻醉剂的联合使用可增加注射体积，促进糖皮质激素在靶区分布。额外的好处是在糖皮质激素生效前迅速缓解症状，并减少注射后立即出现的疼痛。2%利多卡因（西罗卡因）是首选药物，因为它起效快（注射1~2 min后）、作用时间长（至少1 h）[15]。

18.3.2 透明质酸

透明质酸是一种非硫酸盐的天然糖胺聚糖，存在于正常的关节液中。其可能通过补充功能失调的滑膜液来恢复黏弹性，并可能通过改变炎症反应而产生代谢更新效应。透明质酸在膝关节骨关节炎中的应用已被广泛研究。虽然大多数荟萃分析（meta-analysis）支持使用透明质酸而不是糖皮质激素来治疗膝关节骨关节炎（基于更长的疗效和更少的软骨降解作用），但由于临床不相关的优势和更多的注射后不良事件，更多的荟萃分析不支持使用透明质酸注射[18-20]。关于踝关节骨关节炎，荟萃分析表明，与治疗前相比，透明质酸注射治疗效果显著改善，与对照组治疗（生理盐水、运动和关节镜）相比无显著优势[21]。在跖趾关节、髋关节、骶髂关节、关节突关节、腕掌关节和颞下颌关节的骨关节炎方面，没有强有力的证据表明透明质酸优于糖皮质激素和物理治疗[22]。虽然透明质酸对改善慢性肩痛有效，但其疗效因肩痛病理的不同而不同。

18.3.3 高渗葡萄糖增生疗法

高渗葡萄糖是目前应用最广泛的促炎药物，是一种利用一些刺激物诱导炎症反应而后使组织再生的治疗方法。葡萄糖注射后症状改善的确切机制仍不清楚。目前的证据表明，葡萄糖增生疗法可以有效地减轻慢性肌腱病变和外上髁炎患者的疼痛，并可能改善膝关节骨关节炎患者的功能[23-26]。

18.3.4 富血小板血浆

富血小板血浆（PRP）是一种血小板浓度较高的血液衍生物。几项荟萃分析显示，在关节镜下肩袖修复后的患者中，PRP在改善肩关节功能和降低再撕裂率方面并不优于安慰剂，但对小到中型撕裂的亚组有益[27]。一项荟萃分析确定PRP治疗肩峰、肩袖、肱骨外上髁、前交叉韧带、髌骨、胫骨、脊柱等部位各种骨和软组织损伤的疗效，提示PRP的优势不明显[28]。目前基于证据的研究表明，PRP对外上髁炎的疗效优于安慰剂，尽管在注射剂量和注射次数方面没有共识[23]。在膝关节软骨退行性病理方面，PRP在基础评估中表现出改善功能的作用，并比透明质酸注射有效[29]。退行性变严重程度的差异使治疗反应也不同，导致退行性变程度较低的参与者从PRP注射中获益更多。

18.3.5 肉毒杆菌毒素

肉毒杆菌毒素是肉毒梭菌产生的一种神经毒素，通过抑制乙酰胆碱的释放来阻断神经肌肉的传递。注射肉毒杆菌毒素的常见适应证包括肌张力障碍、眼睑痉挛、震颤、脑功能障碍引起的局灶性痉挛等。目前的证据表明，注射肉毒杆菌毒素可减少中风后患者的上肢痉挛，改善手臂功能，并可提高注射后下肢的步行速度[30, 31]。肉毒杆菌毒素最近在肌肉骨骼领域的应用是疼痛管理，如治疗外上髁炎和偏瘫性肩痛，其潜在机制可能涉及调节痛觉物质释放[32]。

18.3.6 苯酚

苯酚和酒精一样，是一种常用的用于阻滞神经的化学物质。苯酚通过诱导沉淀破坏周围神经，导致轴突水肿，随后髓鞘从轴突分离。神经分解作用在2周内达到高峰，在轴突再生或萌发后4个月内逐渐减弱。可以在神经周围或运动点附近注射苯酚，以减少局灶性痉挛，但应告知患者注射后有感觉迟钝的风险。苯酚可以通过阻断神经通路（闭孔神经）来缓解大肌肉群（内收肌）的痉挛，而肉毒杆菌毒素则可以选择性地处理较小肌肉的痉挛[33-35]。

18.4 常见的超声引导治疗应用

18.4.1 疼痛管理

超声引导注射药物到选定的结构，如肌腱、韧带、滑膜囊和关节。通过精确的药物传递，某一肌肉骨骼疾病的治疗成功体现在注射药物的适应证、治疗方案及患者的个人反应上。几项随机对照试验和预试验研究比较了超声引导注射技术与触诊或表面标志物注射技术的有效性。一项荟萃分析显示，对于肩关节疼痛患者，超声引导类固醇注射在缓解疼痛方面优于表面标志物注射技术[36]。同样，另一项荟萃分析显示，与触诊引导下治疗足底筋膜炎相比，超声引导下类固醇注射后疼痛减轻更多，疗效更持久[37]。因此，基于其较好的症状缓解效果和较低的周围结构损伤风险，强烈建议使用超声引导下药物治疗。

18.4.2 诊断/治疗穿刺

在超声图像上，大多数液体呈无或低回声，并可显示后回声增强。动态压缩和彩色/能量多普勒成像有助于液体与其他低回声组织如肥厚性滑膜的鉴别。这些对于避免穿刺实体或多血管结构至关重要。在大多数情况下，超声无法鉴别液体的性质，因此需要抽吸才能迅速诊断。不过，研究者可以推测液体的性质。例如，当看到腓肠肌内侧和比目鱼肌撕裂处积液时，病变可能被解释为新鲜血液或先发血肿液化。同样，如果观察到低回声的流体聚集，其中有高回声沉积物、隔膜、形成小腔和气泡，则高度提示为由厌氧菌感染引起的液化脓肿。除了诊断目的外，抽吸液体还能显著减轻疼痛。严重膝关节骨关节炎患者常因大量积液而引起疼痛，在超声引导下可轻松从髌上囊抽吸出积液。腕部大的腱鞘囊肿可阻碍肌腱运动或刺激邻近神经、血管结构，抽吸后使用绷带可有效缓解压迫症状。巨大的肌内血肿可能导致筋膜室综合征，超声引导有助于定位深部血肿和抽吸液体最多的部分。当然，有必要选择较粗的针，如18 G，以防止碎片或血栓堵塞针管。

也可在超声引导下从肌腱中抽吸钙化物质。对钙化的冈上肌肌腱病变，手术首先在三角肌下囊内注射局麻药，然后在超声引导下用16 G针直通钙化点。然后由一根针注入生理盐水（200~400 mL），另一根针抽吸含有钙化沉积物的液体。该治疗可使肩关节功能恢复并且疼痛至少减轻1年[38]。

18.4.3 超声引导神经阻滞

高分辨率超声可以很好地显示周围神经，周围神经超声在纵切视图上为多个低回声带，在横切视图上为蜂窝状。这种特殊的模式来自低回声神经束和高回声的外膜。与主要显示周围骨结构的透视引导相比，超声引导可直接显示周围神经，降低损伤风险。此外，一些神经与血管伴行，使用彩色或能量多普勒有助于神经定位，避免血管损伤。超声引导的另一个优点是减少局部麻醉剂的用量，提高神经阻滞的选择性。在超声引导下，2~4 mL利多卡因对上肢神经阻滞有效[39]。

18.4.4 超声引导下抗痉挛注射治疗

肉毒杆菌毒素是治疗痉挛最常用的药物。通过体表标志物确认，它可以被注射到大的表浅肌肉，如腓肠肌。对于小且深的肌肉，如前臂屈肌，需要电刺激或超声引导来选择性地注射毒素。使用电针定位目标肌肉较费时，特别是在四肢挛缩或畸形的情况下。反复进出针头及随后的电刺激令患者非常疼痛。此外，在探查运动支时，邻近的神经肌肉结构易受到损伤[1]。高分辨率超声使目标肌肉可视化。虽然间接方法不需要使用无菌凝胶，可以确保更好的消毒，但其主要缺点是难以精确定位薄肌肉，因为薄肌肉的厚度因邻近结构的自收缩或压缩而发生显著变化。直接进针法（切面内技术）是一种较为理想的进针方法，因为它能准确地监测进针过程。然而，对于深层肌肉，切面外技术可能更好，因为它可以更好且更清楚地显示针尖的深度[1]。

与通过体表标志物注射相比，目前的

证据表明，超声引导能更多地减少上肢和下肢的痉挛[40-42]。关于与电刺激的比较，一些随机对照试验发现，超声引导下注射治疗与电刺激对痉挛有类似的效果，对于下肢痉挛患者，在踝关节活动度方面有明显的更好的改善[41，42]。

18.4.5 超声引导下经皮穿刺活检

最常见的腕部和手部的手术是针对腕管综合征的手术。手术成功的关键是腕横韧带的完全松解，腕横韧带是一条弓形腕管的纤维束。超声引导下经皮针松解可使用18 G脊柱针，无须任何定制设备。一项回顾性研究报告了该操作的可行性和对症状较轻患者的缓解效果。超声引导下经皮手术需要特定的手术器械，可以从掌侧或前臂前侧通过拉（逆行）或推（顺行）的切割方法进行手术[43，44]。除腕管综合征外，超声还可以指导手指狭窄性腱鞘炎患者第一环形滑车的手术松解。

滑膜肥大是炎症性关节炎的特点，与许多自体免疫紊乱有关。滑膜组织活检是正确诊断的关键。在小关节和远端关节，盲法穿刺往往错过病理区域。超声引导下滑膜活检已被认为是一种可行的滑膜取样方法，该方法可以通过硬膜针和门静脉钳等经皮进行。目前的研究证明，超声引导下滑膜活检是评估类风湿性关节炎关节滑膜组织病理的可靠手段[45，46]。

18.5 特定区域的超声引导技术

18.5.1 肱二头肌长头腱

患者仰卧位，肩部轻微外旋。探头沿肱二头肌长头腱长轴放置。针从肱二头肌腱近端经切面内入路以30°角插入。如果患者处于坐姿，建议将探头垂直放置于肱二头肌长头腱（图18.4A）。在短轴视图中，针从肱二头肌肌腱外侧缘经切面内入路以0°~15°角插入。可以看到注入的液体流入腱鞘层（图18.4B）。

18.5.2 肩峰下-三角肌下滑囊

患者坐位，手放在臀部后方，暴露冈上肌肌腱。肩峰下-三角肌下滑囊位于冈上肌肌腱、肩峰和三角肌之间的滑膜间隙。从外侧到内侧入路可以很容易地向囊腔内注射。探头垂直于冈上肌肌腱放置（图18.5A），在短轴视图中，注射针靠近探头，以30°角通过切面内入路，直达滑膜囊（图

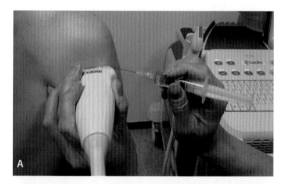

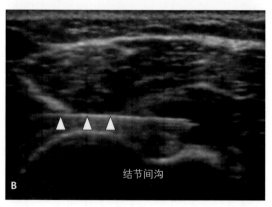

结节间沟

图18.4 肱二头肌肌腱注射。A.肱二头肌长头腱短轴注射时的姿势和探头位置。B.从外侧以0°~15°角插入针头（三角），直到靶入腱鞘

18.5B）。先注入少量液体，观察滑膜囊的扩张情况，确定针尖的正确位置。

18.5.3 肩锁关节

患者坐姿，手放在大腿上。探头置于锁骨外侧端与肩峰内侧缘之间，获取肩锁关节的冠状面视图（图18.6A）。滑膜炎或关节积液增多时关节囊可出现肿胀。针以30°角从探头侧面进入，直到刺穿关节囊（图18.6B）。当穿过关节囊时，会有一种阻力

消失的感觉。

18.5.4 肩关节

通常从后侧面进入肩关节。患者坐姿，患侧手放于健侧肩膀。探头置于肩胛冈下方，平行于冈下肌肌腱长轴（图18.7A）。可见冈下肌肌腱、三角状后唇、肱骨头和关节盂。注射针45°角从内侧用切面内的方法插入，直到它到达肱骨头和肩胛骨关节盂之间的位置（图18.7B）。使用正确的摆针位

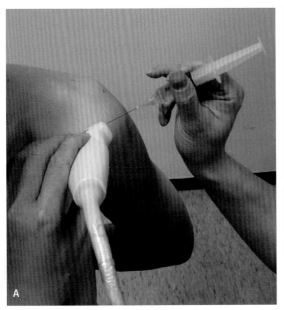
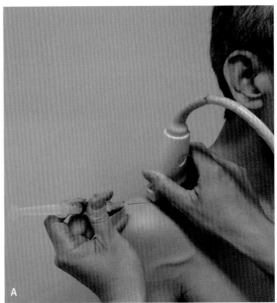
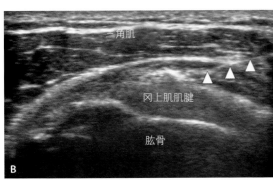

图18.5 肩峰下–三角肌下滑囊注射。A.通过外侧到内侧入路向三角肌下滑囊注射的姿势和探头的摆放。B.将针（三角）靠近探头，以30°角插入，直到进入滑膜囊

图18.6 肩锁关节注射。A.肩锁关节注射的姿势和探头的放置。B.将针（三角）靠近探头，以30°角插入，直到刺穿肩锁关节囊

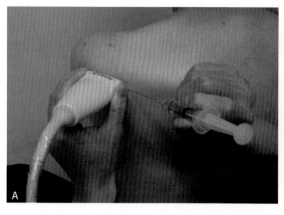
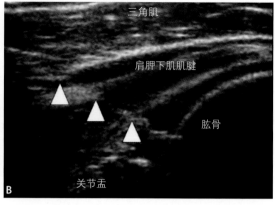

图18.7 肩关节注射。A.肩关节注射的姿势和探头的放置。B.以45°角将针（三角）从探头正中插入，直到到达肱骨头和肩胛骨关节盂之间的位置

置，注入药物时应当非常顺畅且没有任何阻力。

18.5.5 伸肌总腱及其在外上髁的介入

患者坐位，肘部屈曲旋前。探头沿前臂长轴放置，以便观察伸肌总腱及外上髁上的进针（图18.8A）。注射针靠近探头，以10°的角度通过切面内入路进针，直到伸肌总腱处。药物通常分布在肌腱的浅表部位，在进行肌腱内注射时会遇到较强的阻力（图18.8B）。

18.5.6 鹰嘴窝

患者取坐位，肩部外展、内旋，肘关节屈曲，前臂内旋（图18.9A），探头沿长轴置于鹰嘴和肱骨远端之间。纵切面视图可见肱三头肌肌腱、鹰嘴近端、后脂肪垫、鹰嘴窝。注射针靠近探头，以45°角通过平面内入路进针，直到进入鹰嘴窝（图18.9B），这是肘关节注射最常用的方法。

18.5.7 腕伸肌腱的第1腱滑膜鞘

狭窄性腱鞘炎是拇长展肌和拇短伸肌的腱鞘炎，这两个肌腱位于腕关节背面的第1腱滑膜鞘。一项荟萃分析证实了皮质类固醇注射对狭窄性腱鞘炎的疗效[47]。一项临床试验表明，超声引导下注射比徒手触

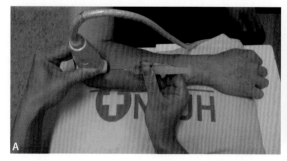
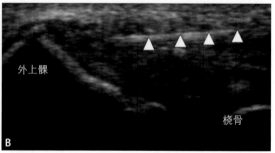

图18.8 伸肌总腱和外上髁的进针。A.伸肌总腱注射的姿势和探头的摆放。B.靠近探头，以10°角进针（三角），直达伸肌总腱

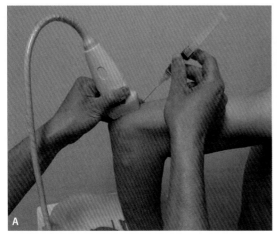

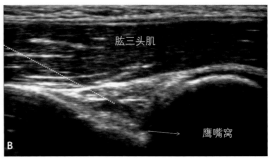

图18.9　鹰嘴窝注射。A.鹰嘴窝注射的姿势和探头的位置。B.注射针（虚线）靠近探头，以45°角进针，直至进入鹰嘴窝

诊注射更有效，尤其是对第1腱滑膜鞘的患者[48]。可以通过切面内或者切面外的方法插入针头。我们更喜欢切面外入路，除了因为它更容易在针插入点和探头之间保持无菌区；还因为存在间室时，超声视图可精确地定位每个间室。通过将探头放置在桡骨茎突附近，可以在横切面上看到第一间室（图18.10A）。针以10°的角度从探头的远端通过切面外入路插入，直到针尖在超声下显示为肌腱鞘内的亮点（图18.10B）。

18.5.8　腕管综合征

　　经证实，腕管注射皮质类固醇可减轻腕管综合征患者的临床症状。一项随机对照试验表明，超声引导下皮质类固醇注射比触诊引导技术起效更早，反应更好[49]。注射时可以通过将探头放置在手腕横纹处来获得腕管近端短轴视图。注射针从尺侧以小角度进入，让注射针越过尺神经和动脉。针尖穿过屈肌支持带到达正中神经边缘后，可逐渐注射皮质类固醇与局麻药的混合物，达到水解的效果[50]。

18.5.9　第1环形滑车注射治疗狭窄性腱鞘炎

　　狭窄性腱鞘炎（扳机指）是一种常见

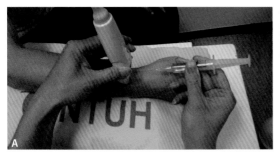

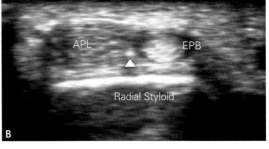

图18.10　腕伸肌腱第1腱滑膜鞘注射。A.腕伸肌腱第1腱滑膜鞘注射姿势和探头的放置。B.将针（三角）以10°角从探头的远端通过切面外入路插入，直到锁定肌腱鞘。APL：拇长展肌；EPB：拇短伸肌；Radial Styloid：桡骨茎突

的手部疼痛原因，导致手或拇指抓住或锁定在弯曲的位置。病理是由于第1环形滑车（A1）的大小与相应屈肌腱鞘的大小不匹配而导致肌腱滑脱的夹挤。目前的证据表明，腱鞘内注射皮质类固醇对扳机指的短期疗效优于单纯的局麻药注射[51]。腱鞘注射通常通过切面外入路进入。探头放置在掌指关节，在短轴视图可见A1和手指屈肌肌腱（图18.11）。注射针在探头的远端以20°角插入，直到针尖碰到A1和手指屈肌肌腱之间的圆形区域（图18.11B）。在初始推注药物时，流动阻力通常很大，但当滑车膨胀后，阻力会下降。

18.5.10 骶髂关节

患者俯卧，双脚垂在检查床上方。探头

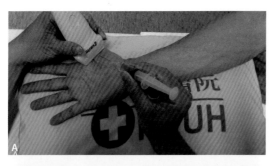

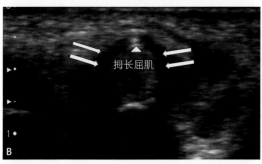

图18.11　A1注射。A.注射手的摆放和探头位置。B.注射针在探头的远端以20°角插入，直到针尖（三角）碰到A1和指屈肌肌腱之间的圆形区域（箭头）

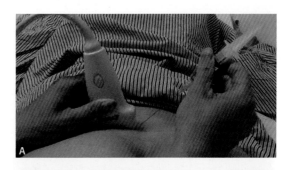

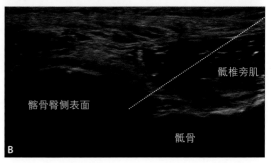

图18.12　骶髂关节注射。A.左侧骶髂关节上腔室注射时的姿势和探头位置。B.以40°角将针从探头中间插入，直到针尖达到骶髂关节

位于髂后上棘（外侧）和第5腰椎棘突（内侧）之间（图18.12A）。探头向尾部移动，以显示骶骨背侧表面、骶嵴内侧和外侧、髂骨臀侧表面和第1骶后孔。骶骨表面和髂骨内侧边界之间的低回声裂隙为骶髂关节上腔室。然后将探头置于尾部，扫描骶骨背侧表面和髂骨臀侧表面的正中和外侧骶嵴，直到看到第2个骶后孔。骶骨和髂骨之间的低回声裂隙为骶髂关节[52]的下腔室。上腔室是纤维性关节，下腔室是滑膜关节。根据患者的症状选择注射部位。针尖从内侧向外侧推进（图18.12B），针尖与探头之间的角度通常比较陡，使针尖难以被观察到。注射少量液体可以帮助确定针尖的位置。

18.5.11 骶管硬膜外注射

患者俯卧，骨盆由枕头支撑。探头横

向放置在肛门附近，然后向头颅方向移动，直到看到两个高回声反向"U"形结构（骶角骨突起）。骶部裂孔是两种高回声带样结构之间的低回声区。骶管硬膜外注射时，探头旋转90°，检查骶管裂孔的纵轴视图（图18.13A）。用21G脊柱针穿过骶尾部韧带，感觉"砰"的一声刺入骶管硬膜外间隙[53]。当穿刺针穿过骶尾部韧带时，在超声下，针尾硬膜外间隙内的部分较不明显（图18.13B）。针不应再向前推进，当针尖部分露出时再注射。

18.5.12 髋关节

患者仰卧，髋关节中立位。探头的上极置于腹股沟韧带外侧1/3处，在股前颈上方呈斜纵切面（图18.14A）。在这个水平可确定滑膜前隐窝。当探头向头颅方向移动时，可以辨认出髋臼前唇。注射部位通常位

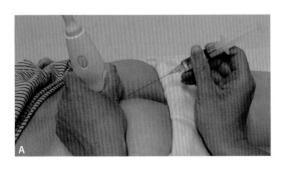

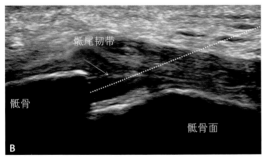

图18.13 骶管硬膜外注射。A.骶管硬膜外注射的姿势和探头位置。B.以30°角将针尖插入髋臼，直到针尖触及骶管硬膜外间隙

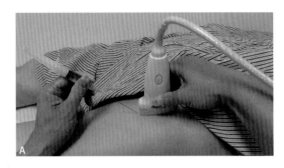

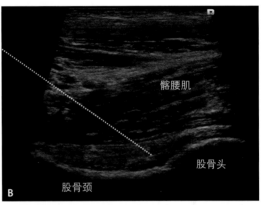

图18.14 髋关节注射。A.左侧髋关节注射的姿势和探头位置。B.以45°角将针尖插入，直到针尖触及前隐窝

于探头的尾部，目标是前隐窝，因为髋臼和髋臼唇可能会阻碍进入关节间隙[54]。通常需要长针和倾斜角大的针（图18.14B）。当到达关节时，注射少量液体即可确定合适的针位。

18.5.13 髂耻囊

患者仰卧，髋部保持中立。在髂前上棘和耻骨联合之间画一条线后，将探头置于上1/3，显示髂腰肌横切面。如果膨胀，可以区分髂耻囊的内侧或外侧。对于超声引导的介入治疗，探头通常沿髂腰肌纵向放置（图18.15A）。同髋关节注射的方式（尾向头方向）一样，而且此时进针应更加朝向头侧（图18.15B）。注射针应保持低于髂股韧带，避免损伤肠道；保持在神经血管束外

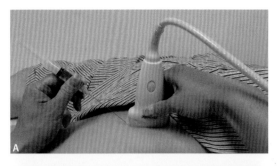

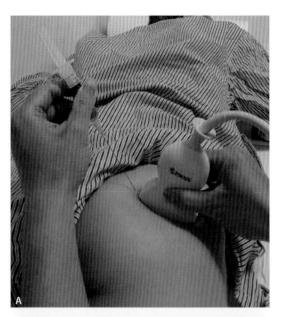

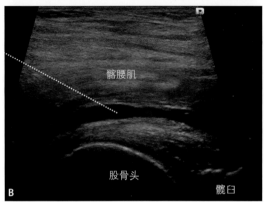

图18.15 髂耻囊注射。A.左侧髂耻囊注射的姿势和探头位置。B.以45°角将针插入，直到针尖击中目标区域滑膜囊

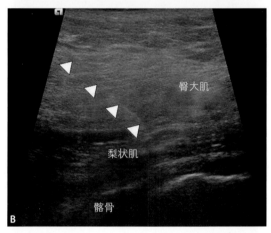

图18.16 梨状肌注射。A.右梨状肌注射的姿势和探头位置。B.以45°角将针从探头中部插入，直到针尖击中梨状肌。在臀大肌和梨状肌之间注入药物，然后注入梨状肌（三角：针）

侧，以防止损伤股神经、股动脉和股静脉。

18.5.14 梨状肌注射

由于梨状肌是深层结构，建议使用频率较低的凸阵探头（如5~7 MHz）。患者俯卧，双脚悬垂于检查床上方。探头位于髂后下棘和大转子的上边缘之间。在坐骨大切迹处，梨状肌位于髂骨的弧形高回声影上方（图18.16A）。被动旋转髋关节可以确认梨状肌相对于臀大肌的运动。由于坐骨神经靠近梨状肌，手术前应确定坐骨神经的走行。坐骨神经位于股方肌表面，坐骨结节外侧，臀大肌深部[11]。在超声引导下，从内侧到外侧入路使用23 G注射针（图18.16B）。

18.5.15 髌上囊

患者仰卧在检查床上，膝关节伸直或轻微弯曲。探头横向放置在髌骨近端（图18.17A）。注射针可以从内侧或外侧插入，向前平行于探头进针（图18.17B）。超声引导非常有用，尤其是当积液量很少时。助手可以压缩针插入位置对面的囊，使液体

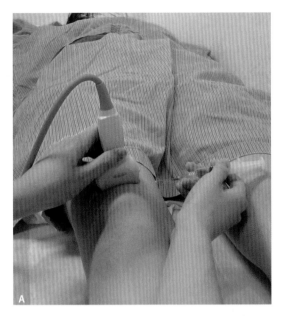

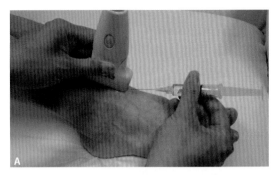

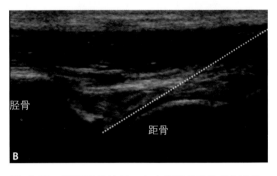

图18.18　胫距关节注射。A.右胫距关节注射姿势和探头位置。B.在探头尾侧以30°角进针，直到针尖进入凹槽

远端向近端推进至胫骨远端（图18.18B）。由于针的角度较陡，可能难以看清，可以通过注射一些液体来确认针尖。如果计划抽吸，应注意关节积液是可压缩的，而肥厚性滑膜是不可压缩的或富含血管，可分别通过探头压缩和多普勒成像加以鉴别。

18.5.17　后距跟关节注射

　　将患者置于俯卧位，足背弯曲，脚趾置于检查床上。将探头于矢状面上与跟腱平行，略偏向外侧（图18.19A）。从头侧到尾侧可以看到腓骨肌肌腱、距骨和跟骨。后关节窝在最后两个结构之间，当它膨胀时可以看到。针由探头前方插入（切面外入路），并通过Kager脂肪进入凹槽（图18.19B）。后外侧入路由于不穿过神经血管结构而受到作者的青睐。

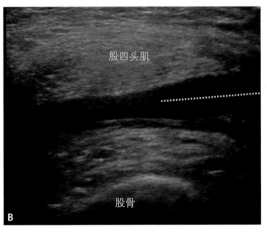

图18.17　髌上囊注射。A.右侧髌上囊注射的姿势和探头位置。B.将针从探头中间插入并与探头平行进针，直到针头进入凹槽

在有限的区域内聚积。

18.5.16　胫距关节注射

　　在手术前，记录足背动脉的位置很重要，足背动脉通常位于胫骨前肌肌腱的外侧。患者仰卧在检查床上，膝关节弯曲，足跖屈。探头平行于胫骨前肌肌腱内侧放置（图18.18A）。确定关节前隐窝后，针可由

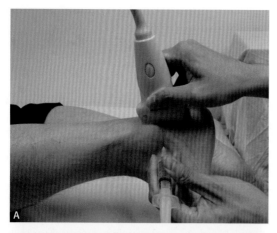

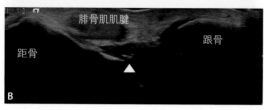

腓骨肌肌腱

距骨

跟骨

图18.19 后距跟关节注射。A.左后距跟关节注射姿势和探头位置。B.注射针垂直于探头从探头前方插入（切面外入路），直到针尖（三角）进入距跟关节

18.5.18 足底筋膜注射

患者俯卧在检查床上，双脚悬垂于床沿。探头置于近端足底筋膜止点附近，显示足底筋膜的纵轴视图（图18.20）。对于注射位置是否应该位于足底筋膜或其周围，是应该横向（从内到外）还是纵向（从后到前）处理足底筋膜还存在争议。足底筋膜内注射可导致破裂，足底筋膜周围注射可导致足底脂肪垫萎缩或坏死。从内到外的方法可减少疼痛，药物可深施于足底筋膜，避免足底脂肪垫萎缩。从后到前的方法注射的面积更大[55]（图18.20B）。一项荟萃分析表明，超声引导下注射皮质类固醇往往比触诊引导注射更有效[37]。

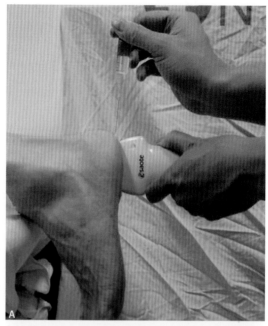

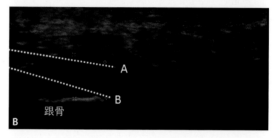

跟骨

图18.20 足底筋膜注射。A.左足底筋膜注射姿势和探头位置。B.以20°的角度将注射针从后方插入，直到针尖触及足底筋膜。筋膜内注射困难，建议在筋膜表面注射药物（点线A），在筋膜深部注射药物（点线B）

18.6 结论

肌骨超声不仅有助于对病理的识别，而且能引导注射针到达目标结构。可以使用不同的技术和药物，但都应该根据病理、解剖位置和医生的专业知识来选择。毫无疑问，无菌操作是一切的先决条件。

参考文献

[1] De Muynck M, Parlevliet T, De Cock K, Vanden

Bossche L, Vanderstraeten G, Ozcakar L.Musculoskeletal ultrasound for interventional physiatry. Eur J Phys Rehabil Med. 2012; 48: 675–87.

[2] Louis LJ. Musculoskeletal ultrasound intervention: principles and advances. Radiol Clin North Am. 2008; 46: 515–33, vi.

[3] Robotti G, Canepa MG, Bortolotto C, Draghi F. Interventional musculoskeletal US: an update on materials and methods. J Ultrasound. 2013; 16: 45–55.

[4] Hsieh LF, Hsu WC, Lin YJ, Wu SH, Chang KC, Chang HL. Is ultrasound–guided injection more effective in chronic subacromial bursitis? Med Sci Sports Exerc. 2013; 45: 2205–13.

[5] Hashiuchi T, Sakurai G, Sakamoto Y, Takakura Y, Tanaka Y. Comparative survey of pain–alleviating effects between ultrasound–guided injection and blind injection of lidocaine alone in patients with painful shoulder. Arch Orthop Trauma Surg. 2010; 130: 847–52.

[6] Rutten MJ, Collins JM, Maresch BJ, Smeets JH, Janssen CM, Kiemeney LA, et al. Glenohumeral joint injection: a comparative study of ultrasound and fluoroscopically guided techniques before MR arthrography. Eur Radiol. 2009; 19: 722–30.

[7] Sethi PM, Kingston S, Elattrache N. Accuracy of anterior intra–articular injection of the glenohumeral joint. Arthroscopy. 2005; 21: 77–80.

[8] Chen MJ, Lew HL, Hsu TC, Tsai WC, Lin WC, Tang SF, et al. Ultrasound–guided shoulder injections in the treatment of subacromial bursitis. Am J Phys Med Rehabil. 2006; 85: 31–5.

[9] Lee HJ, Lim KB, Kim DY, Lee KT. Randomized controlled trial for efficacy of intra–articular injection for adhesive capsulitis: ultrasonography–guided versus blind technique. Arch Phys Med Rehabil. 2009; 90: 1997–2002.

[10] Smith J, Rizzo M, Sayeed YA, Finnoff JT. Sonographically guided distal radioulnar joint injection: technique and validation in a cadaveric model. J Ultrasound Med. 2011; 30: 1587–92.

[11] Smith J, Hurdle MF, Locketz AJ, Wisniewski SJ. Ultrasound–guided piriformis injection: technique description and verification. Arch Phys Med Rehabil. 2006; 87: 1664–7.

[12] Jee H, Lee JH, Park KD, Ahn J, Park Y. Ultrasound–guided versus fluoroscopy–guided sacroiliac joint intra–articular injections in the noninflammatory sacroiliac joint dysfunction: a prospective, randomized, single–blinded study. Arch Phys Med Rehabil. 2014; 95: 330–7.

[13] Taras JS, Raphael JS, Pan WT, Movagharnia F, Sotereanos DG. Corticosteroid injections for trigger digits: is intrasheath injection necessary? J Hand Surg. 1998; 23: 717–22.

[14] Bruyn GA, Schmidt WA. How to perform ultrasound–guided injections. Best Pract Res Clin Rheumatol. 2009; 23: 269–79.

[15] Stephens MB, Beutler AI, O'Connor FG. Musculoskeletal injections: a review of the evidence. Am Fam Physician. 2008; 78: 971–6.

[16] Dean BJ, Lostis E, Oakley T, Rombach I, Morrey ME, Carr AJ. The risks and benefits of glucocorticoid treatment for tendinopathy: A systematic review of the effects of local glucocorticoid on tendon. Semin Arthritis Rheum. 2013; 43: 570–6.

[17] Berthelot JM, Le Goff B, Maugars Y. Side effects of corticosteroid injections: what's new? Joint Bone Spine. 2013; 80: 363–7.

[18] Rutjes AW, Juni P, da Costa BR, Trelle S, Nuesch E, Reichenbach S. Viscosupplementation for osteoarthritis of the knee: a systematic review and meta–analysis. Ann Intern Med. 2012; 157: 180–91.

[19] Lo GH, LaValley M, McAlindon T, Felson DT. Intra–articular hyaluronic acid in treatment of knee osteoarthritis: a meta–analysis. JAMA. 2003; 290: 3115–21.

[20] Bellamy N, Campbell J, Robinson V, Gee T, Bourne R, Wells G. Viscosupplementation for the treatment of osteoarthritis of the knee. Cochrane Database Syst Rev. 2006 (2): CD005321.

[21] Chang KV, Hsiao MY, Chen WS, Wang TG, Chien KL. Effectiveness of intra–articular hyaluronic acid for ankle osteoarthritis treatment: a systematic review and meta–analysis. Arch Phys Med Rehabil. 2013; 94: 951–60.

[22] Colen S, Haverkamp D, Mulier M, van den Bekerom MP. Hyaluronic acid for the treatment of osteoarthritis in all joints except the knee: what is the current evidence? BioDrugs. 2012; 26: 101–12.

[23] Krogh TP, Bartels EM, Ellingsen T, Stengaard–Pedersen K, Buchbinder R, Fredberg U, et al. Comparative effectiveness of injection therapies in lateral epicondylitis: a systematic review and network meta–analysis of randomized controlled trials. Am J Sports Med. 2013; 41: 1435–46.

[24] Rabago D, Patterson JJ. Prolotherapy: an effective adjunctive therapy for knee osteoarthritis. J Am Osteopath Assoc. 2013; 113: 122–3.

[25] Carayannopoulos A, Borg–Stein J, Sokolof J, Meleger A, Rosenberg D. Prolotherapy versus corticosteroid injections for the treatment of lateral epicondylosis: a randomized controlled trial. PM R. 2011; 3: 706–15.

[26] Rabago D, Best TM, Beamsley M, Patterson J. A systematic review of prolotherapy for chronic musculoskeletal pain. Clin J Sport Med. 2005; 15: 376–80.

[27] Zhang Q, Ge H, Zhou J, Cheng B. Are platelet-rich products necessary during the arthroscopic repair of full-thickness rotator cuff tears: a meta-analysis. PLoS One. 2013; 8 (7) : e69731.

[28] Sheth U, Simunovic N, Klein G, Fu F, Einhorn TA, Schemitsch E, et al. Efficacy of autologous platelet-rich plasma use for orthopaedic indications: a meta-analysis. J Bone Joint Surg Am. 2012; 94: 298–307.

[29] Chang KV, Hung CY, Aliwarga F, Wang TG, Han DS, Chen WS. Comparative effectiveness of platelet-rich plasma injections for treating knee joint cartilage degenerative pathology: a systematic review and meta-analysis. Arch Phys Med Rehabil. 2014; 95: 562–75.

[30] Ozcakir S, Sivrioglu K. Botulinum toxin in poststroke spasticity. Clin Med Res. 2007; 5: 132–8.

[31] Teasell R, Foley N, Pereira S, Sequeira K, Miller T. Evidence to practice: botulinum toxin in the treatment of spasticity post stroke. Top Stroke Rehabil. 2012; 19: 115–21.

[32] Francisco GE, Tan H, Green M. Do botulinum toxins have a role in the management of neuropathic pain?: a focused review. Am J Phys Med Rehabil. 2012; 91: 899–909.

[33] Ghai A, Garg N, Hooda S, Gupta T. Spasticity – Pathogenesis, prevention and treatment strategies. Saudi J Anaesth. 2013; 7: 453–60.

[34] McIntyre A, Lee T, Janzen S, Mays R, Mehta S, Teasell R. Systematic review of the effectiveness of pharmacological interventions in the treatment of spasticity of the hemiparetic lower extremity more than six months post stroke. Top Stroke Rehabil. 2012; 19: 479–90.

[35] Yelnik AP, Simon O, Parratte B, Gracies JM. How to clinically assess and treat muscle over-activity in spastic paresis. J Rehabil Med. 2010; 42: 801–7.

[36] Sage W, Pickup L, Smith TO, Denton ER, Toms AP. The clinical and functional outcomes of ultrasound-guided vs landmark-guided injections for adults with shoulder pathology – a systematic review and meta-analysis. Rheumatology (Oxford). 2013; 52: 743–51.

[37] Li Z, Xia C, Yu A, Qi B. Ultrasound- versus palpation-guided injection of corticosteroid for plantar fasciitis: a meta-analysis. PLoS One. 2014; 9 (3) : e92671.

[38] Serafini G, Sconfienza LM, Lacelli F, Silvestri E, Aliprandi A, Sardanelli F. Rotator cuff calcific tendonitis: short-term and 10-year outcomes after two-needle us-guided percutaneous treatment––nonrandomized controlled trial. Radiology. 2009; 252: 157–64.

[39] Koscielniak-Nielsen ZJ, Dahl JB. Ultrasound-guided peripheral nerve blockade of the upper extremity. Curr Opin Anaesthesiol. 2012; 25: 253–9.

[40] Picelli A, Lobba D, Midiri A, Prandi P, Melotti C, Baldessarelli S, et al. Botulinum toxin injection into the forearm muscles for wrist and fingers spastic overactivity in adults with chronic stroke: a randomized controlled trial comparing three injection techniques. Clin Rehabil. 2013; 28: 232–42.

[41] Picelli A, Tamburin S, Bonetti P, Fontana C, Barausse M, Dambruoso F, et al. Botulinum toxin type A injection into the gastrocnemius muscle for spastic equinus in adults with stroke: a randomized controlled trial comparing manual needle placement, electrical stimulation and ultrasonography-guided injection techniques. Am J Phys Med Rehabil. 2012; 91: 957–64.

[42] Picelli A, Bonetti P, Fontana C, Barausse M, Dambruoso F, Gajofatto F, et al. Accuracy of botulinum toxin type A injection into the gastrocnemius muscle of adults with spastic equinus: manual needle placement and electrical stimulation guidance compared using ultrasonography. J Rehabil Med. 2012; 44: 450–2.

[43] Rojo-Manaute JM, Capa-Grasa A, Rodriguez-Maruri GE, Moran LM, Martinez MV, Martin JV. Ultra-minimally invasive sonographically guided carpal tunnel release: anatomic study of a new technique. J Ultrasound Med. 2013; 32: 131–42.

[44] McShane JM, Slaff S, Gold JE, Nazarian LN. Sonographically guided percutaneous needle release of the carpal tunnel for treatment of carpal tunnel syndrome: preliminary report. J Ultrasound Med. 2012; 31: 1341–9.

[45] Koski JM, Hammer HB. Ultrasound-guided procedures: techniques and usefulness in controlling inflammation and disease progression. Rheumatology (Oxford). 2013; 51 Suppl 7: vii31–5.

[46] Scire CA, Epis O, Codullo V, Humby F, Morbini P, Manzo A, et al. Immunohistological assessment of the synovial tissue in small joints in rheumatoid arthritis: validation of a minimally invasive ultrasound-guided synovial biopsy procedure. Arthritis Res Ther. 2007; 9 (5) : R101.

[47] Ashraf MO, Devadoss VG. Systematic review and meta-analysis on steroid injection therapy for de Quervain's tenosynovitis in adults. Eur J Orthop Surg Traumatol. 2013; 24: 149–57.

[48] Kume K, Amano K, Yamada S, Kuwaba N, Ohta H. In de Quervain's with a separate EPB compartment, ultrasound-guided steroid injection is more effective than a clinical injection

technique: a prospective open-label study. J Hand Surg Eur Vol. 2012; 37: 523-7.

［49］Ustun N, Tok F, Yagz AE, Kizil N, Korkmaz I, Karazincir S, et al. Ultrasound-guided vs. blind steroid injections in carpal tunnel syndrome: A single-blind randomized prospective study. Am J Phys Med Rehabil. 2013; 92: 999-1004.

［50］Smith J, Wisniewski SJ, Finnoff JT, Payne JM. Sonographically guided carpal tunnel injections: the ulnar approach. J Ultrasound Med. 2008; 27: 1485-90.

［51］Peters-Veluthamaningal C, van der Windt DA, Winters JC, Meyboom-de Jong B. Corticosteroid injection for trigger finger in adults. Cochrane Database Syst Rev. 2009 (1): CD005617.

［52］Klauser A, De Zordo T, Feuchtner G, Sogner P, Schirmer M, Gruber J, et al. Feasibility of ultrasound-guided sacroiliac joint injection considering sonoanatomic landmarks at two different levels in cadavers and patients. Arthritis Rheum. 2008; 59: 1618-24.

［53］Chen CP, Tang SF, Hsu TC, Tsai WC, Liu HP, Chen MJ, et al. Ultrasound guidance in caudal epidural needle placement. Anesthesiology. 2004; 101: 181-4.

［54］D'Agostino MA, Schmidt WA. Ultrasound-guided injections in rheumatology: actual knowledge on efficacy and procedures. Best Pract Res Clin Rheumatol. 2013; 27: 283-94.

［55］Yablon CM. Ultrasound-guided interventions of the foot and ankle. Semin Musculoskelet Radiol. 2013; 17: 60-8.

第四部分

趋势与研究

第十九章 肌骨超声技术新进展

Alparslan Bayram CARLI

肌骨超声检查技术在21世纪开启了新篇章。超声技术的发展是一个非常快速变化的过程，哪怕仅仅是与10年前相比，也是如此。超声是世界上最常用的成像模式，占据了所有影像学研究的25%[1]。制造商投入了大量工程资源来进行技术开发，从而提高超声成像的诊断能力。基于工业、医药公司和学术界之间的战略伙伴关系，随着电子技术和计算机技术的进步，新的成像技术不断发展并投入临床使用。

超声领域的新技术可分为三大类：①传感器的发展；②图像增强技术和成像算法的发展；③其他技术。

19.1 传感器的发展

由于传感器的性能决定了从人体获得的信息的灵敏度、分辨率和质量，传感器技术被认为可能是超声成像中最关键的部分。因此，超声成像领域中的一系列最重要的提升都是随着传感器技术的发展而出现的。在过去的30年中，压电材料被用于生产高灵敏、高效能的探头，从而获得更大的动态范围和频率带宽[2]。宽带技术引领了非线性和谐波成像技术的发展[3]。

更小和更高频率的传感器被用于观察表面和微小的解剖结构。部分小关节结构，尤其

是在伴有畸形的情况下，很难进行检查，而曲柄或笔式探头（足印式曲棍球杆状探头）的发展使这类探查变得更加容易（图19.1）。

最新的传感器配备有活检引导系统和针头跟踪设施，从而改善了针头的可视化水平[4]。阵列配置、转换器材料、更高频率的探头、更高的元件密度、创新的几何形态、光束成型的进步及仍处于研究阶段的改良型铁电体，将决定未来传感器的发展。

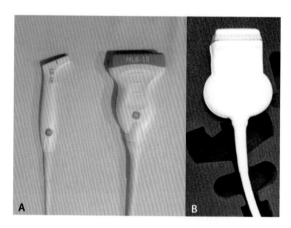

图19.1 A.5~18 MHz，25 mm足印式曲棍球杆状探头（左）与5~15 MHz，50 mm线阵探头（右）。B.线性容积（3D）探头

19.2 图像增强技术和成像算法的发展

19.2.1 组织谐波成像

传统的超声以相同的频率对信号进行发

送/接收，基于传输频率的回声形成图像；组织谐波成像（THI）则基于组织产生的回声，利用二次谐波信号，使用滤波器将其与基波分离并形成图像[4, 5]。由于来自表面结构的声波扭曲时间较短，因此对肌肉骨骼疾病的影响较小[6]。使用THI生成的图像可以获得更好的空间和对比度分辨率[7]。

THI改善了"好"的伪影（远端声影并通过传输增强）并减少了"坏"的伪影（波叶、余音和体积平均）[8]。通常认为，THI在肥胖患者中具有良好的效果[9]，目前所有制造商的大多数探头/系统都搭载了THI

技术（图19.2）。

19.2.2 复合成像

复合成像技术通过组合从不同角度或孔径位置获取的图像或使用多个频率来减少伪影并提高分辨率。复合有三种类型：空间复合、频率复合和应变复合[7]。其中最受关注的是实时空间复合技术，目前已有多家制造商实现。该技术从不同的成像角度获取图像帧，将它们融合并生成单个实时图像[10]。空间复合使用软件增强功能来更好地利用反射回声，尤其是浅表组织的回声[6]（图19.3）。

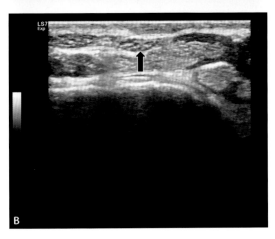

图19.2 正中神经（箭头）轴向超声图像，使用THI（B）及不使用THI（A）（注意图B中的图像增强）

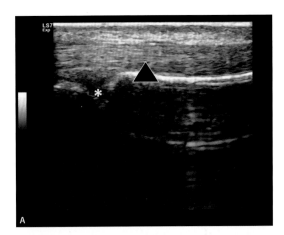

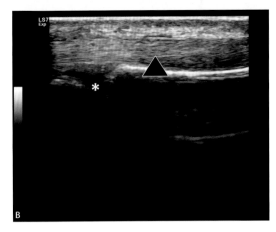

图19.3 掌指关节（*）及屈肌肌腱（三角）长轴超声图，使用复合成像（B）及不使用复合成像（A）（注意图B中的图像增强）

19.2.3 宽景成像

当损伤区域超出探头覆盖范围时，较难观察损伤的整体情况。这种情况下，宽景成像技术有助于扫描损伤区域全貌[8]。该方法将在稳定扫描过程中获得的多个图像合并形成受损组织完整结构的图像，从而提供更加全面的观察视角[11]。宽景成像技术最适用于浅表结构，如肌肉骨骼系统、颈部、阴囊和乳房[4]（图19.4）。

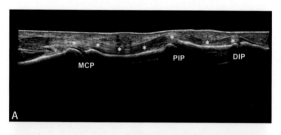

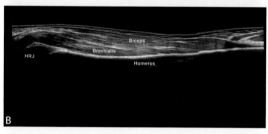

图19.4 A.第3指（屈肌侧）宽景成像视图。*：屈肌肌腱。B.肱二头肌起点至止点的宽景成像视图。HRJ：肱桡关节；MCP：掌指关节；PIP：近端指骨间关节；DIP：远端指骨间关节；Biceps：肱二头肌；Brachialis：肱肌；Humerus：肱骨

19.2.4 波束成形

波束成形技术通过形成超声波束以改善传播并提供更好的穿透性，减少伪像（如旁瓣和声束误差）[7]。由波束成形产生的超声波束受组织不均匀性的影响较小，并且能在不同方向上提供同一组织的多次成像。这些采集到的回声被平均转化为单个合成图像，

并且波束在90°左右时的反射率增加[7]。最新的设备多具备数字波束成形器。

19.2.5 伪彩

伪彩是一种实时或后期处理技术，可以理解为是一种自动优化方法，利用自适应对比度优化方案，提高人眼对颜色的辨识力。它扩展了灰度动态范围并应用单种颜色来刺激明视觉[11]（图19.5）。

图19.5 肱桡关节（*）长轴超声图，不使用伪彩（A）及使用伪彩（B）。R：桡骨；H：肱骨

19.2.6 融合成像

将CT或MRI的高对比度分辨率图像与超声的高分辨率和动态特性相结合，称为融

合成像[6]。该技术将超声图像映射到预先获得的CT或MRI体积数据集上。融合成像已被证明可用于区分解剖结构或骶髂关节注射[12]，有必要在这方面开展更多的研究。

19.2.7 3D/4D成像

近年来，3D超声已经成为最具吸引力的新工具之一，具有改变传统肌骨超声方法的潜力。3D成像技术通过存储相邻的2D片段来创建超声体积。2D片段可以由操作者使用2D探头对目标组织扫查获得，也可以将大型3D探头（图19.1B）置于目标组织并保持一段时间，从而获得多个并排的2D片段。4D探头实际上是一种实时获取超声体积的3D探头，第四维是指时间[6]（图19.6）。

3D超声的优势在于它能够提升操作者可靠性。这是一种不依赖操作者的检查方法，非技术人员可以获取/保存数据，然后在必要时交由熟练的医生进行回顾[6, 12]。

3D超声成像已经被广泛应用于产科临床工作当中，其对面部畸形的诊断作用尤其突出[11]。另外，该技术最近才开始用于肌骨成像领域，其临床意义仍然需要通过未来更多的研究来确定。

19.3 其他技术

19.3.1 超声弹性成像

超声弹性成像（SE）是一个令人非常感兴趣的新领域，除了多普勒成像之外，这可能是超声领域最为重要的技术进展。该技术使用超声进行组织硬度成像。SE的主要原理很简单：当施加压力时，软组织产生的变形较大，而偏硬的组织变形较小。SE利用组织的弹性特征，当施加压力时，组织发生

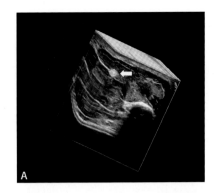

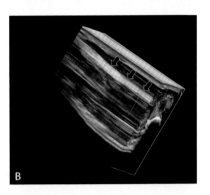

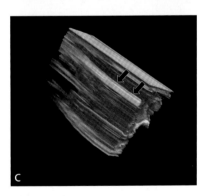

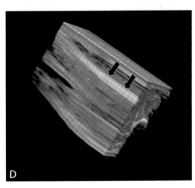

图19.6 趾长屈肌（箭头）3D图像。A.前面观。B .侧面观。C.渲染参数混合，灰面。D.渲染参数混合，灰面/材质

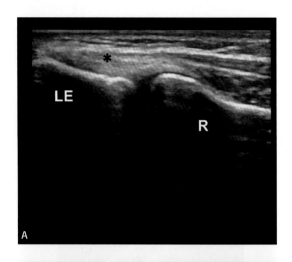

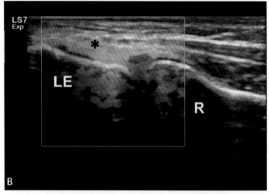

图19.7 外上髁（LE）处伸肌总腱（*）弹性超声图。A.同一区域的B型超声图；B.弹性超声图。R：桡骨

应变SE、剪切波SE、瞬时SE和声辐射力SE[14]。应变SE也称为压缩SE、自由臂SE或实时SE，是最为常用的SE检测方法。该技术徒手使用探头对目标组织施加压力以产生形变。应变SE实际上测量的是两个区域之间的相对应变，并将结果显示为图式。剪切波SE使用超声探头产生的脉冲来刺激肌肉[15]（图19.7）。

SE在常规的肌骨临床实践中并未广泛应用，但已证实其适用于乳腺、甲状腺、肝、淋巴结、前列腺及动脉粥样硬化斑块成像[16]。事实上，SE可用于几乎所有肌骨结构，包括肌肉、肌腱、韧带、积液和神经。此外，越来越多的文献报道了SE在足底筋膜炎[17]、跟腱变性/损伤[18]、外上髁炎[19]、扳机指[20]、腕管综合征[21]、纤维肌痛[22]、系统性硬化[23]、先天性肌营养不良[24]、肌炎[25]和淋巴水肿[26]等肌骨疾病中的应用。有研究报道，SE有助于引导肌筋膜触发点的治疗[27]、探寻肉毒毒素注射的最佳部位[28]和预测先天性肌性斜颈的治疗效果[29]。在将SE用于日常肌肉骨骼疾病实践之前，仍然需要进一步研究，以提升该技术的标准化程度。

变形并远离超声探头所发生的位移称为应变[13]；通过软件检测并计算发生的应变，然后将数值转换为表示不同僵硬程度的颜色代码，覆盖在传统B型超声图像之上。在大多数设备中，红色表示较软的组织，蓝色表示较硬的组织，而黄色/绿色表示软硬度居中的组织。通过这种方式，可以将组织中的损伤区分为不同僵硬程度的区块；但值得注意的是，这种方式获得的弹性数据是定性或半定量的[13]。

基于所施加的应力类型及用于检测组织位移的方法，SE技术有四种主要类型：

19.3.2 组织速度成像和斑点追踪

组织速度成像（TVI）是一种用于对速度、形变等组织机械参数和功能进行实时分析的技术[30]。超声图像包含许多与组织一起移动的小颗粒，实际上它们是天然的声学标记，称为斑点。TVI的主要原理就是在连续帧图中识别和跟踪这些斑点[31, 32]。通过分析这些斑点的运动，系统能计算出所选组织节段的位移、位移率（速度）、变形（应变）和变形率（应变率）[32]。斑点追踪方法可以理解为一种实时显示组织运动的位移图[33]。该技术最初被开发用于评估心肌的节段运动和速度[30]，它可以很容易地评估由于心肌梗死或缺血导致的心脏运动模式异常[34]。

斑点追踪技术最近已作为软件实现商业化。由于TVI旨在研究组织动力学，该技术也可用于评估各种肌肉骨骼疾病[34, 35]。此外，由于能够无创地评估深层肌肉，这项技术也可以作为肌电图检查的补充[30]。同样，未来的研究将更好地展示如何在肌肉骨骼医学中可靠/有效地应用这些技术。

19.3.3 超声造影

超声造影（CEUS）技术是指在检查中使用静脉超声造影剂（UCA）进行检查，实际上是在成像期间产生微泡[36]，主要原理是改善血流的可视化。所有UCA都具有一些共同的特点：①核心含有非扩散性且对声学反射的气体；②通过纤薄的保护性外壳（磷脂或白蛋白）保持稳定；③直径范围为0.5~10μm，从而允许它们穿透全身的毛细血管床[36, 37]。

虽然CEUS成像可应用于任何结构，但目前，食品和药品管理局仅允许该技术在临床上用于心脏和肝脏成像[36, 37]。研究表明，微泡可被中性粒细胞和单核细胞吞噬，从而能够通过超声成像进行评估[38]。从这个意义上讲，CEUS成像在肌肉骨骼系统不同炎症状况的诊断和随访方面具有潜在的用途。

19.3.4 腔内超声

腔内超声使用纳米探头，可通过21 G针头或导管置入。该技术可用于胃肠道、胆道系统、泌尿生殖道、气管支气管树及心血管系统的成像。血管内超声已被用于冠状动脉和颈动脉斑块的检查，以及血管成形术的引导/监测[4]。

19.3.5 声学显微镜

声学显微镜使用超高频（30~100 MHz）微型探头。尽管这种原位组织学工具在日常实践中并不常见，但皮肤病学和眼科学似乎是其潜在的应用领域[4]。

19.3.6 超声药物及基因传递

超声下发生的细胞膜通透性增加称为声孔效应。利用这种技术，可以改善目标组织对药物或基因的细胞摄取。声孔效应需要很高的声功率（超出诊断范围），但是在微泡（类似对比增强超声所使用的）存在时这种功率会降低。药物或基因载体置于微泡表面中或表面上，在血管循环中实现跟踪监测。在高功率超声暴露的情况下，微泡在目标组织破裂并释放药剂（药物/基因）。已有文献报道了将UCA用于超声引导、部位限定递送系统等领域取得了令人振奋的成果[4]。

19.3.7 高强度聚焦超声

高强度聚焦超声（HIFU）实际上不是一种新技术[39]，是传感器和成像算法的最新进展使其投入临床使用成了可能。高强度聚焦超声使用高度聚焦的超声束，通过诱导温度急骤升高至50℃以上，来破坏限定体积的组织。有别于经皮/经直肠入路甚至介入手术操作，高强度聚焦超声是一种治疗恶性肿瘤的无创技术[4]。

参考文献

［1］Goldberg BB. International arena of ultrasound education. J Ultrasound Med. 2003; 22: 549–51.

［2］Kollmann C. New sonographic techniques for harmonic imaging – Underlying physical principles. Eur J Radiol. 2007; 64: 164–72.

［3］Whittingham TA. Broadband transducers. Eur Radiol. 1999; 9: 298–303.

［4］Harvey CJ, Pilcher JM, Eckersley RJ, Blomley MJ, Cosgrove DO. Advances in ultrasound. Clin Radiol. 2002; 57: 157–77.

［5］Desser TS, Jeffrey RB. Tissue harmonic imaging techniques: physical principles and clinical applications. Semin Ultrasound CT MR. 2001; 22: 1–10.

［6］McNally EG. The development and clinical applications of musculoskeletal ultrasound. Skeletal Radiol. 2011; 40: 1223–31.

［7］Ortiz SHC, Chiua T, Fox MD. Ultrasound image enhancement: A review. Biomed Signal Proces. 2012; 7: 419–28.

［8］O'Brien RT, Holmes SP. Recent advances in ultrasound technology. Clin Tech Small Anim Pract. 2007; 22: 93–103.

［9］Tanaka S, Oshikawa O, Sasaki T. Evaluation of tissue harmonic imaging for the diagnosis of focal liver lesions. Ultrasound Med Biol. 2000; 26: 183–7.

［10］Oktar SO, Yücel C, Özdemir H, Ulutürk A, Işik S. Comparison of conventional sonography, real–time compound sonography, tissue harmonic sonography, and tissue harmonic compound sonography of abdominal and pelvic lesions. Am J Roentgenol. 2003; 181: 1341–7.

［11］Forsberg F. Ultrasonic biomedical technology; marketing versus clinical reality. Ultrasonics. 2004; 42: 17–27.

［12］Kang T, Lanni S, Nam J, Emery P, Wakefield RJ. The evolution of ultrasound in rheumatology. Ther Adv Musculoskelet Dis. 2012; 4: 399–411.

［13］Li Y, Snedeker JG. Elastography: modality-specific approaches, clinical applications, and research horizons. Skeletal Radiol. 2011; 40: 389–97.

［14］Garra BS. Elastography: current status, future prospects, and making it work for you. Ultrasound Q. 2011; 27: 177–86.

［15］Drakonaki EE, Allen GM, Wilson DJ. Ultrasound elastography for musculoskeletal applications. Br J Radiol. 2012; 85: 1435–45.

［16］Kuo WH, Jian D, Wang TG, Wang YC. Neck muscle stiffness quantified by sonoelastography is correlated with body mass index and chronic neck pain symptoms. Ultrasound Med Biol. 2013; 39: 1356–61.

［17］Wu CH, Chang KV, Mio S, Chen WS, Wang TG. Sonoelastography of the plantar fascia. Radiology. 2011; 259: 502–7.

［18］Klauser AS, Myamoto H, Tamegger M, Faschingbauer R, Moriggi B, Klima G. Achilles tendon assessed with sonoelastography: histologic agreement. Radiology. 2013; 267: 837–42.

［19］De Zordo T, Lill SR, Fink C, Feuchtner GM, Jaschke W, Bellmann–Weiler R. Real–time sonoelastography of lateral epicondylitis: comparison of findings between patients and healthy volunteers. AJR Am J Roentgenol. 2009; 193: 180–5.

［20］Miyamoto H, Miura T, Isayama H. Stiffness of the first annular pulley in normal and trigger fingers. J Hand Surg Am. 2011; 36: 1486–91.

［21］Orman G, Özben S, Hüseyinoğlu N, Duymus M, Orman KG. Ultrasound elastographic evaluation in the diagnosis of carpal tunnel syndrome: initial findings. Ultrasound Med Biol. 2013; 39: 1184–9.

［22］Muro–Culebras A, Cuesta-Vargas AI. Sonomyography and sono–myoelastography of the tender points of women with fibromyalgia. Ultrasound Med Biol. 2013; 39: 1951–7.

［23］Iagnocco A, Kaloudi O, Perella C, Bandinelli F, Riccieri V, Vasile M. Ultrasound elastography assessment of skin involvement in systemic sclerosis: lights and shadows. J Rheumatol. 2010; 37: 1688–91.

［24］Drakonaki EE, Allen GM. Magnetic resonance imaging, ultrasound and real–time ultrasound elastography of the thigh muscles in congenital muscle dystrophy. Skeletal Radiol. 2010; 39: 391–6.

［25］Botar-Jid C, Damian L, Dudea SM, Vasilescu D, Rednic S, Badea R. The contribution of ultrasonography and sonoelastography in assessment of myositis. Med Ultrason. 2010; 12: 120–6.

［26］Tsubai M, Fukuda O, Ueno N, Horie T, Muraki S. Development of an ultrasound system for measuring tissue strain of lymphedema. Conf Proc IEEE Eng Med Biol Soc. 2008; 2008: 5294–7.

［27］Sikdar S, Shah JP, Gebreab T, Yen RH, Gilliams E, Danoff J. Novel applications of ultrasound technology to visualize and characterize myofascial trigger points and surrounding soft tissue. Arch Phys Med Rehabil. 2009; 90: 1829–38.

［28］ark GY, Kwon DR. Sonoelastographic evaluation of medial gastrocnemius muscles intrinsic stiffness after rehabilitation therapy with botulinum toxin a injection in spastic cerebral palsy. Arch Phys Med Rehabil. 2012; 93: 2085–9.

[29] Kwon DR, Park GY. Diagnostic value of real-time sonoelastography in congenital muscular torticollis. J Ultrasound Med. 2012; 31: 721–7.

[30] Lindberg F, Martensson M, Grönlund C, Brodin LÅ. Evaluation of ultrasound Tissue Velocity Imaging: a phantom study of velocity estimation in skeletal muscle low-level contractions. BMC Med Imaging. 2013; 13: 16.

[31] Reisner SA, Lysyansky P, Agmon Y, Mutlak D, Lessich J, Friedman Z. Global longitudinal strain: A novel index of left ventricular systolic function. J Am Soc Echocardogr. 2004; 17: 630–3.

[32] Leitman M, Lysyansky P, Sidenko S, Shir V, Peleg E, Binenbaum M. Two-dimensional strain-a novel software for real-time quantitative echocardiographic assessment of myocardial function. J Am Soc Echocardiogr. 2004; 17: 1021–9.

[33] Nordez A, Gallot T, Catheline S, Guével A, Cornu C, Hug F. Electromechanical delay revisited using very high frame rate ultrasound. J Appl Physiol. 2009; 106: 1970–5.

[34] Peolsson M, Larsson B, Brodin LA, Gerdle B. A pilot study using Tissue Velocity Ultrasound Imaging（TVI）to assess muscle activity pattern in patients with chronic trapezius myalgia. BMC Musculoskelet Disord. 2008; 9: 127.

[35] Arndt A, Bengtsson AS, Peolsson M, Thorstensson A, Movin T. Non-uniform displacement within the Achilles tendon during passive ankle joint motion. Knee Surg Sports Traumatol Arthrosc. 2012; 20: 1868–74.

[36] Castle J, Butts M, Healey A, Kent K Marino M, Feinstein SB. Ultrasound-mediated targeted drug delivery: recent success and remaining challenges. Am J Physiol Heart Circ Physiol. 2013; 304: 350–7.

[37] Liu JB, Wansaicheong G, Merton DA, Forsberg F, Golberg BB. Contrast-enhanced ultrasound imaging: State of the art. J Med Ultrasound. 2005; 13: 109–26.

[38] Shohet RV, Chen S, Zhou YT, Wang Z, Meidell RS, Unger RH. Echocardiographic destruction of albumin microbubbles directs gene delivery to the myocardium. Circulation. 2000; 101: 2554–6.

[39] Ter Haar G. Intervention and therapy. Ultrasound Med Biol. 2000; 26: 51–4.

第二十章 肌骨超声的相关研究

Levent ÖZÇAKAR，Wen-Shiang CHEN，Franco FRANCHIGNONI

使用肌骨超声的基本目的是为了"眼见为实"。随后，肌骨超声的应用逐渐发展为"不仅能看见，还能量化"和"只要能看见，就能描述相应结构/病理诊断"。前者为超声技术应用于肌骨医学的研究奠定了理论基础。然而，在使用超声成像时，可以对成像结构进行定量（测量）、半定量（分级）或定性（存在/不存在，回声特性）评估。除了日常的临床应用之外，当人们开始获取肌骨系统数据时，这些数据可以自然地转化为分析数据并用于研究。此外，超声在获取某些数据上具有其他成像工具无法提供的独特性（图20.1）。当然，多年来超声技术的进步、新一代工业的发展及探头质量的提升，都为超声技术在诊断方面的应用做出了巨大贡献。

意识到超声技术的不断进步，本章作者评估了超声技术在物理和康复医学研究中的实际应用情况[1, 2]。研究结果清楚地表明，康复医生发表的论文数量随着他们对肌骨超声兴趣的增加而增加[1, 2]。更为重要的是，发表在物理和康复医学期刊上的研究论文比例也有上升趋势，2011年为44%[1]，2013年为46%[2]。与此同时，就"鸡生蛋还是蛋生鸡"问题，成立了多个与肌骨超声相关的项目或工作组（如TURK-MUSKULUS，EURO-MUSCULUS，USPRM，WORLD-MUSCULUS）[3-6]。

最近的分析显示，康复医生在他们的研究中主要使用肌骨超声来研究膝关节-肩关节（作为部位/关节）、肌肉和肌腱（作为组织类型），而他们的研究对象相较于以前的尸体或动物，目前更多地研究人体本身[2]。此外，骨科或周围神经问题似乎是研究最多的课题（诊断多于介入超声）[2]。有40.7%的文章无定量或半定量评估，8.6%的文章含有半定量评估，38.8%的文章含有定量评估，11.9%的文章包含半定量和定量评估[2]。8.2%的文章是超声的效度/信度研究，8.6%是观察者内部和/或观察者之间的测试研究。少数研究（13.4%）使用至少一

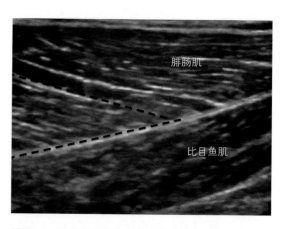

图20.1 腓肠肌内侧头的纵向超声成像显示了肌束长度和肌束角度的测量

种成像方式进行比较，而大多数研究仅使用了超声成像。

考虑到超声操作的依赖性，在进行不同类型的超声测量/评估时，应当始终保持仔细和认真。以往研究表明，没有经验的超声医生往往测量错误，他们的测量值与专家的测量值之间的误差随着其使用超声评估患者数量的增多而减小[7, 8]。

此外，与超声技术需要漫长的培训过程一样，导师的监督作用也是值得注意的[9]。因此从这个意义上讲，有人建议，如果超声评估需要任何量化，那么超声医生需要多次测量并取平均值。

显而易见，康复医生越来越有兴趣使用超声技术来指导诸如注射、活检或抽吸等干预措施[10]。超声使针尖和目标物实时可视化显像，避免对周围脆弱组织造成伤害，提高成功率。文献中，越来越多地提出新的超声引导技术。然而，与盲法注射相比，超声引导下注射是否影响治疗结果仍有待进一

步阐明。对于康复医生来说，另一个与超声有关的热门话题是超声弹性成像，它可以评估软组织的力学性质，检测肌骨疾病和后续治疗反应（见第十九章）。例如，弹性成像可显示足底筋膜炎患者足底筋膜相对较软[11]。

另一个热议话题是斑点跟踪，通过它可以量化各种组织的精确运动[12]。虽然相关的研究还处于起步阶段，但这项技术（在超声心动图中经常使用）有希望诊断几种肌骨病变。最后，对比材料的添加可为现有的文献做进一步的数据补充。

简而言之，康复医生在肌骨系统使用超声方面的研究取得了进展[13]。然而，路漫漫其修远兮，超声在丰富其学术适用性、改进/优化其培训过程等方面仍有很长的路要走。在康复医生的日常/学术生活中，实时成像患者的诊断和随后治疗情况的重要性日益增加。

参考文献

[1] Ulaşli AM, Kara M, Özçakar L. Publications of physical and rehabilitation medicine physicians concerning musculoskeletal ultrasonography: an overview. J Rehabil Med. 2011; 43: 681–3.

[2] Akkaya N, Ulaşli AM, Özçakar L. Use of musculoskeletal ultrasound in clinical studies in physiatry: the "stethoscope" is also becoming the "pen". J Rehabil Med. 2013; 45: 701–2.

[3] Özçakar L, Tunç H, Öken Ö, Ünlü Z, Durmuş B, Baysal Ö, et al. Femoral cartilage thickness measurements in healthy individuals: learning, practicing and publishing with TURK-MUSCULUS. J Back Musculoskelet Rehabil. 2014; 27: 117–24.

[4] Özçakar L, De Muynck M, Imamura M, Vanderstraeten G. Musculoskeletal ultrasound in PRM. From EURO-MUSCULUS towards WORLD-MUSCULUS. Eur J Phys Rehabil Med. 2012; 48: 649–50.

[5] Özçakar L, Kara M, Chang KV, Carl AB, Akkaya N, Tok F, et al. Nineteen reasons why physiatrists should do musculoskeletal ultrasound: EURO-MUSCULUS/USPRM recommendations. Am J Phys Med Rehabil. 2014 Oct 8 [Epub ahead of print].

[6] Imamura M, Özçakar L, Fregni F, Hsing WT, Battistella LR. Exploring a long-term global approach for musculoskeletal ultrasound training: WORLD-MUSCULUS. J Rehabil Med. 2012; 44: 991–2.

[7] Özçakar L, Palamar D, Çarli AB, Aksakal FN. Precision of novice sonographers concerning median nerve and Achilles tendon measurements. Am J Phys Med Rehabil. 2011; 90: 913–6.

[8] Tekin L, Kara M, Türker T, Özçakar L. Shoulder measurements in the early period of ultrasound learning: chasing the butterfly? J Rehabil Med.

2011; 43: 961–2.

[9] Özçakar L, Kara M, Tekin L, Karanfil Y, Esen E, Utku B, et al. Effect of supervision on ultrasonographic measurements. A blinded randomized cross–over study. Eur J Phys Rehabil Med. 2013; 49: 527–31.

[10] De Muynck M, Parlevliet T, De Cock K, Vanden Bossche L, Vanderstraeten G, Özçakar L. Musculoskeletal ultrasound for interventional physiatry. Eur J Phys Rehabil Med. 2012; 48: 675–87.

[11] Klauser AS, Miyamoto H, Bellmann–Weiler R, Feuchtner GM, Wick MC, Jaschke WR. Sonoelastography: musculoskeletal applications. Radiology. 2014; 272: 622–33.

[12] Korstanje JW, Selles RW, Stam HJ, Hovius SE, Bosch JG. Development and validation of ultrasound speckle tracking to quantify tendon displacement. J Biomech. 2010; 43: 1373–9.

[13] Deimel GW, Jelsing EJ, Hall MM. Musculoskeletal ultrasound in physical medicine and rehabilitation. Curr Phys Med Rehabil Rep. 2013; 1: 38–47.